La chronicité

Collection « (Auto) biographie ∞ Éducation »

Si l'éducation, à l'âge de la société de la connaissance et de la formation tout au long de la vie, est politiquement et socialement l'affaire de tous, elle est de plus en plus, dans les injonctions collectives, dans les représentations individuelles et dans la réalité des trajets de formation, l'affaire de chacun.

La collection (Auto) biographie ∞ Éducation se donne pour objet de montrer comment les parcours éducatifs contemporains se singularisent dans des histoires individuelles et comment les individus investissent biographiquement les épisodes et les expériences d'apprentissage et de formation.

Conçue pour réunir des collaborations internationales, la collection accueille des ouvrages (témoignages, essais, travaux de recherche collectifs) ouverts à la diversité des approches et des points de vue.

La collection « (Auto) biographie ∞ Éducation »
est dirigée par
Christine Delory-Momberger (Paris 13 Sorbonne Paris Cité)
Maria da Conceição Passeggi (UFRN-Natal/Brésil)
Elizeu Clementino de Souza (UNEB-Salvador de Bahia/Brésil)

La collection est partenaire de la collection brésilienne
Pesquisa (Auto) Biográfica e Educação
aux éditions EDUFRN-Paulus/Brésil
sous la même direction
et de la collection argentine
Narrativas, Autobiografias y Educatión aux éditions LPP-CLACSON/Argentine
sous la direction de Daniel Hugo Suárez (UBA Buenos Aires/Argentine)

Natalie DEPRAZ, Martine JANNER-RAIMONDI,
Pierre LEGRAND, Frédéric MAURIAC

La chronicité

Aspects théoriques et pratiques dans les maladies chroniques chez des adolescents

Téraèdre

ISBN 978-2-36085-181-2

www.teraedre.fr

Remerciements

L'essentiel de cet ouvrage fait suite à une recherche soutenue par le Grand Réseau de Recherches de Haute-Normandie et l'Institut de Recherche de l'université de Rouen Normandie.

Nous tenons à remercier chaleureusement tous les professionnels – infirmière, pédiatres, psychiatres et psychologues - qui ont accepté de nous accueillir dans leurs locaux professionnels et de donner de leur temps pour réaliser les entretiens. Nous exprimons également notre gratitude à Agnès, qui nous a permis d'appréhender le point de vue d'une patiente, adolescente à l'époque de sa prise en charge… Cet ouvrage n'existerait pas sans eux.

Sommaire

INTRODUCTION

Natalie DEPRAZ & Martine JANNER-RAIMONDI

Le présent ouvrage offre des contributions pluridisciplinaires qui émanent d'un programme de recherche consacré aux maladies chroniques chez les adolescents, ADOCHRONIQ, piloté par Natalie Depraz et financé par la Région Normandie (IRHIS).

Nous sommes un groupe interdisciplinaire de chercheuses et de chercheurs en sciences humaines (philosophie, sciences de l'éducation) et de praticiens chercheurs en milieu hospitalier, médecins psychiatres et psychologues. Notre recherche est adossée à des entretiens existentiels (E.E.) et à des entretiens d'explicitation micro-phénoménologiques (E.E.M.P) qui ont vocation à redonner la parole aux patient.e.s et aux professionnel.l.es, et qui nous permettent ainsi de recueillir le témoignage en première personne du vécu de la maladie et de son suivi par des professionnel. le.s.

Professionnel.le.s de la santé et du soin qui nous parlent de leurs expériences concernant le suivi d'adolescents porteurs d'une maladie chronique : diabète, troubles alimentaires et schizophréniques ; l'une des adolescentes suivies par l'une de ces professionnelles nous parle du phénomène de « vivre avec » sa maladie chronique donnant à entendre son point de vue propre sur ses éprouvés et son vécu des prises en charges en matière de soin. Les paroles recueillies permettent d'en étudier les aspects, soit plus somatiques, soit plus psychiques. Grâce à une méthodologie qualitative qui croise de façon inédite des dimensions multiples de leur vécu, nous cherchons à contribuer au renouvellement de la connaissance de ces maladies en en étudiant les aspects vécus, somatiques, psychiques ou encore psychosomatiques, aussi bien au niveau des suivis de patient.e.s en période d'adolescence, qu'à celui des éprouvés et des apprentissages élaborés par les jeunes avec maladie chronique. C'est en recueillant des témoignages plus fins en première personne que nous pouvons ensuite les confronter aux modèles diagnostics et théoriques dont nous disposons et affiner notre connaissance de la chronicité dans ces maladies.

Notre volume comprend donc des contributions théoriques sur la chronicité et l'adolescence, des descriptions de cas en première personne, des chapitres qui produisent une réflexion méthodologique sur l'articulation des deux types d'entretien et, enfin, des perspectives critiques sur les concepts explorés et la méthodologie mise en œuvre. L'entre-tissage entre théorie, clinique et vécu dans les contributions permet une articulation féconde entre des approches expérientielles et existentielles en première personne qui recueillent la parole des intéressé.e.s, et des études critiques et théoriques qui sont tout à la fois vérifiées par les enquêtes empiriques et peuvent également les réévaluer d'un point de vue critique.

La contribution de praticiens psychiatres et de psychologues référentiels sur le sujet est de ce point de vue un véritable atout. Nous avons eu la chance de rencontrer dans ce cadre Serge Kannas, Matthias Wiss collaborateur de Sylvie Tordjman à Rennes, Vincent Garcin à Lille, mais aussi Priscille Gérardin qui dirige le Service des adolescents au CHU de Rouen, Marc-Antoine Podlipski, pédopsychiatre dans ce service et docteur en psychologie à l'Université de Rouen, qui contribuent toutes et tous à ce volume. Sans compter, bien sûr, Pierre Legrand médecin psychiatre à l'hôpital du Rouvray près de Rouen et Frédéric Mauriac médecin psychiatre à l'hôpital Charcot dans les Yvelines et longtemps responsable du Groupe ERIC, qui sont tous deux parties prenantes et responsables du volume à nos côtés.

Point d'originalité 1. La chronicité, un concept encore peu exploré

La chronicité et les maladies chroniques sont encore aujourd'hui le plus souvent appréhendées depuis un point de vue hospitalier institutionnel. Ainsi, les ouvrages de Dominique Barbier (1995) sur la *Clinique de la chronicité en psychiatrie* et Georges Lantéri-

Laura (1997) *La chronicité en psychiatrie,* tout en étant pionniers et référentiels, décrivent surtout le processus de chronicisation institutionnelle lié à l'hospitalisation, qu'avaient déjà observé pratiquement et décrit en amont Serge Kannas et Sylvie Wieviorka (1989). Ils n'adoptent pas ce faisant une méthodologie phénoménologique existentielle en première personne qui est celle de nos entretiens et qui permet de revisiter les approches cliniques et théoriques existantes à l'aune du vécu de la maladie, tel qu'il est décrit par les personnes elles-mêmes. Il en ressort, c'est notre hypothèse, une vision alternative de la chronicité : en effet, qu'est-ce que vivre avec une maladie chronique ? Est-ce un stigmate inguérissable, au mieux stabilisé institutionnellement, ou bien est-ce le vécu apprivoisé d'un trouble qui fait partie de soi et avec lequel on apprend à vivre ?

À cette approche nouvelle de la chronicité et des malades chroniques par l'attention portée aux vécus des malades comme à ceux de leurs suivis par des soignant.e.s s'adjoint un résultat structurel de notre recherche. À la lumière de l'étude de diverses maladies qui peuvent paraître au premier abord hétérogènes, les unes étant plus somatiques, comme le diabète, ou plus psychiques, comme la schizophrénie, ou encore intrinsèquement mixte, comme les troubles alimentaires anorexiques, mais qui toutes se déclinent sur le curseur de leur dimension chronique, a émergé une hypothèse. Et si la chronicité n'était pas seulement une propriété qui qualifie une maladie donnée, adjuvante de cette dernière ? Et si elle correspondait à un trouble en soi, transversale à de nombreuses pathologies (dépressives également, voire addictives), mais rarement identifiée comme telle ? Et si les maladies elles-mêmes n'étaient que le qualificatif du trouble chronique, dès lors à déterminer plus avant, à démasquer sous les pathologies qui l'auraient jusqu'alors recouvert et dénié ?

L'enjeu sociétal est de taille, quand on sait combien le stress contemporain, omniprésent dans nos vies saturées et exagérément numérisées, au gré d'un rapport au travail placé sous le signe constant de l'urgence et de la précipitation, tend à installer en nous, de façon insidieuse, un mode d'être chronique généralisé. Ce dernier prendra alors aisément pour support telle ou telle pathologie déterminée, mais ne sera pas traité comme tel, car il restera non-diagnostiqué.

Point d'originalité 2. Le vécu en première personne : donner la parole aux adolescent.e.s et aux professionnel.le.s.

Donner la parole à la personne, solliciter son « je » pour lui permettre ~~à~~ d'exprimer ses éprouvés, ses savoirs expérientiels élaborés grâce aux retours sur les expériences réalisées, nécessitent en premier lieu une posture éthique de recherche en lien avec des ancrages théoriques, qui fasse place aux personnes, à leurs expériences et aux savoirs, qui surgissent par-delà les dimensions académiques reconnues et valorisées en sciences. Ensuite, il a fallu relier cette préoccupation aux méthodes d'enquête spécifiques, qui permettent non seulement de les approcher, mais encore d'en favoriser l'expression.

Fondamentalement, la considération éthique prévaut ici, non seulement parce que toute recherche implique de la part des chercheurs une responsabilité quant aux décisions d'actions et d'interventions prises, mais d'autant plus quand il est question d'approcher les personnes et les questions sensibles liées au vécu en situation de vulnérabilité, souvent accentuée par la maladie et la chronicité. Le respect de la valeur de la personne humaine est ici prépondérant, qui exige que soient posées les questions de légitimité, de rationalité et de sensibilité. Ces dernières requièrent que soient soupesés les choix de méthode d'enquête, eu égard à la valeur du respect de la personne humaine considérée. Les chercheuses et chercheurs sont conduit.e.s à se demander comment apprendre de la personne considérée sans accentuer ni raviver une souffrance nécessairement subjective, ainsi que l'a précisé Paul Ricœur (1992/2013) ?

Eu égard à la dimension épistémologique, revendiquer l'importance de la parole en première personne renverse la vision du savoir qui classe d'un côté les « experts », et de l'autre les « novices ». Ceci oblige à reconsidérer l'importance et la place de la raison pratique dont chacun.e dispose en interaction avec son environnement et ses expériences propres, ainsi que l'a précisé Gérard Vergnaud : « Au début est l'action, ou mieux l'activité adaptative d'un être dans son environnement » (2011, p.275). À partir de là, l'activité réflexive peut produire une pratique théorique conduisant potentiellement ensuite à une théorisation. Comme l'écrit justement l'auteur, cette conception évite une vision « schizophrénique » de la connaissance.

Au fond, nous nous inscrivons dans la filiation de Karl Popper (1981 ; 2007), qui rappelle combien la recherche exige des principes éthiques de falsifiabilité, de discussion rationnelle et d'approximation de la vérité. En effet, notre démarche, loin d'évacuer la réfutabilité, l'intègre au contraire pleinement en son sein. La discussion rationnelle s'est effectuée au niveau de notre équipe pluridisciplinaire, et notre conscience aiguë de l'approximation de la vérité nous a permis d'avancer avec prudence tout en reconnaissant l'importance de la parole singulière de la personne.

Point d'originalité 3. Méthodologie épistémologique double : à la croisée de l'existentiel et l'expérientiel.

Parler en première personne implique le plus souvent l'usage du pronom personnel « je », car il s'agit, comme le formule Natalie Depraz (2011) de « parler en son nom propre, c'est-à-dire revendiquer ce que l'on dit comme sien et adhérer à ce que l'on dit » (2011, p.60). Dès lors, il convient de trouver une méthode qui permette d'accéder à cette parole. Natalie Depraz (2011) précise combien « l'éloquence de la première personne » renvoie au fait que la personne elle-même est langage, depuis la force même du sens qu'elle déploie, grâce aux mots employés et qui sont ses propres mots. Dès lors, approcher l'expérience vécue en son nom propre requiert une attention et une méthode spécifique et rigoureuse, à même de satisfaire à l'exigence d'une phénoménologie expérientielle.

Dans le sillage de Pierre Vermersch (1994), Natalie Depraz propose d'adopter une « prise de parole incarnée » qui rende manifeste le contact avec une réalité à nouveau vécue au moment où la personne en fait la description, et de permet de préciser les critères selon lesquels il s'agit bien d'un propos « en première personne ». Tout d'abord, il importe d'inviter la personne avec qui se réalise l'entretien de se référer à une expérience qu'elle a faite elle-même dans un temps et un lieu situés, ce que Vermersch nomme un « moment spécifié ». Ensuite, il s'agit de solliciter chez elle « l'évocation » de cette expérience précise en la guidant pour lui permettre de la revisiter en la contactant à nouveau dans sa singularité, plutôt qu'en parlant de façon générale. Pour cela, il importe d'amener la personne, grâce à des questions ouvertes non-inductives formulées en « comment » et non en « quoi », de retrouver et de formuler les traits singuliers (modalités sensorielles, affectives, imageantes, cognitives) de l'expérience « revécue » de façon en préciser aussi les dimensions temporelles, ainsi que la « granularité » de la description.

Dans un temps ultérieur, le chercheur pourra mener une pré-analyse de l'expérience décrite et transcrite en replaçant les éléments dans l'ordre chronologique de l'expérience vécue. Cette démarche caractérise les entretiens nommés « entretiens d'explicitation micro-phénoménologiques » (EEMP).

Toutefois, solliciter la parole des premiers acteurs concernés par une étude afin de leur permettre d'exprimer leurs éprouvés et les savoirs qu'ils tirent de leurs expériences vécues peut également se faire sous la forme d'entretiens qui mobilisent une autre forme de discours : le récit. En empruntant à Alain Blanchet et Anne Gotman (1992) ainsi qu'à Lorraine Savoie-Zajc (1997) et à Christine Delory-Momberger (2014), la méthode des entretiens existentiels (EE), à « structure faible » et biographique, qui sollicite des interactions animées de façon souple, nous avons réfléchi à formuler une consigne de départ, ainsi qu'à préfigurer quelques axes thématiques de questionnement sans chronologie, de façon à ne pas entraver la linéarité du propos tenu et à toujours préserver le crédit apporté à la parole de la personne. La dimension biographique permet d'appréhender « comment les personnes donnent forme à leurs expériences et comment elles font signifier les situations et les événements de leur existence » (Delory-Momberger, 2014, p. 74-75).

Parmi les rubriques envisagées, notons l'importance accordée aux expériences du « vivre avec la maladie » et du « soin » pour les patient.e.s ; aux expériences du suivi d'un.e adolescent.e avec maladie chronique pour le ou la professionnel.le du soin ; à ce que la personne malade connaît de sa maladie et de son traitement.

Nous qualifions cet entretien d'existentiel car il se centre sur la narration du vécu et de l'éprouvé, sans pour autant aller plus avant dans leur description et leur explicitation fine. Il s'agit avant tout ici de raconter l'existentiel, appréhendé dans le cadre d'une phénoménologie de l'homme capable (Ricœur, 2005), pour laquelle l'identité de la personne est fluctuante et fondamentalement marquée par une temporalité. Or, les capacités de dire, agir et raconter engagent des interactions dans un rapport dialectique entre ce que les autres me renvoient et m'imputent et ce que moi-même je perçois de mes capacités. Pour Paul Ricœur (1985), dire l'identité d'une personne renvoie au support narratif révélant sa permanence et mêlant récit historique et récit de fiction.

Dès lors, « l'énonciation, c'est-à-dire l'acte même de dire » (Ricœur, 1990, p.55) s'appréhende dans le cadre d'un discours adressé à un autre avec lequel j'entre en dialogue sur fond d'un pari de reconnaissance réciproque. Comme le formule Jean-Paul Resweber (1990) :

> En m'engageant dans la parole, je m'offre, en quelque sorte à l'autre, et le seul motif qui puisse justifier ce pari, c'est la reconnaissance dont je m'honore en retour à autrui (*Ibid,* : p.101).

L'entretien existentiel (EE) donne à entendre le récit des événements à la première personne, tels qu'ils sont vécus et éprouvés par elle, sans que les chercheurs puissent avoir la certitude qu'il s'agisse toujours d'une parole incarnée référée à un moment singularisé de leur expérience, contrairement aux entretiens d'explicitation micro-phénoménologiques. Toutefois, ces entretiens, parce qu'ils s'appuient sur la narration, donnent à entendre différents événements et moments en lien avec le vivre avec la maladie, ou avec le suivi de celle-ci par les professionnel.le.s. Les deux types d'entretien, d'explicitation micro-phénoménologique (EEMP) d'une part, existentiels (EE) d'autre part, s'avèrent ainsi fortement complémentaires et sources d'enrichissements mutuels.

Lors de la mise en œuvre de notre démarche d'enquête, nous avons fait le pari que le croisement de ces deux méthodes d'entretien permettrait une approche plus fine des expériences vécues par les acteurs-trices concerné.e.s, précisément du fait de cette complémentarité. Nous avons ainsi constitué des binômes de chercheur.e.s enquêteurs-trices ; l'une spécialisée dans la conduite d'entretien d'explicitation micro-phénoménologique ; l'autre, davantage dans la réalisation d'entretien existentiel. Les entretiens ont été menés en présence du binôme, selon une chronologie réfléchie à mesure ; en premier lieu, l'entretien existentiel favorisant le récit ; puis, l'entretien d'explicitation micro-phénoménologique ciblé sur l'un des événements ou moments apparus comme central lors du premier entretien. Le temps de pause entre les deux entretiens a permis aux chercheuses de croiser leurs points de vue sur ces événements ou moments déterminants, puis à les proposer, ou à proposer l'un d'eux, sur lequel nous sommes tombées d'accord, lors du second entretien d'explicitation micro-phénoménologique. La personne pouvait être ainsi amenée à choisir parmi les événements proposés par les chercheur.e.s. Les personnes étaient prévenues à l'avance des modalités d'entretien, puis nous leur demandions l'autorisation d'enregistrer les entretiens. Une fois la transcription de ces derniers réalisée, celle-ci leur était adressée pour d'éventuels retours de leur part. De fait, l'ordre dans lequel les entretiens ont été réalisés a permis aux personnes, d'une part de faire émerger différents moments et événements en rapport avec leurs expériences vécues et leurs ressentis, d'autre part de leur offrir le choix du support d'explicitation. Les résultats obtenus nous incitent à penser que l'ordre choisi pour réaliser les deux types d'entretien s'avère non seulement pertinent car efficient, mais également judicieux en termes éthiques, car il laisse éventuellement le choix entre plusieurs possibles à la personne avec laquelle sont réalisés les entretiens. L'intervention en recherche est ainsi moins unidirectionnelle. Enfin, l'ordre des entretiens confirme que le travail affiné de description et d'explicitation ne saurait surgir *ex nihilo* : le récit offre le cadre et le contexte tout autant que les matériaux nécessaires à l'explicitation fine micro-expérientielle.

PARTIE I.
CHRONICITÉ, ADOLESCENCE, PATHOLOGIE EN QUELS SENS ?

Chronicité, vous avez dit chronicité ?

Serge KANNAS

La Conférence s'est déroulée à l'Université de Rouen, dans la grande salle de l'IRHIS, le 22 juin 2017. D'une durée de deux heures, elle a eu lieu dans le calme, autour d'une table où étudiants, chercheurs et praticiens hospitaliers ont pu écouter et échanger avec Serge Kannas, psychiatre des hôpitaux honoraire et thérapeute familial, dont voici la retranscription :

« Alors donc, la professeure Natalie Depraz m'a demandé, avec le docteur Mauriac, de vous parler de la chronicité à l'hôpital psychiatrique. Je vais vous dire que c'est un sujet pas exaltant. J'ajouterai même que c'est un sujet chiant, parce que c'est un sujet qui confronte les professionnels de la psychiatrie à l'échec, à l'impuissance thérapeutique, et souvent, comme conséquence à la discrimination négative de ces personnes, et finalement à l'évitement de ces situations, j'en donnerai plusieurs exemples. Donc c'est un ensemble de situations qui emmène une sorte de cercle vicieux négatif qui entretient aussi l'échec et l'impuissance thérapeutique. Alors, je vais essayer de transformer cette présentation qui n'est pas exaltante en un récit romanesque, une sorte d'épopée professionnelle dont Frédéric vous a donné une sorte d'écho émotionnel, et qui je crois était assez juste et qui s'est déroulée sur près d'un quart de siècle, je dirais, principalement à l'hôpital Charcot dont j'étais le chef de service et de secteur à l'époque. Mais pour bien présenter les choses, je vais introduire une étape qui a précédé cette arrivée à l'hôpital Charcot, parce que je me rends compte que plus on me demande de faire des réflexions rétrospectives de ce qui a amené à la construction d'un questionnement, de recherches opérationnelles, plus je me rends compte à quel point des connections différentes m'ont nourri, alimenté et finalement ont orienté très, très sensiblement ce parcours collectif.

Et donc avant que j'arrive à Charcot, J'ai travaillé pendant quatre ans, j'étais alors bébé chef de service dans le sud du département du nord, sur le territoire de l'agglomération de Cambrai. Alors, je ne vais pas développer ce qui était une période extrêmement riche sur le plan professionnel, simplement quelques mots. Le territoire du nord, donc à l'époque le milieu des années soixante-dix, la misère, la crise lointaine mais quand même de la mine, du textile, de l'agriculture etc. Donc une région assez déshéritée même si la ville elle-même est une ville plutôt bourgeoise, et un territoire de 200 000 habitants marqués par une misère psychiatrique, enfin une misère dans les équipements psychiatriques qui était prononcée et probablement une des plus marquée sur le territoire national à l'époque, et dieu sait que j'ai visité plein de territoires en métropole et que ça reste quand même un exemple négatif. Et pour vous donner des précisions, il y avait un psychiatre privé sur ce territoire, un seul, qui se faisait payer grassement, donc toute une partie de la population était écartée des besoins, enfin des réponses. J'étais le seul psychiatre public à plein temps pour répondre aux besoins de psychiatrie d'adulte et de psychiatrie infanto-juvénile, au fond j'avais la totale. Et on était une douzaine de personnes, dont quatre secrétaires, pour faire face aux besoins. Donc c'était une grande misère, en même temps c'était tout à fait passionnant parce que c'était une psychiatrie pionnière au fond, tout était à faire, et c'était quelque chose d'assez excitant. Une des caractéristiques principales de ce territoire, c'est qu'il n'existait pas sur ce territoire de lits d'hospitalisation complète. Les lits d'hospitalisation complète étaient implantés deux cents kilomètres plus au nord, à côté de Dunkerque, à l'hôpital psychiatrique de Bailleul. Donc pour les personnes malades, pour leur entourage, c'était vraiment, comment dire, une ordalie, que d'être hospitalisé là-bas, parce qu'il fallait plus d'une journée pour se rendre à l'hôpital, pour les familles, pour en revenir, ça coutait assez cher etc. Et donc d'emblée, ma petite équipe et moi-même, on était confronté à l'idée qu'il valait mieux éviter d'hospitaliser, ou hospitaliser le moins possible. Je me rends compte maintenant à quel point cette obligation, cette contrainte d'équipement au fond, a marqué ma pratique, et les seules réponses qu'on avait étaient soit de travailler avec l'entourage familial, social. J'étais pédopsychiatre, ça ne me posait pas de problème, le principe, et l'entourage social, les terres du nord sont des terres extrêmement solidaires, donc il est assez facile de trouver des ressources dans le voisinage ou dans le milieu proche. Et ça c'est aussi quelque chose que j'ai appris dans la misère locale. Et enfin, il y avait, il existe toujours un hôpital général à Cambrai et j'avais des relations assez correctes avec les praticiens de cet hôpital, bien que je travaille complètement à l'extérieur car je ne disposais pas de lits, et je pouvais disposer avec leur accord d'une hospitalisation mais brève aux urgences ou dans les services somatiques, parce que vous savez que les somaticiens n'aiment pas que la psychiatrie les emmerde avec des hospitalisations, ils trouvent que les patients psychiatriques sont perturbateurs, enfin *tutti quanti* et donc j'ai été confronté d'emblée à hospitaliser peu, pas longtemps etc.

Voilà, juste quelques mots pour dire que sans m'en rendre compte quand je suis arrivé à Charcot, j'avais déjà une emprunte particulière. Et quand je suis arrivé à Charcot, je suis arrivé à la tête d'un petit service asilaire. Alors petit parce que c'était un service qui faisait à peu près une cinquantaine de lits d'hospitalisation complète, à une époque où, au début des années quatre-vingt, la moyenne en France était plutôt entre quatre-vingt et cent lits par service de psychiatrie publique sectorisée, donc j'avais la chance j'étais déjà au-dessus de la moyenne, la raison étant que c'était un asile récent, de création récente, qui n'avait récupéré des patients du territoire que en petites parties, la plus grande partie provenant de l'asile de Clermont dans l'Oise qui récupérait les anciens patients de Seine-et-Oise etc. Donc petit asile, asile neuf, mais asile quand même parce que quand je suis arrivé là-bas, la première impression que j'ai eue, enfin je passe sur les circonstances de l'accueil, je me suis retrouvé face à un service d'hospitalisation où la moitié des patients hospitalisés un jour donné était en hospitalisation interminable, un sur deux. Et le terme que j'ai utilisé des années après, mais je m'en rends compte rétrospectivement que c'est un terme qui a une certaine signification quand on y réfléchit, je disais ce sont des patients qui sont en CDI avec l'hospitalisation, ce qui est assez méchant comme formulation. Mais CDI, il y avait déjà l'idée de contrat, mais à l'époque je ne m'en rendais pas compte, je ne voyais pas qui contractualisait. Donc, ça a été une des premières impressions, je vais y revenir dans un deuxième temps, la deuxième impression qui m'a beaucoup frappé, c'est le fait que la pratique de la psychiatrie dans mon service était une pratique qui ignorait quasiment complétement la place de la famille dans les soins. Alors les familles n'étaient pas vues par les praticiens, ou vues dans des circonstances dramatiques, médico-légales. Les familles venaient l'après-midi en longeant les murs quand les praticiens vaquaient à d'autres occupations, consultations ou autres choses, et donc les familles étaient tenues à l'écart et les commentaires que faisaient mes collègues sur la place de la famille, c'était des commentaires plutôt hostiles, plutôt hostiles : « la famille, ça rend fou. D'ailleurs regardez cette mère », enfin bon c'était l'époque de « family life » au cinéma, et « family life » était un exemple de l'antipsychiatrie, mais de l'anti famille finalement plus que de l'antipsychiatrie.

Donc voilà un peu le paysage que j'ai trouvé qui m'a frappé parce qu'au fond j'étais sorti des asiles au début de ma carrière puisque j'avais été interne et là c'était des services de deux-cent lits avec..., mais je ne voyais que le goulot de la bouteille, et la bouteille de chronique. En fait, je m'en occupais très peu donc je m'occupais du goulot où les patients tournaient un peu. Donc retour à l'asile. Et cette histoire de patients chroniques a commencé à me tarabuster parce que j'avais l'impression que j'étais le seul à voir que cette question posait problème. Enfin quand je disais que j'étais le seul à le voir, ce n'est pas exact. J'avais une catégorie professionnelle qui était très proche de ces préoccupations et c'était le personnel infirmier du service, pour une raison évidente, c'est que les médecins tournent, viennent le matin, l'après-midi ils s'en vont, et finalement ils ont affaire au patient le temps court de la consultation, de la visite, mais c'est un temps relativement court, et qui est, je ne dirais pas « pas impliquant », mais finalement pas si impliquant que ça. Alors que pour les infirmiers, c'était 24h/24, c'était les repas, les toilettes, la vie quotidienne, les familles, puisque les infirmières recevaient les familles, ou étaient confrontées aux familles. Et en même temps j'étais très frappé puisque de la part de mes collègues, il y avait une sorte de déni de l'importance de la question. Parce que je disais, alors j'étais très jeune puisque j'avais une trentaine d'années, et j'avais affaire à des collègues qui, en dehors des internes qui étaient à peine plus jeunes que moi, étaient des, comment dire, sous le harnais, enfin blanchis sous le harnais, qui avaient de longues années d'expérience. Et quand je leur disais : « Qu'est-ce que vous pensez de cette situation où un patient sur deux est hospitalisé de façon interminable ? » et la réponse était toujours la même avec des variantes, c'était : « Mais Serge, la schizophrénie est une maladie chronique à caractère irréversible. » C'est quasiment une citation du XIXème d'ailleurs. Et, dans la réalité, quand je regarde les voyages que j'ai fait en psychiatrie jusque dans les années 2010, il y a beaucoup d'endroits où ce discours est tenu de façon explicite ou implicite, c'est-à-dire au fond, la plupart de ces patients dit « chroniques » sont des patients schizophrènes, enfin sont une partie importante, pas seulement, mais importante. Et c'est très intéressant quand on y réfléchit parce que ça heurtait déjà mon épistémologie personnelle qui s'était construite en fait plus de façon pyrrhique-pragmatique que de façon théorique. J'avais le sentiment très fort que c'était une façon de dire : « la maladie et la chronicité qui en découlent sont des propriétés intrinsèques de la personne malade et n'ont rien à voir avec ce que nous les médecins on fait, ou la pratique des professionnels ou de quelque autre influence. » Donc mon impression première qui était une impression qui n'a pas été démentie les premiers mois, ni les premières années, c'est que cette théorie de la schizophrénie, maladie chronique à caractère irréversible, c'était la plus magnifique théorie irresponsabilisante.

Et ça, ça me choquait beaucoup parce que je trouvais que c'était des situations qui étaient un énorme défi thérapeutique, parce que quand on regardait l'histoire de ces situations, il y avait eu des tentatives considérables, répétées etc. qui n'avaient pas abouties, donc on ne pouvait pas reprocher, j'en ai fait partie, ces tentatives inabouties qui faisaient que la personne sollicitée, poussée n'arrivait pas à quitter l'hôpital. Et donc, on s'est mis à réfléchir à ces questions et quand je dis « on », ça a été une sorte de camp, enfin ce n'était pas hostile mais il y avait quand même une dichotomie entre les constructifs et les non-constructifs dans le service. Les constructifs, en dehors de moi, étaient les infirmiers qui étaient intéressés par le fait de réfléchir à ces questions, et les internes, c'est-à-dire les jeunes praticiens, ils arrivaient tous nouveaux, tous beaux etc. Et, on s'est plongés dans ces questions, et la première étape, ça a été de penser que on ne pouvait pas, alors c'était très empirique, il n'y avait pas de théorie là-dessus à l'époque, mais c'était difficile de séparer cette question de situation chronique avec cette question du rôle de l'entourage familial. Et donc la première chose que j'ai faite, que j'ai suscitée, ça a été de monter un séminaire sur « psychiatrie et famille dans le service » qui attirait à ma grande surprise beaucoup de monde, et pas seulement des gens du service, mais à l'intérieur de l'hôpital. Et pour animer ce séminaire, il a fallu que je me renseigne, que je m'informe, donc j'ai lu beaucoup de choses, et j'ai commencé à m'intéresser aux écrits théoriques sur la thérapie familiale. Et du coup, je me suis formé à la thérapie familiale. Et je suis devenu thérapeute de famille, « systémicien » comme on dit dans le jargon, thérapeute, formateur, enfin bon c'était toute une partie aussi qui a transformé les pratiques. Et tout cet ensemble de circonstances, de transformations personnelles, collectives puisque c'est un travail d'équipe donc mes collaborateurs étaient impliqués dans les entretiens avec les personnes malades, avec les familles, les réflexions sur eux etc., transformait, donnait une sorte de questionnement, c'est-à-dire « qu'est-ce qui peut se passer pour que quelqu'un qui est hospitalisé ne sorte pas ? ». Alors une remarque essentielle, sur ces vingt-cinq patients qui un jour donné restent à l'hôpital de façon interminable, il y en avait à peu près un quart pour lesquels il y avait un rapport direct entre la symptomatologie qu'ils présentaient et leur impossibilité de quitter l'hôpital. Soit qu'ils continuaient à présenter des années après les premiers troubles, des troubles aigues avec agressivité, agitation où la médication était inefficace, soit qu'à l'inverse, ils présentent une inhibition importante, une sorte de dépression chronique avec absence d'initiatives, d'activités etc. Donc dans ces deux cas, je vous la fais rapide, ces situations pour l'ensemble des professionnels dont je faisais partie, c'était, non pas peine perdue, mais l'idée que ces patients pouvaient un moment donné voir leur hospitalisation interrompue de façon raisonnable paraissait complètement hors-de-portée. Mais pour les trois-quarts des autres patients, personnes malades chroniques, il n'y avait pas de rapport direct entre la symptomatologie et leur incapacité à quitter l'hôpital. Les symptômes s'étaient émoussés, ils avaient une certaine autonomie de comportement personnel, on peut discuter avec eux. Et pourtant, ils ne revendiquaient pas de quitter l'hôpital, et si on essayait de les faire sortir, ils rechutaient. Donc, il y avait des symptômes aigus, ils revenaient à l'hôpital, et c'était le retour ce de cycle qu'on connaît bien quand on est en psychiatrie, c'était « on essaye une fois, on essaye deux fois. La troisième fois c'est ...Voilà... ». Et ce décalage entre la symptomatologie modérée, qui s'était beaucoup atténuée avec le temps, et le fait qu'ils restent à l'hôpital nous semblait plutôt mystérieux et incompréhensible. Pourquoi ces personnes qui gardent une partie de rationalité malgré leur côté aliéné, même chez les plus fous d'entre eux, qu'est ce qui fait qu'ils n'aillent pas tous les jours me demander, nous demander : « on voudrait quitter l'hôpital, retourner chez nous, ou aller quelque part etc. » Je ne sais pas. Et si c'était nous qui prenions l'initiative, ça ne marchait pas.

Et petit à petit, l'idée qui nous est venue, c'est qu'en fait on s'intéressait trop aux symptômes psychiatriques, de la clinique psychiatrique traditionnelle, c'est-à-dire le délire, les hallucinations, quand on avait des entretiens avec ces personnes malades, on leur disait : « Est-ce que vous entendez des voix ? » « Oui » « Alors parlez-moi de ces voix, qu'est-ce qu'elles vous disent ? » etc. « Est-ce qu'elles sont méchantes, pas méchantes ? » et là, on pouvait passer deux heures à discuter de ça, ça n'avait aucun rapport avec la vie réelle. Et petit à petit, on a abandonné, en tout cas moi j'ai abandonné mais je crois que c'est une approche qui a été suivie, cette façon d'aborder les symptômes psychiatriques, sous l'angle clinique, et de dire au fond le symptôme prédominant chez ces personnes malades, c'est l'hospitalisation elle-même, c'est-à-dire c'est la symptomatologie qui submerge tous, et qui submerge tout. Ils ne sont pas délirants tout le temps. Ils ne sont pas dépressifs tout le temps, ils peuvent se comporter normalement tout le temps, mais l'hospitalisation est une constante de leur expérience quotidienne. Et l'idée du rapport entre ce symptôme et son contexte était quelque chose que l'approche systémique m'avait, nous avait enseigné. Vous savez que le mantra dans l'approche systémique c'est : ' Dans quelle mesure un symptôme ou un comportement identifié comme tel, tout en incluant toute une série de niveaux, dans quelle mesure ce comportement, ce symptôme prend-t-il une fonction dans le contexte plus large où il émerge et se maintient ? ' c'est-à-dire au fond, ' est-ce que l'hospitalisation émerge dans un contexte qui éclaire la façon dont elle est apparue et éclaire aussi la façon dont elle se maintient ?'». Et donc la question, petit à petit, alors je vous la fais en un quart d'heure mais c'est un ensemble d'expériences et de pratiques, ça a mis quand même deux, trois, quatre ans, et on a vérifié ça par des entretiens, des réunions etc. qui étaient assez riches. Et petit à petit, l'idée qui est venue, c'est que, au fond, comment ça se décide l'hospitalisation ? Qui décide ? La personne malade elle-même ? Oui, mais pas toujours. La famille ou l'environnement social ? Oui, mais pas toujours. Les professionnels, médecins, non médecins ? Oui, mais pas toujours. Et donc, l'idée qui est intervenue… Petit à petit, c'est qu'au fond…

Frédéric Mauriac : Juste pour dire qui est Nicolas. Nicolas est le remplacement de Serge Kannas, alors il est chef de service, du service où était Serge Kannas, et donc c'est un successeur, le troisième, de Michael Robin…

Serge Kannas : L'idée est venue que, au fond, la décision était une résultante de décisions d'un triangle d'acteurs avec chacun leur stratégie propre, qui était la stratégie de la personne malade, qui pouvait renoncer à la vie sociale. Il y a des personnes malades qui entrent à l'hôpital comme on entre dans un couvent psychiatrique, c'est-à-dire ils renoncent à la vie normale puisque la vie normale, ça a des exigences, faut être propre, faut se lever le matin, faut être poli avec ses parents, avec l'entourage, faut travailler, faut étudier, faut aimer, ça a quand même, les exigences d'une vie normale sont des exigences importantes. Dans l'hôpital psychiatrique, vous n'avez pas besoin d'être propre, il y a des gens qui vont vous faire la toilette quand la saleté est trop importante, vous n'êtes pas obligé de faire la cuisine, vous n'êtes pas obligé de faire votre lit, vous pouvez vous isoler des heures ou des journées durant, vous pouvez vous trouver des partenaires sexuels dans la chambre d'à côté. Donc à certains égards, c'est une vie beaucoup plus facile, je dirais que c'est une vie, et je le dis pas uniquement par métaphore, c'est une vie qui a des composantes adolescentes très importantes. C'est-à-dire, il n'y a pas de règles, il n'y a pas d'exigences, et au fond ça peut se maintenir indéfiniment. Et donc, c'est à la fois un problème, mais c'est aussi pour des personnes qui sont dans ce « trip » là, ça peut être une solution moins dure que la vie ordinaire, avec les parents sur le dos, avec les profs sur le dos, avec le partenaire sur le dos etc. La famille peut aussi avoir un rôle à jouer, soit qu'elle, il y a des familles qui sont des familles où des tensions apparaissent, et ces tensions perturbent le comportement de la personne malade, souvent à l'adolescence, et cette perturbation est un facteur d'émergence, peut-être moins de stabilisation, de troubles. Mais beaucoup plus souvent à l'inverse, les troubles, quand ils apparaissent, perturbent le comportement familial et en fait ce que vous observez, c'est une spirale interminable où familles et personnes malades auto-entretiennent l'émergence et l'aggravation, enfin la stabilisation des troubles. Parce qu'au fond, le terme de chronicité, c'est une tautologie, c'est-à-dire que ça ne donne pas d'information particulière, mais si vous substituez au terme chronicité le terme de stabilité, là, vous avez une terminologie qui est beaucoup plus intéressante sur le plan de dynamique entretenue. Et puis vous avez le troisième partenaire qui sont les professionnels eux-mêmes. Les professionnels en général sont confrontés à la psychiatrie dans les périodes de crise au départ. Et donc, leur rôle principal, c'est un rôle que je pourrais appeler, si on déshabille un peu la psychiatrie de son habille de lumière de thérapeutique et de soin, c'est un habit de régulateur de tensions, c'est-à-dire qu'ils interviennent au sein des tensions familiales, c'est-à-dire soit la personne malade qui ne peut plus supporter sa famille, soit la famille qui ne peut plus supporter la personne malade parce que la famille en a « ras le bol », ou elle fatigue, ou il y a des conflits au sein de la parentalité qui font qu'elle est moins à même de supporter des situations de tensions importantes etc. Et donc, le premier rôle, quand je dis premier, c'est le rôle en première ligne de la psychiatrie, c'est un rôle de régulateur de tensions. Et souvent, la régulation de ces tensions est obtenue, et c'est un mécanisme très général. Je me souviens quand j'étais à l'école, que j'étais à la récré, il y avait parfois des enfants qui se battaient, et alors les autres enfants étaient autour : « Du sang, du sang » etc. Mais on savait que le moteur principal de la pacification c'était quoi ? C'était de séparer les deux protagonistes, c'est-à-dire la séparation des protagonistes en conflit était le facteur principal d'efficacité de l'abaissement des tensions.

Alors, je vous raconte ça, c'est un récit que j'espère vivant et plus romanesque que la chronicité endogène dans la vision XIXème siècle de la psychiatrie. Et c'est une vision qu'on trouve intéressante parce qu'elle ouvrait des pistes. Les pistes c'était : on ne peut pas travailler de façon utile uniquement avec la personne malade, c'est-à-dire si l'on travaille avec la personne malade sans travailler avec les autres acteurs du système de la personne, on se prive d'une aide importante, je vais y revenir, et on se prive aussi d'éléments qui peuvent faire échouer d'emblée une évolution positive de la situation. Donc pour toutes ces raisons, on gagne à travailler avec l'écosystème entier de la personne. Et, quand on regarde d'ailleurs rétrospectivement ces situations chroniques, ces situations stabilisées, pardon, on s'aperçoit qu'en fait sur le plan sociologique, tout se passe comme si on observait une dégradation progressive en quelques mois, voire quelques années d'une personne incluse dans son écosystème familial, première étape, à une personne incluse dans un système hybride, famille, psychiatrie ou hospitalisation psychiatrique, à une ultime étape d'une personne incluse dans l'écosystème psychiatrique qui devenait l'unique écosystème analogue à celle dont la famille avait été aussi l'unique écosystème à l'origine. Et donc, ça remplissait l'idée qu'était une impression émotionnelle importante, que la psychiatrie réalisait une sorte d'adoption clandestine de la personne avec des aspects émotionnels de dépendance qui étaient au fond ceux de l'adoption. Et donc ce n'était pas seulement une métaphore, c'était aussi rendre compte d'un processus social particulier. Ça va jusque-là ? À partir de là, les pistes étaient évidentes. Mais peut être qu'avant de vous indiquer ces pistes, je vais vous lire, mais ce n'est pas très long, ça fait maximum une page, un extrait d'un article que j'ai écrit il y a quelques années sur les places et la fonction de l'hospitalisation psychiatrique parce que vous allez retrouver des choses que j'ai dites sous une forme plus théorisée, enfin plus littéraire.

Avec la question de la chronicité, nous abordons également un autre point, moins soulevé et moins développé en général, et ce point sur la régulation, je ne l'ai jamais vu écrit quelque part. On peut décrire l'hospitalisation comme le mécanisme de construction d'un contexte d'apprentissage d'une solution univoque institutionnalisante. Selon nous, tout se passe comme si l'hospitalisation inaugurale ou les toutes premières participaient progressivement à construire un modèle, au sens de pattern, de solutions impliquant le patient, sa famille, le contexte social, et les professionnels face à des problèmes de crises psychiatriques. Une fois établie, cette solution institutionnelle peut avoir tendance à se stabiliser et à se répéter au cours du temps. D'abord de façon discontinue, puis continue. Supposer cela, c'est considérer que la chronicité de l'hospitalisation ne peut tenir uniquement aux propriétés de la personne malade elle-même, c'est-à-dire son comportement ou sa maladie, mais aussi à celles de relations existantes au sein du triangle. Entourage famille, un, patient, deux, professionnels, trois ou encore à la combinaison des stratégies des trois types d'acteurs impliqués. C'est reconnaître en même temps que la décision d'institutionnaliser et sa mise en œuvre dès la première fois augmente le risque de voir émerger une carrière psychiatrique chronique.

Donc, il y avait dans cette réflexion à la fois des outils qui étaient des outils systémiques et pas uniquement individuels, et en même temps l'idée qu'il fallait travailler sur la sortie ou la fin de l'hospitalisation en incluant ces acteurs qui étaient tous impliqués, et en même temps qu'il fallait jouer sur la prévention de l'hospitalisation. Et toutes ces réflexions conduiraient, oui quatre, cinq, six ans, sept ans parce qu'il y a eu des expérimentations, on a fait des essais, on a regardé si ça marchait, si ça ne marchait pas, nous ont amené à deux types de pistes : une première piste était : « comment travailler avec des personnes malades en situation d'hospitalisation interminable pour essayer de rendre possible la fin de l'hospitalisation à des conditions acceptables ? ». Le terme « condition acceptable » est crucial parce que mettre fin à l'hospitalisation, au fond, il suffit de mettre les patients dehors, mais c'est d'une brutalité, c'est une absence d'éthique totale, et ça a parfois des conséquences dramatiques et en général si on fait ça, ils reviennent, si vous les faites sortir par la porte, ils reviennent par la fenêtre avec les familles et les acteurs du champ social scandalisés etc. Donc vous le tentez une fois, vous ne recommencez pas. Donc, l'idée d'avoir une solution acceptable, c'est-à-dire durable, suppose de créer une alliance avec tous ces acteurs. On ne peut pas dire : « Nous avons décidé dans notre savoir tout puissant, nous comme sachant, nous avons décidé ceci… ». C'est : « est-ce qu'il est possible de réfléchir ensemble à quelque chose qui ne passe pas par une hospitalisation permanente ? » « Est-ce qu'on peut en parler déjà ? ». Je peux vous dire que la première fois qu'on aborde cette situation en famille ou avec le contexte social, ça « bouge », enfin c'est… Donc c'est un premier outil, c'est-à-dire l'alliance avec les acteurs impliqués, le deuxième outil, c'est la réintroduction du temps. Alors qu'est-ce que c'est que cette histoire de réintroduction du temps ? J'ai souvent comparé l'hospitalisation psychiatrique comme un congélateur, c'est-à-dire c'est un endroit où quand les patients, les personnes malades y arrivent, en général les tensions s'abaissent, pour les trois-quarts dont j'ai parlé tout à l'heure, les symptômes s'atténuent, ils deviennent acceptables, enfin je veux dire bon, mise à part quelques précautions, et le temps passe, et le temps passe parce que c'est comme dans le film « Une histoire sans fin », c'est-à-dire il n'y a pas de passé, l'histoire antérieure disparaît, s'éloigne, et il n'y a pas d'avenir, il n'y a pas de futur, c'est-à-dire les personnes malades vivent chaque jour qui passe comme le même jour recommencé, et c'est quelque chose d'absolument terrible. Qui a travaillé à l'hôpital psychiatrique se rend compte qu'avec ces personnes en situation de chronicité de cet aspect masqué par les symptômes, par la coquetterie des situations cliniques etc. Et donc, le temps n'existe plus à l'asile, en tout cas il n'existe plus sous la forme habituelle d'une chronologie où se dessine : un avant, un présent, un après avec la possibilité de projets, de penser le passé, le présent et le futur. Alors vous me direz, tout ça c'est bien joli mais réintroduire le temps, enfin c'est… Je pense au film, comment ça s'appelle, « Retour vers le Futur » ? C'est ça ? On n'a pas de machine… La réintroduction du temps, dans les réflexions qu'on a menées, s'est faite de plusieurs façons : une des premières façons, ça a été de rediscuter avec la personne malade individuellement de cette question de l'avenir, ce qui est très difficile. Par exemple, sous la forme, alors je vous le résume de façon très brutal, il y avait dans les discussions, on essayait d'être plus... C'était : « Vous avez quel âge ? » « Quarante ans, cinquante ans, parfois plus. » « Et vous vous donnez combien d'années à vivre ? ». Alors on posait la question comme ça, en général ils avaient beaux être schizophrènes, en général c'est une question qui remue.

Et si on arrivait à aborder cette question, alors souvent les personnes malades qui sentaient probablement un danger dans ce questionnement, évitaient, tournaient autour du pot, donc il fallait gentiment mais fermement essayer de maintenir le fil du questionnement. Et la question qui venait immédiatement c'est, alors la réponse c'était : « dix ans, vingt ans ». En général, ils se donnaient, ils avaient une vision assez pessimiste de leur vie, et ils se donnaient des durées de vie qui restaient assez courtes, dix ans maximum, douze ans. Et la question qui venait après c'est : « Vous voulez les passer comment ces années qui vous restent à vivre ? ». « Vous voulez les passer comme vous êtes, vous voulez qu'on vous aide à rester à l'hôpital ? » ce qui était une façon d'introduire qu'il est possible de ne pas rester. « Vous voulez qu'on vous aide à ne pas rester à l'hôpital ? Est-ce qu'on peut en parler ? Etc...» C'est-à-dire introduire une thématique du temps qui permettait d'aborder ces questions sur la définition, je parlais de CDI tout à l'heure, on voit bien que le contrat qui lie la personne avec sa famille, les professionnels, c'est-à-dire « est-ce qu'on peut parler du contrat implicite ? » parce que la plupart de ces situations chroniques génèrent pour tout le monde l'idée que c'est un contrat interminable mais qui est inamovible. Et effectivement, si l'on veut changer les termes du contrat, c'est extrêmement compliqué. Une autre façon d'aborder le temps, c'était de faire venir la famille. Parce que quand vous faites venir la famille, et quand je parle de la famille, c'est toute la famille, c'est-à-dire les parents qui en général dans ces situations chroniques sont vieillissants, c'est-à-dire si la personne malade a quarante ans, les parents en ont soixante, soixante-dix. Donc la question de la fin de vie que je pose à la personne malade, si je pose cette question en famille à la personne malade, je peux vous dire que ça a une résonnance particulière pour les membres de la famille impliqués, pour les parents, parce qu'il est question de leur mort qui approche, et qu'est-ce qui va se passer pour leur membre malade, et c'est aussi une question importante pour les frères et sœurs présents car ils voient bien qu'une des questions, mais « qui va prendre le relais une fois que les parents ont disparu ? ». C'est-à-dire, la question n'est pas posée comme ça, mais y'a même pas besoin de la poser, vous avez tout de suite, dans la chronologie des générations, le temps qui revient. Et le temps qui revient, pas uniquement comme une chronologie abstraite, mais comme une chronologie d'expériences des gens qui vieillissent, qui meurent, qui entrent et qui quittent le système familial. Alors je ne vais pas prolonger, parce qu'on pourrait parler des heures de ces situations de travail directes autour de la personne malade. Mais vous voyez un peu l'esprit des discussions qui pouvaient être des discussions tendues avec la personne elle-même. Donc il fallait trouver une façon de rester en alliance, car souvent la réponse des personnes c'était : « Moi je suis à l'hôpital, je fais ce que je veux ». Un de mes patients emblématiques me disait : « Moi je suis le directeur de l'hôpital ». Quand j'appelle le directeur de l'hôpital, « j'ai sa voiture ». Mais c'était une façon de croire qu'il contrôlait tout, alors qu'il ne contrôlait rien du tout mais une partie de sa vision, qui n'était même pas délirante pour moi, c'était une sorte de reconstruction mégalomaniaque de son environnement, c'est-à-dire qu'il valait mieux qu'il pense qu'il commandait tout, plutôt que de penser ce qui était extrêmement déprimant, qu'il ne commandait rien du tout. Et d'ailleurs, plus je le poussais à redéfinir le contexte de son hospitalisation, plus il se montrait effrayé et « trouillard ». Et quand vous posez ce genre de questions aux familles, le premier réflexe des familles c'est de dire « mais il va nous le/la remettre sur le dos, enfin ce n'est pas possible, la psychiatrie c'est comme ça, enfin c'est toujours comme ça, ils nous les collent et après c'est trop dur, enfin vous n'allez pas faire ça etc. » Donc, il faut une approche d'abord qui prend du temps, et qui prend aussi la nécessité de construire une confiance suffisante, par exemple sous la forme de : adresser à la personne malade ou aux parents, aux frères et sœurs, « est-ce que... », par exemple j'expliquais qu'une partie importante de mon travail médical c'était d'aider les personnes malades à utiliser moins l'hôpital. Mais que dans la situation particulière de cette personne, j'avais complètement échoué, et que ce n'était pas la faute de la personne malade, ce n'était pas la faute des parents, c'était ma faute à moi professionnel, je n'avais pas su comment m'y prendre, et maintenant je pensais que c'était trop tard et que c'était « foutu ». Je disais des mots très forts, parce que la question de l'incurabilité, de l'insortabilité de ces patients, on les a décrits comme des insortables dans la littérature psychiatrique, était quelque chose de très fort. Et donc je leur disais : « J'ai complètement échoué, est-ce que vous voulez que je vous aide à ce qu'il finisse sa vie à l'hôpital ? ». Donc je laissais ouverte les deux possibilités, sachant qu'il m'est arrivé que les personnes mes disent, ou les familles disent : « Bah, ouais, il faut que vous nous aidiez à ce qu'il reste à l'hôpital, comme ça on aura la paix etc. ». Mais en général ce qu'il se passait, quand je voyais régulièrement les familles, parce que je leur disais : « Mais je vais vous aider, simplement, il faut que vous m'aidiez à garder le moral devant une situation où j'ai tellement échoué, donc il faut que vous acceptiez de venir me voir régulièrement pour me soutenir, sinon je ne tiendrai pas le coup ». Et alors, je voyais les familles et les personnes malades régulièrement, mais ce n'était pas pour changer, c'était plutôt pour parler de comment il va maintenir sa vie à l'hôpital. Est-ce qu'il faut lui installer une chambre ? Est-ce qu'il faut faire venir des tableaux de la maison des parents, est-ce qu'il faut la décorer ? Est-ce qu'il y a quelque chose qui pourrait faire en sorte que la chambre devienne un lieu de vie ? Que malgré tout, comme il y a d'autres malades qui viennent, il ne peut pas avoir une chambre à lui ou à elle, donc il faut qu'il l'accepte qui soit dérangé par d'autres malades qui sont hospitalisés malgré tout ce que je peux faire. Donc on arrivait à des discussions comme ça, et le fait d'accepter de maintenir l'hospitalisation permettait aux personnes malades et aux familles, parfois au contexte social, parce qu'il m'est arrivé de faire des réunions avec plusieurs dizaines de personnes qui étaient impliquées dans ces situations, de se détendre et finalement de dire quand même : « Qu'il finisse sa vie à l'hôpital… ». Alors je disais : « Oui mais comment faire ? Ce qui est foutu est foutu, vous avez des idées ? Parce que moi j'en vois pas du tout, le mieux que je puisse faire c'est lui rendre la vie plus confortable. »

Donc petit à petit, avec l'alliance maintenue, des scories surgissaient qui pouvaient à un moment donné devenir des pépites pour faire surgir d'autres alternatives. Est-ce que c'est clair ? Je ne vais pas passer trois heures là-dessus, parce que je pourrais en parler sans arrêt avec des exemples etc. Le deuxième aspect que vous avez entendu dans ma lecture auto citatrice, ça se dit « auto-citatrice » ?

C'est reconnaître en même temps que la décision d'institutionnaliser et sa mise en œuvre dès la première fois augmente le risque de voir émerger une carrière chronique. Alors, je reviens légèrement en arrière. Dans ces situations qui ont impliqué dans mon service vers la fin des années 1980, je dirais une quinzaine de personnes sur ces vingt-cinq, il y a eu un certain nombre de sorties réussies, il y a eu des sorties ratées, je ne crois pas qu'il y ait eu de suicides, enfin je n'ai pas le souvenir, s'il y en a eu, mais dans des contextes différents. Et ça a été aussi le travail avec les associations familles pour monter des associations de réinsertion avec du logement associatif, avec des services d'accompagnement. Donc il y a eu une combinaison entre la mobilisation de la personne et son entourage et aussi la mobilisation d'associations qui avaient intérêt à agir avec des services d'insertion et d'accès au logement, car la plupart du temps, ce sont des personnes qui ont perdu leur logement, qui n'y ont plus accès ou qui sont incapables de se maintenir dans un logement dans les circonstances où elles vivent au bout de dix à vingt ans d'institutionnalisation. Donc, ça fait partie d'une première piste, c'est une piste qui prend du temps, qui est très lourde, c'est-à-dire qui est très coûteuse en temps professionnel, en temps social, et donc qui nécessite une mobilisation de beaucoup d'acteurs dans le contexte social plus large, et qui est très coûteuse finalement. Quand je dis couteuse, c'est un temps qui coute, et c'est un temps très utile et très efficace. Et, en psychiatrie, ces dernières années, cet aspect-là s'est beaucoup développé, avec le logement aidé, beaucoup d'associations, les associations de malades, les associations de familles, les services d'hébergement, les SAVS. Mais à l'époque, on était nous à la frontière de ces questions, c'est-à-dire on pressentait ces aspects-là, on les a construits à notre petite échelle, mais c'était quatre appartements, six appartements. Maintenant, il y a des associations qui gèrent quarante, cinquante logements etc., des foyers entiers etc. Et donc, j'en arrive au deuxième aspect qui est : il paraît beaucoup moins couteux en temps et beaucoup plus efficace, beaucoup plus utile finalement, d'essayer de prévenir l'hospitalisation pour prévenir l'apprentissage de cette solution, et prévenir sa répétition, que de passer énormément de temps à essayer de faire sortir des gens qui ont appris pendant des années à rester à l'hôpital. Et donc, ça a été le début d'une réflexion qui était déjà inscrite dans les terres du nord, puisque au fond pour éviter l'hospitalisation, on avait l'appui sur les familles, le contexte social plus large, l'hôpital général, les hospitalisations brèves, donc c'était le début d'une réflexion sur la prévention des hospitalisations. Et la réflexion qu'on a menée, c'est aussi une réflexion très pragmatique, on a vu quels sont les acteurs qui décident, ou plus exactement, les combinaisons de stratégies d'acteurs qui font qu'un moment donné, la résultante, c'est la décision d'hospitaliser. Mais à quel moment ça se décide et dans quel contexte ? Et la réflexion qui n'était pas une réflexion géniale, mais c'était au fond une réflexion qu'on trouvait après coup assez évidente, ça se décide en général dans un contexte de crises psychiatriques, quand je dis crise on pourrait discuter longuement sur ce que ce terme polysémique recouvre, dans ce contexte de crises psychiatriques, c'est-à-dire plutôt à un moment où on a guère le temps de les citer et la définition même de « urgence » c'est : « une situation où le temps de décider n'est pas donné, n'est pas acquis ». Donc c'est dans un contexte d'urgence, et où ça se passe ? Ça se passe soit chez le généraliste qui est sollicité quand ça « chauffe un peu », ou à l'hôpital général, quand ça « chauffe un peu », dans les services d'urgences etc. Et ce qu'on a constaté, parce que à l'époque on avait des discussions avec le service hospitalo-universitaire de proximité, qui est le service de Versailles, et notre idée c'était de monter, assez rapidement on a eu l'idée d'une équipe mobile fonctionnant 24h sur 24 parce que s'ils voulaient répondre à l'urgence, et avoir une efficacité dans la notoriété de cette réponse pour qu'elle soit utilisée et pas : « le lundi, le mercredi et le vendredi entre 9h et midi, puis de 14h à 17h et fermé le week-end, parce que les professionnels ça les fait « chier » de connaitre les horaires donc ils utilisent pas, c'est du 24h/24, donc ils savent qu'à n'importe quel moment, il y a quelqu'un qui peut répondre au téléphone et donner une réponse opérationnelle. Donc la première idée c'était de dire, de proposer à mon collège, l'implantation d'une équipe opérationnelle au sein des urgences de l'hôpital de Versailles et la partie universitaire qu'était le SHU de façon à pouvoir articuler, puisque le service hospitalo-universitaire de Versailles, les urgences, était une des parties les plus importantes en matière d'accueil des urgences et les généralistes envoyés etc. Il y avait un autre service d'urgence qui était à Rambouillet, mais pour des raisons à la fois géographiques et de proximité des personnes ça nous semblait plus intéressant de nous rapprocher d'eux. Et la réponse que j'ai eue était édifiante : « Ah bon ? C'est ça que tu veux faire ? Oui mais alors, oui mais alors, tu vas voir les patients en premier ? ». Ça, ça m'a fasciné comme réponse parce que la question ne s'est pas posée de savoir est-ce que ça peut être une réponse utile pour les personnes les familles le milieu social et généralistes, mais ça a été : « Qui va être le premier à dépuceler la situation ? », c'est-à-dire, qui va, garde le … Et j'ai compris qu'avec mon excellent collègue avec qui j'avais des relations excellentes, c'était trop tôt, enfin c'était … un décalage. Et du coup, on est allé voir le SAMU des Yvelines, et il y avait une circonstance particulière, le responsable du SAMU était un, il n'était pas hospitalo-universitaire, c'était un praticien je crois qui était réanimateur à l'hôpital de Versailles et en même temps, médecin chef des pompiers. Et donc, quand je lui ai parlé du fait de monter une réponse opérationnelle, mobile, 24h/24, parce qu'on tournait autour de cette idée, alors lui il n'a pas tergiversé, il m'a dit : « Il vous faut combien de temps pour arriver ? ». Ça c'était la première question qu'il m'a posée. Alors j'étais là avec une surveillante du service, j'ai fait, parce que je savais qu'on me poserait ce genre de questions, mais lui, il est allé directement à l'essentiel. Et j'ai répondu : « Dans l'heure. ». Sans savoir si, enfin en me doutant que si c'était comme ça, il me faudrait une opérationnalité particulière. Alors il m'a regardé comme si je lui racontais des histoires. J'ai dit : « Non, non, dans l'heure ». Alors il m'a dit : « Je suis intéressé, on va travailler ensemble. ».

Et donc, petit à petit, on a construit une équipe qui est devenue l'équipe ERIC, « Equipe Rapide d'Intervention de Crise », rapide parce qu'elle intervenait, je crois qu'elle intervient toujours avec la possibilité d'une heure, même si vous prenez plus de temps maintenant, je ne sais pas parce que moi j'y suis plus depuis maintenant, ça fait combien de temps que je n'y suis plus, ça fait dix-sept ans ? Quasiment donc, les progrès se sont fait sans moi. Donc, c'est une équipe mobile d'urgence, de post-urgence, c'est-à-dire un travail de crise dans la situation pour que la situation d'urgence se stabilise et permette de se passer d'une réponse urgente, de se passer de la psychiatrie si la situation évolue très favorablement, ou de favoriser l'entrée ou le retour dans un dispositif psychiatrique, ou dans un dispositif médical dans des conditions négociées et acceptables. Et donc, l'idée c'est, une réponse de crise d'une durée maximum d'un mois. Donc, on n'était pas dans l'adoption plénière, on était dans une adoption d'une durée significative, mais ce n'était pas pour la vie. Donc équipe mobile de crise d'urgence et de post-urgence pluri professionnels, c'était des praticiens, des infirmiers, des psychologiques, il n'y avait pas de travailleurs sociaux je crois à l'origine - on pensait qu'on pouvait faire appel aux travailleurs sociaux du contexte social plus large que ceux du service - orientés vers l'alternative à l'hospitalisation, donc l'idée ce n'était pas de faire des psychothérapies de longues durées, c'était de créer des conditions acceptables pour que l'hospitalisation soit évitée dans des conditions qui étaient tenables pour la personne, pour l'entourage familial et social. C'était une équipe qui était territorialisée, parce qu'au départ c'était tellement inhabituel dans le contexte psychiatrique, comme Frédéric l'a rappelé à l'époque c'était le seul équipement de ce genre sur le territoire français, sauf dans le 13ème, je crois qu'il y a eu une équipe comme ça dans le 13ème qui a disparu après, enfin qui s'est éteinte.

Et, qu'est-ce que je disais ? Oui donc, pluri professionnelle, orientée vers l'alternative à l'hospitalisation et orientée vers l'implication active de l'entourage familial et social et sur le recourt aux généralistes. Donc le système d'appel vers cette équipe était soit les urgences, en fait le 15 qui nous appelait, mais il avait déjà pré-régulé l'appel pour qu'il soit dépendant du territoire qu'on desservait, ou du fait que l'atteinte somatique n'était pas prédominante donc qu'on pouvait se lancer, parce qu'en général quand il y a une atteinte somatique prédominante, même s'il y a une urgence psychiatrique, il faut traiter l'urgence somatique avant et l'intervention psychiatrique arrive dans un deuxième temps. Donc, la double entrée c'était le SAMU, les pompiers, les services d'urgence en général, et les généralistes. Ce n'était pas les familles ou les patients directement, sauf qu'au fil du temps, les familles et les patients connaissaient le numéro, et ils appellent au moins autant que les services d'urgence. Donc c'est une condition pour nous mettre à l'aise, mais je crois qu'en fait elle n'a pas résisté à la pratique des utilisateurs. Alors cette équipe existe maintenant depuis début 1994, ou début 95 ?

Frédéric Mauriac : 94 oui.

Serge Kannas : Oui, elle s'est mise en route, elle a été confrontée à, je vous la fais rapide, elle a été confrontée à une expérience, une épreuve assez particulière, puisque dans les premiers mois de son existence, elle a été confrontée à la catastrophe des Orres. Les Orres, c'est une station en montagne, je crois que c'est dans les Alpes, qui s'est caractérisée, mais les gens de moins de vingt ans n'ont pas, comme dit la chanson d'Aznavour, le souvenir de ça. C'est une catastrophe où il y a eu neuf enfants qui sont morts, le guide qui les accompagnait et puis je crois aussi un accompagnateur. Vous me direz, qu'est-ce que le groupe ERIC avait à voir avec ça ? Il avait à voir avec ça parce que les enfants, l'accompagnateur et les familles impliquées étaient reliés par un collège qui était situé dans les Yvelines, à Montigny-le-Bretonneux, qui est un territoire de desserte de mon service. Et donc, quand le préfet des Yvelines s'est trouvé confronté, non pas à la situation dans la montagne, mais au retour des personnes traumatisées, des familles traumatisées, des professeurs traumatisés etc. Parce qu'en général, vous avez un système réuni par une catastrophe qui représente rapidement plusieurs dizaines de personnes. Et donc il a fallu quasiment fermer le service ERIC et mobiliser toutes ces personnes de l'équipe pour travailler sur ce que l'on commençait à deviner à l'époque, c'est-à-dire les questions liées au psychotraumatisme qu'étaient des questions que connaissaient bien les militaires, mais que les psychiatres en général soit déniaient soit auxquelles ils réfléchissaient par des approches psychodynamiques qu'étaient ni sur le plan de la temporalité, ni sur le plan de la compréhension très opérationnelles. Donc, ça a été une sorte de baptême du feu dont cette équipe s'est pas mal sortie.

Frédéric Mauriac : On a fait plein de bêtises mais on a beaucoup appris. Et on a fait des bêtises mais personne n'aurait fait le travail qu'on faisait donc ce n'était pas si… C'était plutôt pas mal le boulot qu'on a fait, alors même que c'était catastrophique l'implication des professionnels, mais très riche pour apprendre et vérifier qu'on ne fasse pas trop la même chose pour ensuite faire mieux.

Serge Kannas : On s'est améliorés après. Et c'est vrai que vous avez développé des « expertises » entre guillemets sur le plan du psycho traumatisme. Alors, donc ça c'est un exemple. D'autres exemples, il y a eu des travaux de recherche qui ont été faits au sein de cette équipe. Il y a eu un rapport qui a été fait la première année auprès de la CNAM, c'est-à-dire l'assurance maladie, et l'Inserm sur l'étude prospective d'intervention auprès des primo-hospitalisés en psychiatrie à l'hôpital Charcot, c'est-à-dire on a séparé deux cohortes d'instincts de primo-hospitalisés : une cohorte dans notre service qui faisait que dès que quelqu'un arrivait dans notre service pour la première fois, il y avait tout de suite une prise en charge par l'équipe ERIC, alors même que les patients arrivaient depuis une heure ou deux heures à l'hôpital, qui était : « est-ce que c'est possible de réfléchir avec vous, avec votre famille, à la possibilité de ne pas rester à l'hôpital, mais en même temps, on va vous aider dans les heures et les jours qui viennent. On va être présents chez vous, vous pourrez nous appeler 24h/24 etc. » Donc c'était une intervention de crise à domicile, est-ce que c'est possible, est-ce que c'est souhaitable ? Est-ce que le risque est acceptable ? Et donc il y a eu une cohorte de primo-hospitalisés qui a été comparée avec une cohorte de primo-hospitalisés dans le reste de l'hôpital, mais où il n'y avait pas d'équipe ERIC, et on a comparé ce qui se passait les vingt-quatre premières heures, ou les quarante-huit premières heures oui, et ce qui se passait deux ans après. Et donc on a fait, on a vérifié que les cohortes étaient appariables en terme de diagnostiques, de populations, d'exclusions. Et on a regardé ce qu'il se passait en termes de devenir par rapport à la question hospitalière. Et, ce que l'on a vu et ce qui nous a semblé intéressant, mais maintenant c'est des données qu'on retrouve dans la littérature internationale qui sont des données répétées et de routines, c'est que les personnes primo-hospitalisées suivies par l'équipe ERIC dès les premières heures ont été hospitalisées une fois sur deux, donc une fois sur deux, les personnes qui avaient une prescription d'hospitalisation par des généralistes, par des services d'urgence, par les services sociaux, par les pompiers, sont sorties immédiatement et non pas été hospitalisées les premières quarante-huit heures. Alors que dans la cohorte témoin, il n'y a pas eu le feu : sur cent primo-hospitalisés, il y en a eu 100% qui ont été hospitalisés. Et alors comme on est méfiants, on s'est dit : « mais peut-être que c'est le hasard, c'est-à-dire ça marche bien les deux premiers jours puis après ils arrivent par paquets le jour ou la semaine d'après ». On a regardé ce qu'il se passait deux ans après : toujours avec les mêmes cohortes. Alors dans la cohorte témoin, où il n'y avait pas eu d'hospitalisation, enfin d'intervention de l'équipe ERIC, on retrouvait 100% d'hospitalisés, de retour à l'hôpital. Les primo-hospitalisés qui avaient été pris en charge par ERIC et qui n'avaient pas été hospitalisés sont restés en dehors de l'hôpital deux ans après à 90%. C'est-à-dire sur ces 50% qui n'ont pas été hospitalisés immédiatement, seul 10% ont été ré-hospitalisés dans les deux ans qui ont suivi. Autrement dit, l'hypothèse qui a prévalue, c'est que cette approche écosystémique de crise n'était pas uniquement un évitement de l'hospitalisation, mais pouvait être raisonnablement perçue comme l'apprentissage de solutions alternatives relativement durables ».

De l'Adolescence, comme processus face à la non-demande

Matthias WISS, Sylvie TORDJMAN

L'adolescence n'est pas une pathologie. Il s'agit d'un processus développemental, physiologique et psychique, qui pourrait être ainsi caractérisé : un phénomène en mouvement, de nature émotionnelle et biologique, dans lequel l'ouverture au monde se modifie : au cours de l'adolescence, l'individu voit le monde changer, et on voit se modifier la façon dont le monde le considère.

L'adolescence se passe le plus souvent "bien". Toutefois, son existence est susceptible de coïncider avec des manifestations de souffrance émotionnelle. Essayons de nous représenter : "...sur une route entre l'enfance et le monde des adultes, un personnage est arrêté, il y a un peu d'air, des feuilles mortes qui volent... le personnage hésite peut-être, son visage n'exprime pas grand-chose, pas de joie, plutôt de la tristesse..." Cette tristesse n'est souvent pas pathologique, elle peut même être une des expressions de l'adolescence, mais elle peut aussi refléter une souffrance émotionnelle qu'il ne faudra pas ignorer.

Ce point est délicat, car on sait qu'un certain nombre de pathologies psychiatriques débutent à l'adolescence. Celle-ci devrait-elle être considérée comme un authentique "facteur de risque" ? Ce point de vue est délicat à manier, car il renvoie à une certaine "anormalité" de l'adolescence, à laquelle il est difficile de souscrire : comme "tout le monde est adolescent un jour", on ne peut dire que ce soit anormal de l'être... Il est possible de dire que la période de l'adolescence "fertilise bien le terrain" sur lequel peuvent apparaître un certain nombre de souffrances émotionnelles, mais pas qu'elle soit un véritable facteur de risque. Nous pensons que le phénomène de l'adolescence est de *nature processuelle* : plusieurs arguments dans ce sens jalonneront notre propos.

Nous définirons d'abord l'adolescence, puis nous évoquerons succinctement la puberté, la construction identitaire, et nous esquisserons les principales caractéristiques développementales, cognitives, neuroscientifiques, psychodynamiques et systémiques de l'adolescence. Ce faisant, nous aborderons celle-ci à travers ses aspects individuels, familiaux, et groupaux. Nous nous intéresserons ensuite à la non-demande, avant d'aborder certains aspects relatifs à la maladie chronique observés lorsqu'elle apparaît à l'adolescence. Enfin nous réfléchirons à la surprenante ressemblance entre la non-demande et l'apparition d'une maladie chronique chez les adolescents, en nous référant à la notion de « double contrainte », avant de conclure notre propos.

Le terme" adolescent" dérive du participe présent *adolescens*, signifiant en latin « qui croît, qui grandit », et "adolescence" vient du latin *adolescere* qui veut dire « grandir ». On ne présente plus ces adolescents, tant ils sont présents dans la vie quotidienne, les médias... et dans de nombreux ouvrages proposés aux lecteurs, professionnels ou non. Et pourtant, les connaissons-nous vraiment ? Ne devrions-nous pas nous poser des questions sur les représentations, souvent stéréotypées et globalisantes, que nous avons à leur sujet ? "Tout le monde est passé par là", mais chacun en a une expérience propre. L'adolescence est difficile à définir. Le dictionnaire est très sobre sur cette question : « âge qui suit la puberté et précède l'âge adulte » (2020). Certains auteurs la définissent plutôt par ce qu'elle n'est pas : « ce n'est plus l'enfance, ce n'est pas encore la maturité » (Brusset, 1997). Un grand nombre de champs sont concernés par l'adolescence : médecine, psychiatrie, psychologie, mais aussi littérature, histoire, sociologie, anthropologie... chacun de ces champs aurait sa définition. On pourrait parler d'une « crise », d'un « passage de l'enfance à l'âge adulte » (Goldbeter-Merinfeld, 2008) ou d'un « processus de changement qui accompagne l'opération de séparation-individuation de l'adolescent par rapport aux imagos parentales » (Delagrange, 2004), d'un « moment qui précède l'adultité », d'une « figure paradoxale » à la fois lointaine et proche, et d'une « expérience de réaménagement des ressources intellectuelles, affectives et sexuelles de l'adolescent aux réalités du monde extérieur » (Prairat, 2008). Pour des anthropologues, les modalités de l'adolescence seraient variables selon les cultures, pour des sociologues selon les sociétés, etc. Ces définitions, bien que toutes intéressantes, sont incomplètes car elles ne recouvrent pas tous les champs. Il nous a semblé impossible de trouver une définition globale utilisable par tous. L'adolescence est donc pour nous un *phénomène à multiples facettes*. Penchons-nous maintenant sur ce dont il est fait.

"Adolescence " : que veut dire ce mot aujourd'hui ?

Dans ce chapitre, nous n'aurons pas de dogme. En effet, aucun modèle n'est susceptible de rendre compte à lui seul de l'ensemble des phénomènes intervenant dans le processus de l'adolescence. Les regards pourront se croiser. Nous ferons donc référence à la physiologie, aux sciences cognitives, à la psychanalyse, à la systémie, aux neurosciences, etc. ... mais n'entrerons pas dans le détail. Par ailleurs, malgré leur intérêt, les aspects sociaux, culturels et historiques de l'adolescence ne seront pas traités ici. Dans un ouvrage publié en 2014 sous la direction de Sylvie Tordjman et Matthias Wiss, le chapitre « L'adolescence : du développement au processus » (pp 37-59) traite de l'adolescence du point de vue de chacun de ces domaines. Nous encourageons le lecteur à s'y référer s'il souhaite approfondir l'un ou l'autre de ces points de vue.

L'adolescence débute à la puberté : le fonctionnement de l'axe hypothalamo-hypophysaire se modifie. Des modifications biologiques et morphologiques surviennent assez tôt, dès l'âge de 10 ans et demi-11 ans en moyenne (Tanner, 1962). Elles sont d'abord discrètes, mais ce sont déjà des événements importants dans le développement psychique, des repères morphologiques indiquant que le jeune est maintenant entré dans le processus de l'adolescence. Il se produira là un bouleversement de l'image du corps, une véritable « déflagration » bio-psycho-sociale, d'origine hormonale (Corcos *et al,* 2007).

Le statut du corps est ambigu à l'adolescence : il est à la fois ce qu'il y a de plus personnel et intime, et un moyen privilégié d'expression des affects et des émotions du sujet au monde extérieur. Le corps sera donc « au cœur des conduites à l'adolescence, banales comme problématiques » (Mazet, 2004). Ceci concernera le développement de la sexualité physique, mais aussi la sexualisation, la construction d'une "identité sexuelle".

Toutes ces modifications ont été synthétisées par Pierre Desproges (1939-1988) dans la phrase suivante : « l'adolescent ou l'adolescente voit son corps lui échapper, et se métamorphoser en un corps étranger, velu, acnéen, plein de fesses et de seins et de poils partout, alors que s'estompe l'enfance et que déjà la mort... » (1982). Selon lui, le processus de l'adolescence n'est pas sans rapport avec l'enfance, et il a également à voir avec la mort : on peut donc admettre, non pas que l'adolescent soit plus fragile que les autres, mais que l'adolescence soit un terrain favorable à la survenue de désordres émotionnels parfois importants.

Même si le jeune est informé de la survenue prochaine de sa puberté, il n'en reste pas moins que les considérables transformations engendrées s'opèrent "malgré lui". Les modifications corporelles sont ici nombreuses : elles sont en général en rapport avec la puberté. Comme nous l'avons vu, celle-ci est un phénomène d'origine hormonale, qui échappe au contrôle du jeune. Ce dernier devra donc intégrer ces modifications. Mais ce ne sera pas sans conséquences. La perception du monde extérieur change, de même que les repères spatiaux. Et la façon dont l'adolescent est perçu par l'environnement est aussi modifiée. Le corps incarne à cet âge un enjeu narcissique majeur.

Nous pensons que le changement principal de l'adolescence est l'*accession à la capacité de procréer*, qui sera le point primordial du développement. Le processus de l'adolescence peut amener à diverses manifestations, qu'il y ait ou non une pathologie : refus de séparation, conflits violents avec les parents, mais aussi manifestations dépressives comme repli, irritabilité, anhédonie... c'est la fameuse « crise d'adolescence ». Cette expression, qui a eu son heure de gloire au vingtième siècle, a permis de différencier les comportements parfois très originaux de certains adolescents d'une sémiologie psychiatrique avérée. Malgré la ressemblance entre ces épisodes et « les symptômes névrotiques et psychotiques », l'adolescence n'est « pas une catastrophe mais une crise normative, c'est-à-dire, une phase normale de conflit exacerbé ». Ce type de crise, « qui peut se résoudre toute seule », aurait cependant une fonction essentielle dans la mesure où elle « contribue, réellement, au processus de formation de l'identité » (Erikson, 1968).

Ce que nous devons retenir, c'est qu'il n'existe pas d'identité adolescente spécifique, mais que le processus de l'adolescence a beaucoup d'importance dans la constitution de l'identité.

Un certain nombre de nouvelles compétences cognitives émergent à l'adolescence, qu'elles soient des changements qualitatifs structurels, des changements quantitatifs plus globaux ou encore des caractéristiques plus spécifiques. Pour des descriptions plus détaillées, nous renverrons le lecteur à des ouvrages spécialisés dans ce domaine, comme celui dirigé par Jacquet, Zabalia & Lehalle (2006). Retenons juste les quatre caractéristiques, dépendantes les unes des autres, présentées dans le travail fondateur de Inhelder et Piaget (1955) pour décrire ces changements :

- la *capacité de raisonner, et* de gérer plus pragmatiquement les facteurs susceptibles d'influencer un phénomène ;
- la *tendance à considérer l'actuel comme une réalisation parmi d'autres éventualités possibles*, ce qui correspond au renversement des rapports entre réel et possible, dans un grand nombre de domaines fonctionnels différents (scientifique, social, personnel...), permettant un *progrès de l'organisation de l'imaginaire* ;
- la *capacité de relier des opérations* : pour l'essentiel, situer une opération particulière dans l'ensemble des opérations possibles, et aussi coordonner plusieurs types de mesure (par exemple l'adolescent sait depuis longtemps compter de façon unidimensionnelle, mais

c'est à cet âge auquel se développe un autre niveau cognitif qu'il devient par exemple capable de convertir une monnaie dans une autre) ;

- le *penser abstraitement*, à comprendre au sens littéral et qui signifie qu'à l'adolescence, la façon de penser se différencie de plus en plus de celle très concrète de l'enfant plus jeune.

En pratique, on observera chez l'adolescent une tendance à procéder à des généralisations, au moyen d'abord d'un traitement sémantique de l'information (c'est-à-dire par traitement implicite et local, ne tenant pas compte d'éventuelles analogies avec d'autres situations), puis d'un traitement analogique (l'information-cible est traitée en référence à une situation-source : « Ah oui, c'est comme... »), qui permet de parvenir enfin à un traitement symbolique de l'information.

La grande pluralité des mécanismes cognitifs en jeu fait de la phase de l'adolescence une période complexe, dans laquelle il nous semble que la notion de *paradoxalité* occupe une grande place. Illustrée pour Philippe Jeammet par la phrase « ce dont j'ai besoin est ce qui me menace le plus » (2005), la paradoxalité n'est pas spécifique de l'adolescence… mais elle semble être tout de même très fréquente dans le processus de cet âge de développement. Pour nous, ceci pourrait participer à l'explication du caractère "shadokien" (« pourquoi faire simple quand on peut faire compliqué » (Rouxel, 2018), et de la pensée adolescente, au point que ce type de logique paraissant absurde soit très présente à cette période de la vie. Ce thème est dense. Nous ne pourrons le traiter ici de manière exhaustive. Nous renverrons volontiers le lecteur à la dernière édition de l'ouvrage « Adolescence et psychopathologie » de Marcelli, Braconnier & Tandonnet (2018) pour plus de détails. Retenons que l'adolescence « suscite une reprise maturative de tout ce qui a marqué la prime enfance, et notamment les premières ébauches de l'estime de soi, de la gestion des émotions et des modalités privilégiées d'attachement » (Tisseron, 2008). D'un point de vue psychodynamique, il est possible de voir là l'origine de la plupart des manifestations observables à cet âge de la vie. Les phénomènes concernés sont inconscients, donc invisibles. Ce sont une *poussée pulsionnelle*, le *remaniement des instances psychiques* (le Ça, le Moi, les "mécanismes de défense" intervenant dans le psychisme, puis le Surmoi, et enfin l'Idéal du moi), les *liens entre certaines de ces instances*, ainsi qu'un *conflit narcissico-objectal*.

Ce qui se verra, c'est une préoccupation de soi majeure. Filles ou garçons, les adolescents ont une tendance marquée à se regarder dans le miroir et à prendre grand soin de leur corps et de leur apparence, ce qui n'est pas forcément pathologique : par exemple, « un adolescent se regardant de manière un peu trop insistante dans la glace ne présente pas pour autant un doute sur son identité en rapport avec une menace de schizophrénie ! » (Marcelli, 2005). Mais ils ont aussi une extrême sensibilité au regard de l'autre, qui peut être vécu sur un mode persécuteur ravivant une blessure narcissique (Maïdi, 2014). À l'adolescence, l'équilibre psychique est fragilisé entre mouvements narcissiques vitalisants et destructeurs.

À partir du modèle de « séparation-individuation » conçu par Margaret Mahler (1971) pour décrire le mouvement vers l'autonomie dans la maturation du petit enfant, Peter Blos (1967, 1979) et James F. Masterson (1972) ont développé l'idée d'un « deuxième temps du processus de séparation-individuation », fil fonctionnel conducteur tout au long de l'adolescence, et qui serait surtout la « réédition des aléas du premier » : la « séparation » rend compte de l'évolution vers la différenciation, la distanciation, la formation des limites et du détachement d'avec la mère avec acquisition de la « permanence de l'objet libidinal », tandis que l' « individuation » correspond à l'élaboration par le sujet d'une représentation stable de son identité individuelle par l'exploration des relations avec son propre corps. Ces deux lignes du développement, communes au petit enfant et à l'adolescent, dépendent étroitement de l'environnement et doivent être menées simultanément (Wiss & Dardenne, 2003), afin qu'il soit procédé à une distanciation de bonne qualité. Cela correspond à ce qui est habituellement appelé "autonomisation".

Les neurosciences mettent en évidence qu'il y a, au moment de l'adolescence, une réorganisation cérébrale majeure, qualifiée de "*maturation*", dont le but semble être de réduire la complexité corticale (White *et al*, 2010). Retenons qu'il existe un substrat neuroscientifique à l'adolescence. Il se situe électivement dans les zones du cerveau impliquées dans les tâches décisionnelles de haut niveau, qui sont aussi des aires associatives. Nous ne détaillerons pas ces aspects ici, et renverrons le lecteur à l'article de Jacques Dayan et Bérangère Guillery-Girard (2011) à ce sujet.

Faisons un détour métaphorique… Un certain nombre d'images ont été utilisées pour décrire l'adolescence, comme celle de la « seconde naissance » dans laquelle le jeune est comme le homard qui perd sa carapace et reste quelques temps sans défense, le temps d'en fabriquer une nouvelle (Dolto *et al*, 1989), celle dans laquelle l'adolescence est comme la « chrysalide », la nymphe se situant entre la chenille et le papillon dans le développement des lépidoptères (Benghozi, 1999), celle du « caméléon », animal qui a la capacité à changer de couleur en fonction de la teinte de l'environnement dans lequel il se trouve (Goguel d'Allondans, 2008), ou celle où l'adolescent est semblable à un oignon dont chacune des couches est un morceau de l'être *(Pennac, 2007)*. Chacune d'entre elles témoigne de la fragilité de la construction identitaire, et de l'importance de l'environnement avec lequel le jeune est en rapport. Nous ne les inventorierons pas de manière exhaustive. Retenons l'une des plus parlantes, celle que donne Winnicott (1969) : le processus de l'adolescence est :

> comme une zone maritime [...] qui fluctue entre les deux tropiques, passage obligé pour tous les navires voulant aller d'un hémisphère terrestre à l'autre. Cette zone est caractérisée par une météorologie particulière : l'air y est très instable et les changements de temps sont fréquents et contrastés. Le calme plat et les grains de vent violent accompagnés de précipitations importantes s'y succèdent […] l'adolescence, c'est le "pot au noir", passage obligé où l'évolution physiologique irrémédiable se conjugue avec des fluctuations psychoaffectives chaotiques et imprévisibles (*Ibid.*, p.257).

C'est bien la dynamique du processus qui est frappée d'instabilité.

Au cours de l'adolescence, la nature de la relation enfants-parents se transforme : d'asymétrique, elle tend à devenir symétrique sur le plan du pouvoir interpersonnel et de l'autorité (Eccles *et al.*, 1993). Tous ces changements ont évidemment des répercussions sur les autres membres de la famille qui eux-mêmes, en retour, les freinent ou les favorisent par leurs attitudes. Retenons que l'adolescence bouscule non seulement l'adolescent, mais l'ensemble de sa famille.

Il semblerait en effet que ce soit la famille entière qui soit aux prises avec l'adolescence, « chaque membre de la famille étant susceptible d'être atteint par cette vague » (Eiguer, 2001). En se penchant sur l'adolescence, il est donc légitime de s'intéresser au contexte familial. Comme le souligne Norman J. Ackerman (1980) :

> de tous les événements naturels qui surviennent au cours du cycle de vie des familles, l'émergence de l'adolescence est celui qui permet de tester le mieux la flexibilité de l'organisation familiale (Ackerman, 1980, p.150).

Certains auteurs ont même proposé le terme de « famille adolescente » (Bouley *et al*, 2006) pour qualifier les familles bouleversées par des phénomènes liés à l'adolescence de leurs enfants.

Selon le modèle utilisé, on parlera de « groupe familial » ou de « système » familial », ce qui revient à peu près au même. Nous pensons que l'adolescence ne concerne pas un individu seul, mais au minimum trois : le jeune, sa mère et son père. Il faut y rajouter les membres de la fratrie, ainsi que ce que nous pouvons appeler les "parents de substitution" (familles d'accueils, belles-mères ou beaux-pères, "parents de cœur", etc), voire l'ensemble de la société. En tout cas, l'adolescence modifie la place de chacun dans le monde, à commencer par celle de la famille. En soi, ce n'est pas pathologique. Ce qui est susceptible de poser problème, c'est que cela manque parfois de fluidité : une famille peut être engluée dans des problématiques variées, qui compliquent beaucoup de choses, notamment le processus de l'adolescence (Elkaïm & Glorion, 2006). L'adolescence implique des mouvements psychiques d'accession à la maturation, et ceux-ci sont parfois entravés par une dynamique familiale inadéquate (Baron-Preter, 2008 ; Onnis *et al,* 2008).

> La tension entre le passé et l'avenir, la nostalgie et le projet, se joue et se négocie de façon extrêmement différente selon l'attitude, le vécu, les normes des trois acteurs impliqués dans ce passage et pris dans un système interagissant : la société, la famille et l'adolescent lui-même (Cahn, 1991).

Si l'adolescence est bien un véritable processus, il doit pouvoir se produire des changements au niveau de chacun de ces acteurs. Penchons-nous sur ces changements.

Pierre Delion invite à penser l'adolescence comme « une pièce déjà jouée antérieurement au sein de la famille » (2008). Que faut-il entendre par là ? Des psychanalystes ont depuis longtemps évoqué l'importance de « l'enfant imaginaire et fantasmatique » (Lebovici & Soulé, 1972) : avant la naissance, voire même avant la conception, les parents ont fantasmé, construit une image d'enfant qu'ils vont devoir comparer avec l'enfant réel, au moment de sa naissance et ensuite. Le développement du bébé se déroulera en fonction de ce qu'il est, mais aussi de ce qu'on espère de lui. Nous pensons qu'à l'adolescence, un phénomène similaire se produit : il y a des décalages entre ce que les parents rêvent pour leur enfant, et ce que celui-ci veut pour lui-même ou est capable de faire. Et puis, comme le souligne David Lebreton (2007) :

> l'individu moderne n'est plus un héritier, au sens d'une transmission de l'habitus à travers une socialisation familiale. Il n'est plus assigné à une origine ou à une filiation, il établit de son propre chef les références sociales et culturelles, et les liens, qui satisfont au sentiment de soi, et délaisse les autres où il se reconnaît moins (*Ibid.*,).

Cette apparente liberté n'est plus seulement un choix, mais est devenue une obligation puisque l'adolescent est aujourd'hui sommé par la société d'être « le premier artisan de son existence », au moyen d'un « bricolage identitaire n'appartenant qu'à lui » et non plus d'un « habitus de classe le rendant culturellement dépendant du passé ».

Pour que ce jeune se reconnaisse à une place légitime en famille, il faut qu'il puisse se la représenter comme suffisamment porteuse de loi symbolique, afin de permettre une différenciation suffisante, susceptible d'instaurer pour chacun une place conforme à la différence des sexes et des générations (Joubert & Durastante, 2008). Ce ne sera pas toujours évident, car que l'on soit ou non dans la pathologie, le groupe familial est parfois défaillant, et le système familial ne parvient pas toujours à assumer cette fonction. De nos jours, peu sûrs de leur position parentale et mal à l'aise avec le maniement de l'autorité, un certain nombre de parents semblent prêts à toutes les concessions, pour de bonnes raisons (comme celle de considérer que l'adolescent est capable d'avoir des opinions respectables) comme de mauvaises raisons (avoir la paix), ce qui produit une sorte d'« évitement généralisé des conflits » (Marcelli, 2008). Le fonctionnement familial est aujourd'hui plus centré sur la recherche du consensus que sur l'autorité, et sur l'hédonisme que sur le devoir.

Aujourd'hui, les foudres de la morale ne sont plus brandies au jeune, notamment devant les expressions naissantes de la sexualité. En pratique, les rapports familiaux se chargent d'une dimension de gêne : la proximité physique devient difficile à supporter. L'adolescent revendique la liberté, mais a besoin de la présence et de l'affection de ses parents : « plus j'ai besoin de l'autre, moins je peux recevoir de lui ; moins je reçois de lui, plus je souffre et je m'enferme » (Jeammet, 2008). Il y a là de l'incompréhensible, du *paradoxe*. Quelque chose de pathogène circule dans le système familial… Le rangement de la chambre, son investissement et son utilisation par le jeune, peuvent en être l'illustration. Ainsi, la chambre étant un espace clos où il peut être seul, mais aussi un espace appartenant à la maison qui est un lieu partagé, son rangement reflète le besoin de l'adolescent d'être à la fois indépendant et contenu, étayé et soutenu. Ces nécessités, bien que complémentaires, peuvent entrer en contradiction et devenir difficiles à comprendre pour les parents. Envahis par le caractère paradoxal de ce qui se passe, ceux-ci ont fréquemment le sentiment qu'ils n'ont plus d'autorité. Les différences de générations existent toujours, mais c'est comme si le pouvoir des parents n'avait plus d'efficacité. Une intervention thérapeutique sera parfois nécessaire pour "faire tiers" et restaurer leur fonctionnalité. Pour ce faire, il faudra sortir du brouillard, éclaircir les règles du système, rétablir l'autorité naturelle de la génération des parents afin que le contexte familial redevienne opérant.

En décrivant comment procède l'équipe mobile de psychiatrie E.R.I.C. quand elle doit intervenir sur une situation concernant un adolescent, Frédéric Mauriac et Natalie Depraz (2008) proposent le terme de « hiérarchies fonctionnelles »[1], servant à organiser le fonctionnement du système familial, et expliquent que c'est elles qu'ils travaillent à restaurer en priorité, dans le but de montrer aux parents que, loin d'être impuissants, ils sont les seuls dans la famille – et ce de façon tout à fait naturelle – à pouvoir poser des limites. Le rôle de ces hiérarchies est majeur dans un système familial. Selon Cloé Madanès (1981), on observe bien souvent dans les familles d'adolescents en crise, deux hiérarchies simultanées qui sont contradictoires : d'abord, le jeune est incompétent, déficient, dépendant sur le plan matériel de ses parents qui, en position haute, prennent soin de lui. En même temps, les parents sont dominés par sa faiblesse, par ses menaces ou par ses comportements dangereux. Si le temps passe, ces hiérarchies se stabilisent et les systèmes d'interactions se chronicisent. Le comportement déviant persiste comme indispensable à l'équilibre du système, indépendamment de ce qui l'a fait apparaître. On peut alors passer à une hiérarchie inversée où le jeune se trouve en position haute la plus grande partie du temps (violence, délinquance, toxicomanie… et parfois psychose). Les parents essayent de restaurer leur position

1 C'est Louis Dumont (1911-1998) qui a donné une dimension théorique à la notion de « relation hiérarchique ». Pour cela, il s'est appuyé sur ses études sur les systèmes de caste en Inde et son regard occidental marqué par un égalitarisme poussé. La formulation « hiérarchie fonctionnelle » s'applique à un système structuré, dans lequel il existe des relations, comprenant des règles, et ayant un caractère fonctionnel comme dans le cas d'un système familial.

hiérarchique antérieure en faisant appel à des agents du contrôle social (comme la police ou les hôpitaux psychiatriques), et cela ne fait qu'aggraver le problème. Lorsque le jeune est "institutionnalisé", par exemple hospitalisé en psychiatrie, il est encore plus démuni. Il acquiert alors encore plus de pouvoir sur ses parents, et le système ne change donc pas de fonctionnement en profondeur. Dans les troubles de l'adolescence, on constate souvent que tout se passe comme si, dans la logique du système familial, l'adolescent ne pouvait se permettre de quitter sa famille. Les symptômes sont alors des éléments de communication qui perturbent l'identité du jeune et retardent ou bloquent l'évolution de la famille vers un stade ultérieur de son cycle de vie.

Jay Haley (1980) relève que les règles trans-générationnelles des différents systèmes familiaux d'origine sont réactualisées du fait des mouvements d'autonomisation des enfants. Les difficultés des adolescents entrent en résonance avec l'entrée dans la dernière phase de vie des grands-parents. Les parents se retrouvent donc face à une double séparation : celle d'avec leurs enfants (« nid vide ») et le deuil (proche ou présent) de leurs propres parents. Certains auteurs soulignent que l'adolescence ayant lieu durant le milieu de la vie de la famille, période où les parents sont âgés en moyenne de 40 à 65 ans, ces derniers sont alors confrontés au vieillissement, au passage du temps, et reconsidèrent souvent leur vie et leur futur (Berman & Napier, 2000). Ils se réévaluent en tant que parents et font aussi le point sur leur mariage, leur vie commune. Des vécus insatisfaisants, mais jusque-là tolérés au niveau du couple, deviennent insupportables. L'ambiance risque de ne pas être très sereine dans la famille...

Enfin, dans ce contexte familial, réservons une place particulière aux fratries dans lesquelles il y a un adolescent, qui sont aussi concernées par des changements importants. Dans celles-ci, « on constate avant tout une *amplification des conflits* (ce qui est, contre toute attente, l'occasion d'un *rapprochement affectif* : c'est quand l'autre est absent que l'on se prend à l'admirer, que l'on commence à se sentir semblable à lui) ». Un sentiment également très répandu est l'*agacement*, provenant principalement d'un quotidien et d'une coprésence difficiles à gérer. Les caractéristiques paradigmatiques des liens fraternels sont *contradiction*, *ambivalence*, *réciprocité et complexité,* toutes susceptibles d'être bouleversées par l'adolescence. Mais la répartition des pouvoirs reste inégalitaire : le plus souvent, c'est l'aîné est « détenteur du pouvoir fraternel » (Widmer, 1999).

La groupalité sert à plusieurs choses pour l'adolescent dans son développement : elle a une fonction identificatoire, ainsi qu'un rôle de protection/exaltation et une fonction de maturation sociale. Elle est aussi à l'œuvre pour l'inscription de l'adolescent dans un système collectif, régi par des règles qui lui sont propres. Ce sujet a été développé de manière plus détaillée par certains auteurs (Tordjman & Wiss, 2014, pp 48-49). Nous ne le traiterons pas ici, et renverrons le lecteur au texte cité en référence. Retenons que c'est la dimension de *loyauté* qui est ici concernée, car tout adolescent a besoin, pour se décentrer des images parentales, de s'appuyer transitoirement sur d'autres loyautés, d'autres objets potentiellement protecteurs, avant d'accéder à des valeurs plus larges en prise avec les enjeux sociétaux nouveaux de leur maturité psycho-affective. Les liens ainsi tissés avec son entourage permettent à l'adolescent de se construire, de s'affirmer, et d'apprendre à vivre de manière autonome (Ducommun-Nagy, 2006).

On l'aura compris, plusieurs conceptions de l'adolescence sont possibles. Mais comment se termine-t-elle ? Parler de l'adolescence comme d'une phase obligerait à admettre qu'elle ait un début et une fin : or on sait quand elle débute, mais son terme reste très imprécis. L'adolescence a-t-elle même une fin ? La réponse n'est pas univoque. Penchons-nous sur ce point.

Plus une société est élaborée, plus le processus de l'adolescence est long et complexe. Dans certaines cultures, les limites de la période de l'adolescence sont déterminées par des rituels de passage et d'initiation, qui diffèrent selon les sociétés mais ont l'avantage d'être nets. Dans la nôtre, des diplômes scolaires comme autrefois le certificat d'études, ou de nos jours le brevet des collèges, le baccalauréat, ou encore le passage du permis de conduire, ont tenu ce rôle. Mais la valeur symbolique de ces étapes semble avoir beaucoup diminué ces dernières années. La fin de l'obligation scolaire à 16 ans ou la majorité civile à 18 ans, « fin de l'irresponsabilité sociale », ont été proposées comme « bornes d'aval » de la période de l'adolescence (Fize, 1993). De même pour l'arrivée du premier enfant (Galland, 2017). Mais il n'y a pas réellement de consensus.

Évoquons les positions que prennent certains courants psychologiques sur ce point :

- Si on raisonne à partir du concept de "cycles de vie" développé par Salvador Minuchin (1974) et Jay Haley (1978) alors qu'ils concevaient l'un le modèle structural, l'autre le modèle stratégique, *quitter la maison* serait un rite de passage à la vie d'adulte, donc marquerait la fin de l'adolescence. Malheureusement, ce n'est pas si simple. Et il n'est pas certain que les comportements éprouvants que traversent aujourd'hui les adolescents – fugues, errances, rodéos urbains, conduites à risque, sports extrêmes, rites d'appartenance à un gang, toxicomanie, tatouages, etc. – les conduisent réellement vers le monde adulte comme le faisaient les « rituels » cités plus haut (Jeffrey, 2008).
- Pour les sciences cognitives, selon Henri Wallon (1941), la fin de la période de l'adolescence est marquée par des conflits et des antagonismes dont la virulence et l'expression apparaissent décroissantes. Elle correspond à « l'achèvement de l'intégration de toutes les composantes de la personnalité : cognitives, affectives, sociales ».
- Pour les tenants de la psychanalyse dite "génétique", c'est une "organisation stable de l'identité sexuelle" (c'est-à-dire lorsque l'individu est parvenu à s'identifier durablement dans ses objectifs, ses ambitions, sa sexualité et ses rapports avec l'autre sexe, aux plans collectif et individuel) qui est considérée comme le signe de la fin de l'adolescence.

Cela est en réalité assez complexe et aucun courant psychologique ne permet de prévoir comment ni à quel âge l'adolescence va se terminer. Ce n'est d'ailleurs sans doute pas une question d'âge…

Il est même apparu une condition inédite, désignant des jeunes qui, aujourd'hui plus qu'autrefois, sont soumis à la contrainte paradoxale d'avoir à conquérir une autonomie et une individuation toujours plus poussées, tout en restant, par la force des choses, plus longtemps et plus lourdement dépendant de ses parents : la « post-adolescence » (Shadili, 2014). On peut rapprocher celle-ci de l'« adulescence », néologisme formé par la contraction des mots "adulte" et "adolescent" et qui a été inventé il y a quelques décennies dans les milieux publicitaires et marketing pour qualifier un public réputé : hyperconsommateur (mode, produits culturels, sorties...) vus comme de perpétuels adolescents semblant renoncer à devenir adultes. Rémy Oudghiri (2017) décrit joliment ces "adulescents" comme des « voyageurs insolites qui éprouvent un plaisir particulier à rester sur le quai le jour où le bateau qui devait les conduire sur d'autres rives quitte le port » : « Qu'importe l'avenir annoncé, ils n'embarquent pas. Leur plus grand plaisir est celui-là : différer l'heure du départ le plus possible. ». Le héros du film *Tanguy*, d'Étienne Chatilliez (2001), fils modèle de 28 ans vivant toujours chez ses parents cinquantenaires, en est une illustration exemplaire. Il importe toutefois d'être prudent en ce qui concerne le déterminisme de ces observations. D'abord, cet « allongement de la jeunesse » est loin de revêtir transversalement les mêmes traits d'une société à l'autre (Van De Velde, 2008). Ensuite, la réalité, c'est que sous l'effet des récentes crises économiques, l'accès à l'emploi stable et au logement se font plus tardivement, repoussant la progression professionnelle et l'installation dans la vie. Les étapes qui caractérisent le début de la vie d'adulte - le départ du domicile parental, l'obtention d'un premier CDI, le premier enfant - sont de nos jours souvent retardées et/ou ne s'enchaînent pas de manière aussi rapide que par le passé. L'entrée dans la vie adulte n'est plus un changement brutal d'état. Il est au contraire étalé sur plusieurs années, entre 21 ans en moyenne pour le départ de chez les parents à 28,6 ans pour la naissance du premier enfant, tandis que l'accès au logement autonome se fait à 22,5 ans et la vie professionnelle stable à 23 ans (Deschavanne & Tavoillot, 2007). De plus, la précarité liée à l'entrée dans la vie active est aussi une réalité, frappant de manière inégale les diplômés et les non-diplômés. Ce qui peut expliquer que, concrètement, la jeunesse des "post-adolescents" peu ou non diplômés, peinant à quitter le domicile familial et à s'insérer sur le marché du travail, soit en partie subie et contrainte.

La période de l'adolescence semble avoir "de moins en moins de fin". Mais est-ce le fait qu'il n'y ait plus vraiment de repère universel, de "rite de passage" pour marquer la fin de cette période, qui en est à l'origine ? Nous l'avons vu plus haut, il existe pourtant toujours des "rites de passage" de l'adolescence vers l'âge adulte, bien qu'ils soient aujourd'hui différents de ceux décrits autrefois par Arnold Van Gennep (1909). Seraient-ils moins efficaces ? La perspective d'un chemin accédant à la maturité de l'âge adulte se serait-elle estompée ? Le débat est toujours ouvert.

Quoi qu'il en soit, il existe un manque de netteté, un certain flou, à la notion de "fin de l'adolescence". À notre avis, il serait préférable de se dire que la temporalité de l'adolescence n'est pas linéaire mais aléatoire. Sa nature processuelle nous paraît compatible avec ce point de vue.

Nous proposons de voir l'achèvement de l'adolescence comme « le fait d'accéder au sentiment de posséder des attributs subjectifs que la rencontre avec l'autre ne mettra plus en péril », ce qui survient tout de même dans la majorité des cas, et permet au jeune de « considérer ses parents non plus comme le centre de son univers, mais comme des personnes affectivement proches ayant fait leur possible pour l'accompagner vers l'âge d'homme sans avoir été toujours parfaits » (Ladame, 2003). On peut voir la fin de l'adolescence comme une sorte de solution de continuité, entre le processus de l'adolescence et ce qui viendra après.

La Non-Demande

Les adolescents, en particulier quand ils sont en souffrance, peuvent être dans une "non-demande", c'est-à-dire sans demande explicite - et donc difficiles à rencontrer pour les professionnels du soin dans les dispositifs thérapeutiques classiques. Plusieurs raisons permettent de rendre compte de cette « non-demande » : soit, parce qu'ils ne peuvent élaborer une demande (ils sont en-deçà de ce stade, du fait d'une trop grande détresse ou d'une difficulté à pouvoir mentaliser), soit, parce qu'ils ne parviennent à l'exprimer ou ne savent pas où la déposer, soit encore parce qu'ils n'arrivent pas à s'inscrire dans une continuité du suivi thérapeutique, soit enfin parce qu'à l'adolescence il peut être difficile de demander de l'aide et de se mettre ainsi dans une situation de potentielle dépendance à l'autre (à une période où se jouent précisément l'autonomie et la séparation-individuation du sujet) (Tordjman, 2009). Quels sont les phénomènes à l'œuvre dans cette non-demande ?

La "non-demande" n'est pas un concept universel. Si on la considère comme le contraire de la "demande", il importe de préciser le sens que nous donnons à ce dernier terme, très vulgarisé, polysémique et utilisé dans plusieurs champs. Bien entendu, nous nous écarterons volontairement du vocabulaire commercial ("l'offre et la demande", etc.) pour nous situer dans le champ du psychisme et de l'émotionnel. En termes psychanalytiques, Jacques Lacan a situé la demande entre *besoin* et *désir* dans son « triptyque de la quête de satisfaction » (1956-1957). Pour lui, l'enfant est dans le *besoin*, il a faim et en souffre. Puis sa mère satisfait ce besoin, nourrit l'enfant, le comble : l'enfant n'a plus faim, il peut y avoir naissance du *désir*. Mais la mère lui apporte également un « en plus de plaisir », par exemple en le caressant, en le rassurant de diverses manières, ce qui amène l'enfant à découvrir la *demande*, qui est une « demande d'en plus », et dont les modalités sont essentiellement inconscientes. Ce concept est essentiel pour la cure psychanalytique, au point que celle-ci est considérée comme impossible sans demande. C'est pour cette raison qu'il existe dans notre société, très imprégnée par l'héritage de la psychanalyse, un *a priori* selon lequel on ne peut se faire aider sans le demander.

Les adolescents dans la non-demande, sans demande explicite, filles ou garçons, sont ceux qui ont l'impression qu'aucune réponse valable ne peut leur être apportée par le monde des adultes. Cet état psychologique particulier traduit chez eux un arrêt des processus mentaux qui permettraient l'émergence d'une relation d'échange, d'une relation réciproque. Le jeune non-demandeur présente un symptôme, dont il souffre, qu'il montre, mais qu'il n'allègue pas pour demander de l'aide : il existe un « clivage entre souffrance et allégation » (Neuburger, 2003). D'un point de vue psychodynamique, chez ces adolescents, la pulsion de mort a un rôle important dans la non-demande, et entraîne « l'éviction du tiers et l'immobilisation de la pensée » (Bécar, 2007). Ces jeunes n'auraient pas d'eux-mêmes l'idée qu'ils peuvent être aimés, et ils n'auraient souvent pas non plus l'idée qu'il existe des gens qui peuvent les aimer généreusement, sans rien demander en retour. On ne peut donc pas leur demander d'investir une relation de confiance avec quelqu'un. Selon Roland Coenen (2004), la non-demande peut ainsi être vue comme un « syndrome de fermeture à la relation d'aide », comprenant :

- Une vision négative de soi, avec sentiment d'infériorité, d'échec, et impression de n'avoir aucune compétence pour susciter l'intérêt véritable et l'affection des adultes ;
- Une vision négative des adultes et des relations qui impliquent la potentialité du lien avec ceux-ci, comme la relation parent-enfant, la relation thérapeutique, la relation éducative...

L'adolescent non-demandeur se vit alors comme un individu de peu de valeur, dont la crainte principale est de ne rien pouvoir donner en échange de l'aide, et donc ne pas être digne de susciter un intérêt véritable. Le jeune pense qu'il n'est pas digne d'être aidé, et refuse de faire un pas vers les aidants. Quand ceux-ci évitent d'aller vers lui car ils ne sont pas certains de pouvoir le faire, la situation est susceptible de ne déboucher que sur un véritable statu quo.

La non-demande n'est pas réservée à l'adolescent. Toutefois, elle semble pourtant beaucoup plus fréquente à l'adolescence que dans l'enfance ou à l'âge adulte. Nous faisons l'hypothèse qu'elle se base sur des phénomènes interindividuels proches de ceux qui existent à cette période de la vie entre le jeune et les différentes personnes de son environnement. Il peut même arriver que les déterminants de la non-demande soient plus familiaux, c'est-à-dire basés sur des résistances psychiques d'origines diverses, ancrées dans l'histoire de la famille ou de certains de ses membres. Il existe sans doute plusieurs sortes de non-demande, comme l'ont suggéré certains auteurs [Brengard, 2010]. Et dans une famille, c'est souvent l'adolescent qui se présente comme non-demandeur, car c'est son profil développemental particulier qui lui fait endosser, plus facilement que les autres, le rôle de celui qui semble aller mal mais refuse de l'admettre.

La non-demande a probablement un sens, et ne survient pas par hasard. Mais comment faire pour aider quelqu'un qui semble ne pas le vouloir ?

On sait depuis longtemps que « l'établissement d'un mouvement transférentiel confronte l'adolescent à un vécu d'emprise ou de séduction, susceptibles l'un comme l'autre de favoriser la rupture » (Sanchez-Cardenas & Giraudet, 1994). Pour cette raison, l'aide risque d'avoir l'effet inverse de celui escompté, c'est-à-dire d'entraîner l'évitement de cette aide, donc son inefficacité. Il faut donc chercher à faire autrement. L'équipe mobile pour préadolescents et adolescents, créée à Rennes en 2005, est un dispositif innovant qui tente de dépasser la non-demande en allant vers le jeune et sa famille, de manière à "inverser la demande". Ce que nous enseigne l'expérience de cette équipe, c'est que la non-demande n'est pas insurmontable. Le fonctionnement de cette équipe mobile a été détaillé dans l'ouvrage de Sylvie Tordjman et Matthias Wiss (2014). Il repose sur la mobilité/flexibilité du cadre, avec les changements d’environnements physique (changement de lieux) et relationnels (changements de binômes et de configuration familiale des rendez-vous).

En fait, même dans les situations de "non-demande", il existe une demande. Mais il faut qu'elle soit portée par quelqu'un d'autre que le jeune… Initialement, ce sont des médiateurs de première ligne (professionnels des établissements scolaires, médecins généralistes, pédiatres, etc.) qui repèrent les jeunes en possible souffrance. Ce sont eux qui, inquiets pour le jeune, alertent l'équipe mobile. Celle-ci est une équipe de psychiatrie, pluridisciplinaire, qui réalise une évaluation à plusieurs regards, en 10 rencontres maximum. Elle a des missions d'évaluation et d'accès aux soins, les relais thérapeutiques au long cours étant, lorsqu'ils sont nécessaires, mis en place sur le secteur. Un des postulats qui est le sien, c'est que les processus de pensée du jeune sont ralentis, voire gelés, car il existe une non-demande. L'objectif est alors d'initialiser une remobilisation psychique à partir du mouvement physique de l'équipe mobile, en allant à la rencontre du jeune et de sa famille.

La façon de travailler de cette équipe s'inscrit dans un "aller vers". Avec l'accord de la famille, un binôme de professionnels se déplace, en moins de 48 heures si nécessaire, afin d'aller jusqu'au jeune là où lui et sa famille acceptent d'être rencontrés. Ce n'est plus l'adolescent qui doit demander à parler à quelqu'un, mais l'équipe qui demande au jeune de bien vouloir la recevoir. La donne est changée : l'équipe mobile devient une sorte de « *zeitgeber social* », dont l'intervention va modifier l'« émotion exprimée », l'« ambiance émotionnelle » dans le contexte de la rencontre (Wiss & Tordjman, 2016). Cela permet de sortir le jeune de son isolement, de réinitialiser les liens avec les proches, et de remobiliser des processus psychiques figés.

Plusieurs recherches ont mis en évidence l'efficacité de cette façon de procéder. Le *changement de binômes* produit les effets suivants : il mobilise les représentations, il évite la fixation et le transfert sur un seul thérapeute, et il facilite ainsi l'investissement de relais thérapeutiques, tandis que *le changement de lieux* est significativement associé à l'engagement dans le soin et au maintien du suivi. L'absence du changement de lieu est associée à la rupture de la prise en charge de l'équipe mobile, et ce indépendamment du type même de lieu (domicile, bureau mobile, Centre Médico-Psychologique, etc.) (Tordjman & Keromnes, 2019). Au bout de quelques rencontres, le jeune sent que rencontrer des professionnels, ce n'est pas si dangereux qu'il le croyait. Le travail de l'équipe mobile permet donc très souvent de dépasser la non-demande qui se mobilise chez le jeune beaucoup plus rapidement qu'on ne pourrait le penser. C'est vrai aussi pour les familles, même si la non-demande des parents apparaît plus difficile à mobiliser.

Il y a de plus en plus de maladies, dont on mourait autrefois rapidement, et auxquelles on survit aujourd'hui, sans toutefois en guérir, grâce aux progrès de la médecine. On les appelle aujourd'hui des "maladies chroniques". Certains auteurs estiment qu'environ « 20 millions » de personnes en sont atteintes en France, mineurs et majeurs confondus (Grimaldi *et al*, 2017).

Quand la maladie chronique se mêle du développement

L'impact psychique d'une maladie chronique est constant, mais n'est peu ou pas spécifique d'une pathologie donnée. Par contre, l'expression symptomatique diffère en fonction de l'âge (Holden *et al*, 1997). Nous pencher sur ce thème nécessiterait de réfléchir à un certain nombre de notions, comme celle de "guérison"[2], mais ce n'est pas l'objet de notre travail. Nous invitons le lecteur à se référer pour cela à la suite de cet ouvrage. Par contre, nous remarquons de franches similitudes entre le retentissement de la maladie chronique et les symptômes à l'œuvre dans la non-demande.

La maladie chronique n'est pas rare à l'adolescence. Il est estimé qu'elle touche 12 % des adolescents (Sawyer *et al*, 2007). Elle bouscule la construction de l'identité, qu'il s'agisse de l'irruption d'une maladie à évolution chronique chez un adolescent jusqu'alors en bonne santé, ou d'une maladie chronique évoluant depuis plusieurs années, voire depuis la naissance. On estime que le quart des enfants et adolescents atteints de maladie chronique présentent d'importantes difficultés

2 Si le lecteur est à la recherche de plus de détails à ce sujet, nous lui conseillons de se référer aux travaux de Roberto Poma (2009) dans le domaine de la philosophie, ou de Bernard Forthomme dans celui de la théologie (2002).

émotionnelles et d'adaptation (Pless & Nolan, 1991). Ce point sera traité de manière plus détaillée plus loin dans ce livre.

Dans tous les cas d'existence d'une maladie chronique chez l'adolescent, il semble apparaître un conflit entre deux systèmes de force antagonistes :

- l'adolescence, à partir de la transformation pubertaire, vient stimuler les conduites d'essai, les relations avec le monde extérieur, l'expression de la sexualité et en définitive la démarche émancipatrice,
- tandis que la maladie, avec ses répercussions sur le développement personnel et les attitudes de l'entourage, entraîne autant de résistances à cette dynamique.

Ce conflit constitue une impasse dont l'adolescent risque de ne pas pouvoir sortir seul. Sur le plan psychopathologique, le risque est surtout le suivant : le « travail de la maladie » et celui de l'adolescence peuvent se mettre en échec l'un l'autre (Mille *et al*, 2014).

Dans le cas d'une maladie existant déjà depuis longtemps, des processus d'adaptation ont pu "arrondir les angles" même si le conflit n'est pas toujours résolu. Mais quand une maladie fait irruption de novo à l'adolescence, il peut se produire une crise aiguë. Déjà aux prises avec l'adolescence, le jeune se retrouve obligé de s'organiser différemment. C'est une véritable contrainte, car cette réorganisation doit se faire en fonction d'une maladie dont il n'a pas souhaité l'apparition. La maladie oblige l'adolescent à l'intégrer dans son histoire, et dans son développement tant physiologique que psychique. La position dans laquelle il se retrouve est compliquée. Comme il est nécessaire sa personne soit déjà symboliquement altérée pour que l'intégration d'un corps lésé y soit possible, le jeune est mis en demeure de se sentir psychiquement diminué, dévalorisé, disqualifié, avec en arrière-plan la confrontation concomitante à la question de la sexualité, voire de la fertilité, pour avoir une chance de faire avancer son processus d'adolescence sans trop le détériorer : c'est aussi une contrainte. Nous pensons que le caractère inguérissable, irréversible de la maladie chronique, constitue une troisième contrainte car il rend impossible la disparition de la maladie et empêche le jeune de résoudre seul le problème. Il y a donc là deux injonctions qui s'opposent mutuellement, augmentées d'une troisième contrainte qui empêche l'individu de sortir de cette situation. On a donc affaire au « *double bind* », concept utilisé pour la première fois dans un travail sur la schizophrénie [Bateson *et al*, 1956], appelé en français « *double contrainte* », et dont on connaît le caractère paradoxal.

La maladie n'est jamais juste. Mais là, le sentiment d'injustice est massif. La maladie peut constituer une sorte d'« amplificateur des difficultés de l'adolescence » (Michaud *et al.*, 2004). Le retentissement peut être important. L'estime de soi de l'adolescent atteint de maladie chronique est souvent altérée, avec des sentiments de dévalorisation, d'incapacité, et de manque de confiance en soi (Offer *et al*, 1984). Il peut aussi survenir un déni de la maladie. La pensée paraît arrêtée, sidérée (Desombre *et al*, 2004). Nous souhaitons souligner ce point, car d'après nous, c'est là que la non-demande se niche, prend racine et se développe.

Faut-il aider cet adolescent qui ne le demande pas vraiment, comment ?

Étant donné que la majorité de ces adolescents considèrent la maladie comme une gêne, perturbant la vie en général, les relations avec les camarades, la fratrie et les parents, réduisant la liberté personnelle (Zeltzer *et al,* 1980), elle peut gêner chacun de ces jeunes et on voudrait bien aider… mais parfois, ils ne le veulent pas ! On observe alors une non-demande ("je ne suis pas fou !"...), avec des refus d'aide explicites : en effet, accepter d'avoir besoin d'une aide, c'est reconnaître que la maladie existe. Ce qui pose problème. Il semble ne pas y avoir de solution satisfaisante. Et il peut y avoir des conséquences : des problèmes de mauvaise observance des traitements peuvent en découler "*j'ai pas demandé à être malade*". Comme dans l'expérience de l'équipe mobile de Rennes, il faudra que ce soit quelqu'un d'autre qui porte cette demande, au moins temporairement. C'est peut-être là que se dessine la sortie de l'impasse.

Nous avançons l'idée selon laquelle la non-demande va devenir ce sur quoi l'adolescent pourra s'appuyer alors qu'elle était initialement une limite. Mais ce ne sera possible que si on parvient à la remobiliser. La double contrainte qui en est ici à l'origine est susceptible de trouver une solution si une ou plusieurs personnes extérieures accompagnent le jeune pour produire un « recadrage [...] étroitement lié à la problématique du changement » (Watzlawicz *et al*, 1975), apportant au système ce qu'il ne peut engendrer lui-même : une modification de ses règles (Watzlawicz *et al*, 1967).

Les principaux facteurs de bien-être psychique sont les mêmes chez l'adolescent malade et chez celui indemne de maladie (Alvin & Marcelli, 2005). Ces facteurs concernent l'image du corps, et surtout *la qualité du lien éprouvé au sein de la famille* (Wolman *et al,* 1994). C'est dire l'importance du soutien parental, ainsi que de l'intérêt qu'il y a à travailler avec les parents dans la situation d'un adolescent confronté à la maladie grave et chronique. Notre idée, c'est que ce sont eux qui pourraient porter la demande. Mais pas tout seuls : l'existence de la maladie les a peut-être aussi touchés. Il sera donc pertinent que la famille et les référents de la pathologie chronique (médecins, infirmiers et infirmières, secrétaires, etc.) fonctionnent de concert, de manière à ce que leurs systèmes constituent une sorte de "*binôme de systèmes*" : le système familial, et le système des soins. La principale fonction de ce "binôme de systèmes", ce sera de remobiliser la pensée du jeune en l'aidant à "porter la demande", c'est-à-dire à rendre sa pensée et son inconscient disponibles pour faire à la maladie "la place qu'elle mérite" (et pas plus !), tout en diluant son impact pour que le processus de l'adolescence s'accomplisse au mieux.

Conclusion

L'adolescence n'est pas une pathologie. Elle peut être vue comme une phase de développement, mais elle est aussi concernée par un certain nombre de phénomènes individuels et collectifs en rapport les uns avec les autres, constituant un ensemble en mouvement, actif, et organisé dans le temps : un véritable *processus* incluant un grand nombre de facettes. Si on peut considérer que l'adolescence débute avec la puberté, il est difficile de dire quand elle se termine.

La *non-demande* n'est pas réservée à l'adolescence, et les problématiques à l'œuvre trouvent leur origine chez l'individu ou dans le système familial. Mais dans les deux cas, le résultat est le même. Lorsqu'une maladie chronique s'immisce dans le processus de l'adolescence, cela se complexifie davantage. L'adolescent sera contraint de lui faire une place (première contrainte : intégrer la maladie), alors que son psychisme est déjà bien occupé avec le processus de l'adolescence (deuxième contrainte : mener à bien ce processus). Ces deux contraintes sont difficilement compatibles. Et il en existe une troisième, qui l'empêche de sortir de la situation : la maladie chronique ne guérira pas. Il existe donc une authentique *double contrainte* entre le phénomène de la maladie et le processus de l'adolescence. À cause de cette double contrainte, la pensée de l'adolescent est comme arrêtée, bloquée, ce qui renvoie à une situation similaire à celle de la non-demande. C'est donc en agissant à ce niveau qu'on peut espérer l'aider à surmonter la contrainte à laquelle il est confronté, au moyen d'un « recadrage » permettant une modification des règles de son système de vie.

Pour cela, nous proposons de constituer un "*binôme de systèmes*" avec le système familial et le système de soins, afin d'aider l'adolescent malade à porter l'acceptation de sa pathologie comme un jeune non-demandeur a besoin qu'on l'aide à porter puis à exprimer une demande.

Approche pédopsychiatrique des adolescents souffrant d'une maladie chronique

Marc-Antoine PODLIPSKI, Marion BRUMEN et Priscille GERARDIN

La pédopsychiatrie de liaison est une vaste spécialité s'exerçant dans les hôpitaux pédiatriques. Plus ou moins bien accueilli par les services de pédiatrie, le pédopsychiatre de liaison a comme mission de rencontrer les enfants et les adolescents hospitalisés et dont les troubles nécessitent un regard psychiatrique. Parmi les adolescents hospitalisés, un certain nombre d'entre eux souffrent de maladie chronique. L'accompagnement psychologique de ces jeunes peut suffire mais, pour certains, les problématiques individuelles, familiales et contextuelles rendent indispensables la participation du pédopsychiatre. Nous proposons de décrire les principaux aspects psychopathologiques associés à une maladie chronique à l'adolescence puis nous développerons les principaux enjeux psychiatriques auxquels nous sommes confrontés dans la pratique quotidienne. Nous verrons comment l'adolescence est psychiquement un terrain particulièrement propice à l'émergence de trouble chez les malades chroniques tout en essayant de percevoir le vécu de ces jeunes malades et de leurs familles. Explorant ce vécu auprès de malades souffrant de mucoviscidose et de diabète, nous esquisserons ce qui nous semble indispensable, à savoir un dialogue fécond entre pédiatre et pédopsychiatre dans la prise en charge de ces adolescents ; dialogue qui s'improvise parfois mais qui devient une culture commune à partir des enseignements transdisciplinaires sur l'adolescence.

Le paysage des maladies chroniques

Une maladie chronique est définie comme une maladie de longue durée, potentiellement évolutive, pouvant évoluer vers une incapacité ou une invalidité avec le risque de complications graves pouvant engager le pronostic vital. On parle de perturbations durables, de plus de six mois, nécessitant une prise en charge complexe devant être adaptée à l'âge de l'enfant et à son environnement. Comme dénominateur comme, ces maladies ont un retentissement qui affecte l'ensemble de la vie de l'enfant et de ses parents (Picherot, 2014).

Les maladies chroniques de l'enfant sont nombreuses et offrent un vaste paysage de représentations collectives ; tandis que certaines maladies voient leur apparition diminuer notamment grâce au diagnostic prénatal, d'autres ont une fréquence qui augmentent ; certaines maladies chroniques voient leur pronostic s'améliorer tant en termes de qualité de vie que de durée de vie et certaines représentent de nouveaux défis à l'instar des troubles du neuro-développement. Suivant les circonstances et l'âge de l'annonce de ces maladies chroniques, les enjeux sont divers : lors de la grossesse, cette annonce peut venir mettre à mal les représentations idéalisées du bébé à naître ; à la naissance, cette annonce peut compliqué l'investissement du nouveau-né ; durant l'enfance, ce sont des vécus « en parallèles » qui peuvent émerger tandis qu'à l'adolescence, ce sont des vécus opposés qui peuvent venir surgir. En touchant potentiellement le corps de l'adolescent, l'atteinte à l'intégrité corporelle de la maladie entre en résonnance avec la physiologique atteinte à l'intégrité corporelle qu'est le phénomène pubertaire (Gutton, 1991). Devant ces atteintes corporelles, l'adolescent « qui n'avait rien demandé » réalise et se confronte à différentes dépendances dont il est lié physiologiquement ou *pathologiquement*, dont il n'avait pas forcément conscience et vis-à-vis desquelles il va nourrir un sentiment ambivalent conjuguant nécessité vitale et vulnérabilité menaçante (Jeammet, 1994). L'annonce de la maladie chronique vient conditionner le vécu de chacun tout comme les interactions de chacun avec cet adolescent malade chronique. Naturellement, ce vécu est très dépendant des symptômes, des soins, et des surveillances que chaque maladie chronique conditionne : le jeune diabétique devra surveiller régulièrement sa glycémie, respecter ces injections d'insuline et être vigilant aux malaises et coma tant hypo, qu'hyperglycémique. Pour le jeune atteint de mucoviscidose, c'est la question respiratoire, mais également nutritionnelle, qui est au premier plan : souffle, performance physique, infections pulmonaires et cures d'antibiotiques sont autant de contraintes autour desquelles va se construire et se développer l'adolescent.

Le pronostic des maladies chroniques vient conditionner également la projection de l'adolescent à l'âge adulte : quand c'est la vie qui est jeu dans la mucoviscidose, la greffe de rein ou le SIDA, c'est également l'inexorable avancée des maladies neurodégénératives qui préoccupe et vient obscurcir le devenir du jeune. Et puis, il y a ce qui se voit et ce qui ne se voit pas, ce qui se dit et ne se dit pas ou comment l'apparence des troubles et la visibilité de la maladie chronique viennent conditionner un regard extérieur différent parfois adapté aux limites physiques de la maladie chronique, parfois non.

La mucoviscidose, le diabète et l'anorexie mentale

Ces trois maladies chroniques ont la particularité soit d'émerger à l'adolescence, c'est le cas de l'anorexie mentale, ou encore de renvoyer à des problématiques particulièrement sensibles à l'adolescence.

La mucoviscidose est la maladie génétique grave la plus fréquente (Marguet & Couderc, 2005). Transmise par les deux parents, le nombre de patients porteurs de mucoviscidose en France est estimé actuellement à environ 6000, avec un âge moyen de 17,7 ans. L'anomalie d'une protéine (CFRT) entraîne un épaississement des sécrétions concernant principalement les voies respiratoires et le tractus digestif. Anormalement épais, le mucus entraîne une **insuffisance respiratoire** qui se traduit par des quintes de toux et des expectorations. Les troubles digestifs sont caractérisés par une insuffisance pancréatique. La digestion des graisses ne s'accomplit pas correctement ce qui a pour conséquence des selles abondantes et graisseuses, des douleurs abdominales, des diarrhées, de la dénutrition et une prise de poids difficile. La mucoviscidose entraîne également une hypofertilité chez les filles et une potentielle stérilité chez les garçons par obstruction des canaux. Les progrès de la recherche ont permis d'améliorer la qualité de vie des patients ainsi que d'augmenter leur espérance de vie ; ainsi, l'espérance de vie des personnes atteintes de mucoviscidose a nettement augmenté ces dernières années. Selon le registre américain des patients atteints de mucoviscidose, l'âge médian est à l'heure actuelle déjà de 40 ans. En Angleterre, on estime l'âge moyen de survie à 50 ans pour les patients nés après l'an 2000.

Le diabète de type 1 est le type le plus fréquent chez l'enfant, et représente les deux tiers des nouveaux cas chez les enfants dans tous les groupes ethniques[3]. C'est l'une des maladies chroniques les plus fréquentes de l'enfance, survenant chez 1 à 350 enfants par âge de 18 ans ; l'incidence a récemment augmenté, en particulier chez les enfants de moins de 5 ans. Bien que le type 1 puisse apparaître à n'importe quel âge, elle se manifeste typiquement entre 4 et 6 ans et entre 10 et 14 ans.
Dans le diabète de type 1, le pancréas ne produit pas d'insuline en raison de la destruction auto-immune des cellules β pancréatiques, peut-être déclenchée par une exposition environnementale chez des sujets génétiquement prédisposés. Dans le diabète de type 1, le manque d'insuline est la cause de l'hyperglycémie. Dans le diabète de type 1, les premières manifestations vont d'une hyperglycémie asymptomatique à une acidocétose diabétique qui met en jeu le pronostic vital. Cependant, le plus souvent, les enfants ont une hyperglycémie symptomatique sans acidose, avec plusieurs jours à plusieurs semaines de pollakiurie, de polydipsie, et de polyurie. Environ la moitié des enfants ont une perte de poids en raison de l'augmentation du catabolisme et ont également un retard de croissance. Une fatigue, une faiblesse, des éruptions cutanées à Candida, une vision floue (en raison de l'état hyperosmolaire du cristallin et de l'humeur vitrée), et/ou des nausées et des vomissements (en raison de la cétonémie) peuvent également être présents initialement. **L'insuline est la pierre angulaire de la prise en charge du diabète de type 1**. Un traitement et une

---

[3] https://www.msdmanuals.com/fr/professional/p%C3%A9diatrie/pathologies-endocriniennes-p%C3%A9diatriques/diab%C3%A8te-chez-l-enfant-et-l-adolescent

éducation intensive au cours de l'enfance et de l'adolescence peuvent permettre d'atteindre les objectifs thérapeutiques, qui consistent à normaliser la glycémie tout en minimisant le nombre d'épisodes hypoglycémiques et à prévenir ou retarder l'apparition et la progression des complications.

L'anorexie mentale a trois caractéristiques essentielles : une restriction prolongée des apports énergétiques ; une peur intense de prendre du poids ou de devenir gros ou un comportement persistant interférant avec la prise de poids ; et une altération de la perception du poids ou de la forme de son propre corps. Le sujet maintient un poids corporel inférieur à la norme minimale pour l'âge, le sexe, le développement et la santé physique. La sous-alimentation dans l'anorexie mentale et les comportements purgatifs qui lui sont parfois associés peuvent conduire à des situations médicales dramatiques où le pronostic vital peut être engagé. L'anorexie mentale débute habituellement à l'adolescence ou au début de l'âge adulte, rarement avant la puberté ou après l'âge de 40 ans.

Ces trois maladies renvoient à une atteinte de fonctions vitales et primaires : respirer, manger ou encore assurer le métabolisme du sucre élément vital de notre organisme. Par ailleurs, elles conjuguent deux types de complications : d'une part aigues, immédiates et engageant le pronostic vital comme c'est le cas dans les décompensations acido-cétosiques, respiratoires ou encore cardiaques dans les cas de maigreurs extrêmes ; et d'autre part à long terme en cas de mauvaise observance du traitement, impactant le devenir physique, la qualité de vie mais également le devenir psychosocial de l'individu.

L'adolescence et la maladie chronique

L'adolescence vient confronter l'individu à plusieurs bouleversements externes et internes. Son corps, sous l'effet de la puberté va se transformer assez brutalement, ouvrant une succession de modifications physiques et psychiques qui constituent le processus adolescent : bouleversements corporels, bouleversements dans le champ de sa personnalité qui interpellent l'adolescent sur son sentiment d'existence, sur son (ses) identité(s), sur sa normalité ; ces bouleversements mettent à l'épreuve ses assises narcissiques, sa capacité à affronter ces nouveaux enjeux et sur l'estime qu'il a de lui. Ces différents axes structurant le processus adolescent sont naturellement impactés par la présence ou la découverte d'une maladie chronique chez un individu. Impacté tout d'abord car le processus de la maladie chronique vient confronter le jeune a des problématiques symétriques avec le processus adolescent (Corcos & Jeammet, 2001) : questionnements autours d'un corps qui change, qui peut s'altérer, qui nécessitent des soins ; questionnements autour d'une intégrité corporelle dont les soins peuvent justifier l'atteinte au même titre que les modifications hormonales pubertaires transforment le corps. La différence que la maladie chronique entraine potentiellement, le devenir de la maladie, le rapport avec les parents dans le cadre du processus d'autonomisation sont autant de thèmes où maladie chronique et adolescence se font écho avec le risque potentiel que certains troubles psychopathologiques observables à l'adolescence s'en trouvent démultipliés chez certains adolescents porteurs de maladie chronique : par essence l'adolescence est donc une période de particulière fragilité concernant l'émergence de trouble psychopathologique chez ces adolescents malades chroniques. Sur un plan de la construction identitaire, trois éléments sont également à retenir : tout d'abord la blessure narcissique primaire que constitue la maladie chronique et qui associe la prise de conscience de sa maladie et la prise de conscience des contraintes qui y sont associées (régularités des soins, limites fonctionnelles de son corps…). Deuxièmement, le sentiment que ressentent les adolescents concernant leur différence face aux autres enfants de leur âge ; avec une différence dans les processus identificatoires chez des jeunes confrontés à un contexte de développement particulièrement médicalisé. Enfin, la rupture potentielle dans les capacités de projection dans l'avenir qui peut toucher l'adolescent et sa famille engageant des relations marquées par des angoisses de perte ou de mort (Giloux, 1996).

Maladie chronique et trouble psychopathologique

Les troubles psychiatriques comme l'anxiété ou la dépression sont élevés chez les patients atteints d'une maladie chronique. Dans une méta-analyse multicentrique, on retrouve une symptomatologie anxieuse chez 22 % des adolescents atteints d'une mucoviscidose et une symptomatologie dépressive chez 10% de ces adolescents. Ces adolescents anxieux sont plus à risque de développer une dépression (OR à 14.97). Les analyses se sont également portées sur la famille de ces adolescents et ont trouvé une association significative entre le risque de développer une anxiété ou une dépression et d'avoir des parents anxieux et/ou déprimés. (OR 2.32) (Quitnner *et al.*, 2014). On peut observer également dans la fratrie une hausse de la prévalence de la symptomatologie anxieuse et/ou dépressive avec l'apparition de troubles du comportement. La recherche des comorbidités psychiatriques est donc indispensable dans la famille. Par exemple, la mucoviscidose est un véritable bouleversement trans générationnel qui exige une considération des aidants, de la famille et de la fratrie. On note une mise en jeux complexe psychologique et matérielle avec une difficulté à trouver sa place dans cette dynamique familiale perturbée (Canouï *et al.*, 2004). La mucoviscidose peut être source de culpabilité importante chez la famille. La cohésion familiale est associée à un meilleur fonctionnement psychique de l'adolescent atteint d'une maladie chronique (Szyndler *et al.*, 2005).

La famille et la maladie chronique

Les liens parents-enfants sont du fait même de la maladie, souvent intenses, faits de surprotection teintée parfois- et légitimement, de lassitude ou de rejet vite étouffés par la culpabilité, en particulier lorsque la découverte s'est faite dans l'enfance, les parents étant alors particulièrement sollicités par le corps soignant. La maladie met souvent aussi à l'épreuve les liens de couple et la place des autres membres de la fratrie. A partir des travaux d'Eisler concernant l'anorexie mentale considérée également comme une maladie psychiatrique chronique émergeant fréquemment à l'adolescence, on peut décrire six points communs aux familles d'adolescents souffrant d'un trouble alimentaire (Eisler, 2005) : le rôle central des symptômes dans la vie familiale où le trouble alimentaire vient tenir une place prédominante, soit en devenant un sujet absolument tabou, soit en devenant le seul sujet de conversation ; une tendance à se centrer sur l'ici et maintenant, la famille entière se centrant sur le repas et sur la manière dont il se déroule devenant l'unique déterminant de l'ambiance familial ; la cristallisation des comportements familiaux avec des membres de la famille constatant que leur manière de faire est inefficace, mais la peur que la situation n'empire les empêche d'agir différemment. On observe également un renforcement de certains modèles d'interactions : Face à une maladie potentiellement mortelle, certains modèles d'interactions sont accentués (par exemple, une intense relation mère-fille) et sont considérés comme des dysfonctionnements alors qu'ils représentent un mode d'adaptation à une situation anormale. De façon plus générale, on relève chez les familles dont un des enfants souffrent de maladie chronique une difficulté à s'engager dans les tâches développementales associées au cycle familial. Enfin, de façon constante, c'est un sentiment d'impuissance qui est exprimé avec des parents qui évoquent fréquemment être désarmés et impuissants.

Etude de cas : Matthys

Matthys est un jeune patient de 17 ans pris en charge au Centre de Référence des Maladies Rares du CHU de Rouen pour une Mucoviscidose. C'est un enfant unique d'un couple séparé depuis plusieurs années. Son histoire somatique est ponctuée de plusieurs hospitalisations suite à des décompensations respiratoires. Il a été adressé à la Maison des Adolescents pour des ruminations anxieuses autour de sa maladie. Au premier entretien, Matthys présente un bon contact. Il rapporte au premier plan des manifestations anxieuses à types d'obsessions idéatives, agressives et nosophobiques, reconnues comme ego dystonique. Il n'y a pas d'élément dépressif ou délirant. Il évoque ses difficultés relationnelles familiales soulevant la question de la déscolarisation. Un suivi pédopsychiatrique et psychologique est mis en place. Plus tard, Matthys est revu en consultation malgré son comportement fuyant des soins. Il décrit une humeur triste sans idées noires, avec une anxiété importante que Matthys met en lien avec « *la peur d'avoir un cancer du testicule* ». L'étayage familial est peu sécurisant. Matthys vit avec sa grand-mère maternelle et n'a que très peu de contact avec son père. Sur le plan scolaire, Matthys est totalement déscolarisé avec une apparition de troubles du comportement à type d'opposition, d'absentéisme scolaire, d'insolence et envisage de changer d'orientation souhaitant intégrer un lycée professionnel. L'instauration d'un traitement antidépresseur par Sertraline est décidée. Une évaluation sera poursuivie en médiation sur un repas thérapeutique. La question d'une hospitalisation en Unité de Psychopathologie est abordée avec l'évocation d'une thérapie familiale, rejetée en bloc par Matthys. Dans cette situation clinique, on comprend rapidement la souffrance de cet adolescent à travers des angoisses de mort massives liées au vécu de cette maladie et potentialisées par l'adolescence. Ses craintes hypocondriaques sont directement associées aux représentations de la mort et de sa sexualité. Son comportement s'inscrit dans une fuite de la réalité avec une opposition massive et une agressivité projetée sur ses parents, professeurs et médecins. Ce désir d'indépendance entraine un échappement à la prise en charge avec une mauvaise adhésion aux soins. Il s'isole de son cercle amical et s'éloigne de son noyau parental. La mucoviscidose entraine cette limite sociale et professionnelle. (Jamieson *et al.*, 2014), La famille semble absente ou en tout cas très peu actrice de la prise en charge de leur enfant. Le vécu de la famille n'est pas abordé dans cette prise en charge, qui pourtant doit être un pilier pour l'adolescent. A cet âge, la question de la transition vers les services adultes est nécessaire et obligatoire.

Mucoviscidose et Adolescence

L'adolescence est un passage obligatoire et parfois complexe vers le monde adulte et se fait dans une dynamique émotionnelle et corporelle unique et propre à chacun. La maladie chronique vient directement altérer ses changements profonds internes et externes. Les problématiques de l'adolescence résonnent avec les problématiques de l'adaptation à cette maladie chronique. Au niveau biologique, on sait que la Mucoviscidose ralentit la puberté potentialisant les problématiques de la sexualité, de l'image corporelle posées à l'adolescence. L'alimentation est également un problème majeur avec des besoins caloriques augmentés mis à mal avec des habitudes alimentaires parfois chaotiques. Au niveau psychologique, la maladie vient infantiliser cet enfant, le rattachant à ses parents vis-à-vis des soins. On comprend donc la difficulté de prendre son envol de ce cocon familial, figé par les besoins thérapeutiques. De plus, cette indépendance trop désirée entraine une mauvaise adhésion aux soins. L'adolescent est inévitablement isolé du cercle social, à cause des exacerbations, de l'incapacité physique et parfois même à cause d'une toux interprétée comme contagieuse par les autres. La question de l'avenir professionnel est parfois différée ou reconsidérée. Au final, la maladie et l'adolescence touche cette même intégrité corporelle, prenant une dimension narcissique. L'apparition d'angoisse de mort directement liée à la maladie et potentialiser l'adolescence peut entrainer l'émergence de symptômes dépressifs (Segal *et al.*, 2008)

Etude de cas : Sofia

Sofia est une adolescente de 14 ans souffrant de diabète de type 1. Diabétique dès l'âge de 4 ans, elle est suivie à la maison des adolescents depuis 2 ans. Le diabète est bien connu dans sa famille : sa grand-mère paternelle, son père sont tous les deux diabétiques ; elle connait les soucis d'injection qu'elle ne vit pas grâce à la pompe à insuline qui la soulage de la préoccupation des injections. Depuis près de six mois, elle est particulièrement opposante sur un plan familial ; les conflits sont quotidiens, ses parents expliquant être épuisés de son comportement tandis que Sofia adopte une attitude constamment revendicatrice. La communication familiale ne passe que par des cris et de sonores claquements de porte. Parallèlement, les contrôles glycémiques deviennent de moins en moins bons et son diabète devient de moins en moins bien équilibré. Progressivement, les entretiens familiaux permettent un apaisement de la communication, le père de Sofia pouvant exprimer son angoisse devant d'une part le diabète de Sofia qui se déséquilibre et devant les souhaits d'indépendance de plus en plus affirmés de Sofia ; parallèlement la grand-mère va être hospitalisée d'une atteinte coronarienne, complication cardio-vasculaire de son diabète. A l'occasion de cette hospitalisation, Sofia pourra exprimer sa grande culpabilité. Dernière d'une fratrie de quatre, le départ de sa troisième sœur de la maison la laissant seule avec ses parents est particulièrement difficile à vivre pour la mère de Sofia.

Diabète et adolescence

La maladie a un impact considérable sur la vie des adolescents diabétiques, sur un plan individuel et familial ; en effet, le diabète est une préoccupation constante chez les parents et la fratrie des adolescents diabétiques. Le cercle amical est également sensibilisé à la question du diabète auprès d'adolescents qui se sentent stigmatisés, se vivant comme différents dans une période de la vie où ils sont extrêmement conscients d'eux-mêmes et où le sentiment de conformité sociale est particulièrement recherché et associé au bien-être psychosocial des adolescents (Buchbinder *et al.*, 2005).

Sur le plan du développement de la personnalité, quelle que soit la période de l'adolescence considérée, les jeunes souffrant de diabète sont affectés dans leur capacité à se construire. Les exigences liées à la gestion du diabète par le jeune peuvent nuire à sa capacité à devenir autonome et la prise de conscience des complications à long terme du diabète peut être ressentie comme une menace constante (Sayer *et al.,* 1995).

Le diagnostic de diabète, quand il est porté à l'adolescence, est fréquemment vécu comme un choc faisant basculer d'un état de bonne santé vers la maladie. Ce mouvement va affecter l'ensemble des processus psycho-développementaux en cours à l'adolescence en engageant un récit de soi non pas sous-tendu par les idéaux relativement prévisibles à l'adolescence de vitalité, de dynamisme et de bonne santé mais un récit de soi où la maladie et les adaptations thérapeutiques nécessaires vont engager profondément la vision que l'on a de soi mais également la nature des interactions sociales que l'on élabore autour de soi (Dovey-Pearce *et al.*, 2007). Le sentiment de responsabilité personnelle en lien avec la maladie entremêle des affects chargés d'ambivalence, de culpabilité qui ont des répercussions sur un plan familial affectant le processus de séparation-individuation s'opérant à l'adolescence (Jeammet, 1994, 2001).

Quels vécus par les enfants et les ados ?

Tandis que chez l'enfant deux grands types d'interprétation sont retrouvées : La maladie comme une agression externe au travers d'examens médicaux (soins douloureux, hospitalisations, contraintes et interdits, agression interne sous forme de dépendance, de soumission et vécu de perte de l'intégrité corporelle) ou encore la maladie comme une punition méritée, ancrée dans la croyance de l'enfant que ce dernier serait responsable de sa maladie (Lambotte *et al.,* 2017). Quand on explore le vécu des adolescents souffrant de mucoviscidose, plusieurs grands thèmes sont développés (Jamieson *et al.,* 2014) : tout d'abord la vulnérabilité émotionnelle qui regroupe un vécu relativement négatif de soi avec le sentiment d'être un fardeau, d'être dépassé par la nécessaire transition entre servie pédiatrique et service adulte ; le sentiment d'avoir une vie contrainte et restreinte par la maladie mais également par les traitements chroniques. Comment il est impossible pour ces jeunes de faire un « break » avec la maladie et avec des soins potentiellement épuisant. De façon générale, c'est un vécu d'isolement social, d'une vie « en-dehors » d'une vie normale qui est exprimée. Engagée dans une course vitale avec la maladie, le sentiment de perdre du terrain renvoie à une poursuite effrénée où le temps oscille entre accès de précipitations liées à certaines décompensations et longueur de l'évolution chronique de certaines maladies chroniques. Cependant, au-delà des représentations négatives, c'est également le sentiment d'une résilience accrue qui est exprimée : maturité accélérée avec une prise de responsabilité plus précoce ; l'acceptation du pronostic qui amène à redéfinir ce qui relève de la normalité ; comment cette acceptation amène à une reprise du contrôle de sa propre vie mais également comment celle-ci peut s'accompagner d'une ouverture et d'une nouvelle socialisation à travers la recherche d'aide et de support social.

La transition entre services pédiatrique et adulte : Accompagner l'adolescent et sa famille

La transition vers les services adultes est un moment crucial dans le parcours de soins. Les soignants doivent préparer et accompagner le futur adulte et sa famille vers ces services adultes inconnus. Les soignants sont comme des « dépositaires » à qui s'est livré corps et esprit cet adolescent depuis son plus jeune âge. La transition est parfois vécue comme un abandon en perdant une relation privilégiée et des repères (Murris-Espin *et al.,* 2016). L'adolescent doit acquérir son autonomie dans les soins et devient l'interlocuteur principal des soignants. Cette transition est un moment où les aidants ne sont plus reconnus comme acteur principal mais comme figurant de la prise en charge de ce jeune adulte. La notion de personne de confiance émerge avec cette transition. Les équipes soignantes peuvent avoir également des réticences à rompre les liens avec cet adolescent, retardant la préparation de la transition. Il faut donc préparer ce changement de lieu et d'équipe. L'anxiété est souvent en recrudescence à ce moment charnière. Le passage en service adulte s'accompagne d'un risque de perte de vue et d'arrêt des soins et d'aggravation de la maladie. L'enjeu de cette transition est d'optimiser le bien-être de l'adolescent et sa famille : en maximisant les partenariats entre les services pédiatrique et adulte. Des protocoles de transition peuvent être travaillé afin d'établir un plan de soins avec l'adolescent et ses parents, et de nommer un coordinateur (Jamieson *et al,* 2014.) Des recommandations de suivi ont conduit à proposer le transfert dès l'âge de 18 ans (Kerem *et al.*, 2005).

Conclusion

La vie des adolescents souffrant de maladies chroniques, si elle est compliquée du fait de la maladie et de ses traitements, n'est pas forcément associée à un devenir plus sombre notamment sur un plan psychosocial. Cependant, la période de l'adolescence si sensible à la question du corps et des remaniements identitaires est un moment de la vie où l'individu, fille ou garçon, est particulièrement fragile. La rencontre entre maladie chronique et adolescence peut alors devenir soit une confrontation où chacun des enjeux propres à ces deux dynamiques s'opposent tels des aimants, soit une forme de mise en écho réciproque de problématiques qui vont alors envahir la vie psychique de l'adolescent impactant potentiellement son développement psychique. Le travail du pédopsychiatre se situera notamment à cette interface entre vécu de la maladie chronique et vécu de l'adolescence par l'adolescent, en aidant l'adolescent malade à assigner un espace psychique propre à chacune de ses difficultés et l'accompagner à se développer le plus harmonieusement possible.

Esquisse de micro-phénoménologie de la chronicité à l'épreuve de maladies psychosomatiques : diabète, anorexie, schizophrène

Natalie DEPRAZ [4]

Dans cette contribution, j'étudie quelques aspects de la temporalité particulière du temps chronique sous son angle pathologique. Pour ce faire, je fais usage de trois méthodes et ressources différentes, que j'articule : la littérature clinique sur le sujet, les cadres philosophiques conceptuels disponibles, des entretiens d'explicitation micro-phénoménologiques. Dans la mesure où la chronicité est un thème scientifique encore vierge, une approche multidimensionnelle est requise. Mon enquête prend appui sur un Programme de recherche, Adochroniq, que je conduis à l'Université de Rouen-Normandie et qui explore trois maladies chroniques chez des adolescent.e.s : le diabète, l'anorexie, la schizophrénie. L'hypothèse générale de cette contribution consiste à montrer que la chronicité est peut-être moins une simple propriété de ces maladies (parmi d'autres) qu'une *pathologie transversale* ayant des conséquences sociales et civilisationnelles. Ces trois maladies ne seraient alors que des *propriétés* de cette pathologie globale, déclinée en chronicité diabétique, anorexique, schizophrénique.

Considérations thématiques et méthodologiques

Je vais ici aborder ces trois malades chroniques avec l'objectif général de mettre à l'épreuve l'unité et l'identité conceptuelle de

[4] Cette contribution est la traduction française d'une version remaniée de : « Microphenomenology of Chronicity in Psychosomatic Diseases: Diabetes, Anorexia, Schizophrenia », Conférence donnée à l'automne 2018 à la Clinique Universitaire de Heidelberg dans le cadre du Colloque international "Time, the Body, and the Other. Phenomenological and Psychopathological Approaches" organisé par T. Fuchs, C. Tewes et M. Schlette.

la notion de chronicité. Il s'agit en réalité de vérifier dans quelle mesure on a affaire à un concept transversal aux différentes maladies, ou bien à un qualificatif, « chronique », qui serait spécifique à chacune et ferait ressortir des traits singuliers de la chronicité dans chaque maladie[5]1. Ce qui ferait ressortir son hétérogénéité et interrogerait son univocité. Ceci ne va pas, en retour, sans interroger la prétention philosophique à une univocité du concept, et ouvrir sur des cohésions plurielles de type merleau-pontien ou deleuzien. En d'autres termes : la chronicité est-elle un concept « solide » offrant une base commune depuis laquelle se spécifient les différentes maladies dites « chroniques » ? Ou bien, plus radicalement, est-ce un concept « glissant » sans consistance identitaire ? Ou encore, hypothèse inverse, s'agit-il d'un concept tellement unifiant qu'il éclipse la singularité des pathologies ?

La chronicité en jeu dans ces maladies que l'on dit « chroniques » (et, nous le verrons, peut-être indûment nommées ainsi) est quasiment absente dans la littérature théorique en tant que thème d'étude. Elle est tout autant inexistante en tant que concept thématique en philosophie. Aussi vais-je commencer par m'appuyer sur des conceptions plus standard bien connues du *temps* en phénoménologie. À savoir, de façon inaugurale, la dynamique du présent vivant chez Edmund Husserl, le fondateur de la phénoménologie (1904-1905/166), mais aussi la temporalité passive de la sédimentation génétique dans ses textes des années 1920 (1918-1920/1998) ; la conception de la psychiatrie phénoménologique de Ludwig Binswanger, et notamment les temporalités-miroir du repliement sur son soi passé qui caractérise la dépression sévère qu'est la mélancolie, *et* de l'ouverture tous azimuts propre à la dispersion distractive maniaque (Binswanger, 1960/2002) ; finalement, le temps traumatique de la répétition compulsive théorisé initialement par le fondateur de la psychanalyse Sigmund Freud (1920/2013) et

---

[5] Pour un bilan de ce projet de recherche cf. http://eriac.univ-rouen.fr/ecole-rouennaise-de-phenomenologie/adochroniq-les-adolescent-e-s-face-a-la-maladie-chronique-a-la-croisee-de-la-philosophie-phenomenologie-de-la-medecine-et-des-sciences-de-leducation/ et http://eriac.univ-rouen.fr/wp-content/uploads/2020/01/Adochroniq-GRR-Bilan2.pdf

prolongé par Sandor Ferenzci (1918/2011), l'un de ses premiers disciples, dont Mary Jane Larrabee offre dès 1995 dans son article pionnier une synthèse articulée avec la dynamique temporelle hussserlienne (Depraz, 2018) ; ces différentes approches du temps sont autant de riches leviers conceptuels et expérientiels qui peuvent nous aider à circonscrire plus avant la *spécificité* du temps chronique.

Parallèlement, autre ressource complémentaire permettant d'entrer dans l'expérience spécifique du temps chronique, je prendrai appui sur quelques entretiens en première personne réalisés à l'aide de la technique d'explicitation micro-phénoménologique. Dans le cadre de notre Programme de recherche Adochroniq, dont la base originale est méthodologique, nous avons mis à profit deux types d'entretiens, d'une part des entretiens semi-directifs existentiels, pris en charge par trois chercheuses en sciences de l'éducation partenaires du projet (Martine Janner Raimondi, Diane Bedoin, Carole Baeza,), d'autre part des entretiens d'explicitation micro-phénoménologiques non-directifs (menés par moi-même pour l'essentiel, mais aussi, pour l'un d'entre eux, par le Dr. Pierre Legrand et par Mathilde Pruvo, alors doctorante sous ma direction). Grâce à ces entretiens, nous avons recueilli la parole vive des patient.e.s et de l'équipe soignante qui les a en charge, à savoir les témoignages de leur vécu singulier et les épreuves qu'elles ou ils traversent. J'espère ainsi offrir une description qualitative affinée de ce temps corporel et relationnel troublé qu'est le temps chronique. Au fond, mon dessein ici n'est pas tant de conférer à la philosophie le rôle dominant d'une clarification conceptuelle des expériences cliniques chroniques en faisant jouer les catégories du temps, du corps et de l'intersubjectivité pour mieux comprendre ce trouble médical psychiatrique, mais plutôt de mettre à l'épreuve et d'affiner ces catégories philosophiques *a priori* à l'aide de la description concrète des vécus singuliers en première personne.

Quelques propriétés préliminaires du temps des maladies chroniques dans l'histoire et la littérature clinique

La chronicité, qu'il s'agisse du temps ou de la maladie chronique, renvoie étymologiquement au dieu Chronos, fils d'Ouranos et de Gaïa. Chronos aide sa mère Gaïa à se venger de son père Ouranos, qui hait ses enfants et veux les faire mourir. Mais Chronos à son tour enferme ses frères et dévore les enfants qu'il aura avec sa sœur Rhea. Ainsi, Chronos est le symbole de la destruction sans cesse répétée, et il est également associé au destin et à la nécessité. Le sens du temps qu'il porte en lui se caractérise par la durée enfermante, la passivité et la négativité, et ce temps se distingue de deux autres notions du temps au moins, représentées respectivement dans la mythologie grecque par Kairos, le temps de l'instant, et Aiôn, le temps cyclique.

Plus proche de nous dans l'Histoire, attesté dès le XVIe siècle, l'adjectif « chronique » fait partie du vocabulaire médical et qualifie une maladie. Venant du latin *chronicus*, il apparaît dans l'ouvrage de 1526 de Henri de Mondeville, *La chirurgie.*[6] Pour Mondeville déjà, les symptômes d'une maladie chronique apparaissent lentement. La maladie dure très longtemps et s'installe parfois de manière permanente, par contraste avec une maladie que l'on dira aiguë, brève et intense. Dans la seconde moitié du XIXe siècle, l'expression de « malade chronique » est de plus en plus utilisée, notamment dans la littérature française naturaliste et réaliste : dans ses romans, par exemple dans *L'assommoir*, dans *Nana* et *Germinal,* Emile Zola met en scène des personnages abîmés par un alcoolisme chronique, tels Coupeau et Gervaise, ce qui les conduit régulièrement à un état de *delirium tremens* ; Guy de Maupassant et George Sand décrivent de leur côté dans leurs romans des affections chroniques de la gorge. A ce moment-là, les maladies chroniques semblent donc concerner essentiellement des malades somatiques voire psychosomatiques (l'alcoolisme). Plus récemment, durant la deuxième moitié du XXe siècle, l'*Encyclopédie médicale Quillet* indique comment des formes sévères de douleur du nerf facial sont susceptibles de

---

[6] https://gallica.bnf.fr/ark:/12148/bpt6k52051.pdf,

« passer à la chronicité » et de rendre la vie du patient intolérable.[7] Ainsi, à nouveau, la chronicité semble s'appliquer principalement à des maladies corporelles physiques et vécues.

Mais le qualificatif « chronique » est-il seulement pertinent dans ces cas somatiques et, si tel n'est pas le cas, comment peut-il s'appliquer à la maladie mentale ? Or, lorsque l'on examine la littérature clinique psychiatrique, on note que la chronicité a été de plus en plus invoquée, notamment dans les deux dernières décennies, dans deux types de contextes différents mais parfois reliés.

Tout d'abord, la chronicité peut parfois caractériser le temps particulier des troubles dépressifs sévères. Ce temps se présente sous le trait de la « récurrence ». C'est ainsi que le définit en 2004 le psychiatre français Frédéric Rouillon (2004) dans son ouvrage *Les troubles dépressifs récurrents*. Que signifie ici « récurrence » ? D'une part, c'est la persistance des critères diagnostiques de l'épisode dépressif initial durant au moins deux ans, d'autre par, c'est l'apparition durant les deux années suivantes de nombreuses rechutes accompagnées entre les épisodes de symptômes rémanents. La récurrence, trait majeur de la dépression chronique, se définit donc par la *persistance* du trouble conjugué à sa *rémanence* au gré des rechutes. Dans un contexte parallèle quoique différent, l'étude scientifique de Constance Hammen *et alii* (2003) montre combien les adolescent.e.s dépressif-ves connaissent des « difficultés sociales chroniques » accrues, quand elles ou ils vivent avec un mère déprimée.

Ensuite, la chronicité est aujourd'hui bien connue comme une « chronicité psychiatrique hospitalière ». Elle fut ainsi identifiée très tôt, il y a plus de trente ans, par les psychiatres systémiciens et thérapeutes familiaux Sylvie Wieviorka et Serge Kannas dans leur article-pionnier « Approche systémique et

---

[7] *Encyclopédie médicale Quillet.* Nouvelle encyclopédie pratique de médecine et d'hygiène, sous la direction du Dr Maurice Gaucher, Strasbourg, A. Quillet, (1965), 1972, p. 365.

chronicité en milieu hospitalier psychiatrique », publié en 1989 dans *L'évolution psychiatrique*. Ils y montrent comment l'hôpital est le lieu où les patients chroniques s'installent et demeurent ensuite indéfiniment sans plus aucun symptôme apparent. L'hospitalisation, si elle devient durable, est donc un processus qui est susceptible de *provoquer* la chronicisation de leur maladie. Bien avant l'ouvrage devenu célèbre du psychiatre français Georges Lantéri-Laura, *La chronicité en psychiatrie*, paru en 1997, et bien avant son mot d'ordre directeur : « la chronicité [hospitalière] est une caractéristique essentielle de la psychiatrie », Sylvie Wieviorka et Serge Kannas offrirent dès 1989 une description remarquable de la chronicité hospitalière et des patients chroniques hospitalisés, qu'il vaut la peine pour cette raison de citer un peu longuement :

> Quiconque travaille durablement en milieu hospitalier psychiatrique ne peut manquer d'être frappé par l'existence d'une population remarquable par sa stabilité, quoique fluctuante dans sa composition.
>
> Cette population représente, selon l'histoire de l'hôpital, du service ou des deux, de 30% à 60% des patients hospitalisés. Il s'agit des malades chroniques.

Ce terme recouvre dans notre champ une dimension dynamique : ce sont des malades qui, en apparence, ne changent pas. En fait, chacun d'entre eux, pris isolément, manifeste à sa manière une remarquable aptitude à métaboliser les *inputs* de changements divers, que vingt ou trente ans de séjour hospitalier ont introduits (changements d'idéologie, d'organisation, de médication, de personnel soignant, etc.), sans compter les changements à l'évolution du patient lui-même et de sa famille pendant toutes ces années.

Ce sont des patients professionnels de la psychiatrie, de l'hospitalisation et de l'*homéostasie*. On peut définir les 'chroniques' de la façon suivante :

— durée d'hospitalisation continue, supérieure en moyenne à deux ans. Le critère est arbitraire, mais rend assez bien compte qu'au-delà d'une certaine durée d'hospitalisation la probabilité de sortie s'amenuise rapidement et que l'hospitalisation elle-même provoque des effets qui rendent l'opérativité sociale encore plus problématique ;

— absence de pathologie aiguë désorganisante. Ce sont, pour la plupart, des psychotiques chroniques, schizophrènes ou non, des états dépressifs chroniques graves, des états névrotiques grave, etc. ;
— absence de pathologie organique ou psychiatrique sévère, nécessitant l'aide constante d'une tierce-personne.

Autrement dit, il s'agit de patients qui se comportent de façon telle qu'il n'est pas envisagé de limite à leur séjour à l'hôpital, mais qui sont capables d'exécuter les actes de la vie quotidienne, ou encore pour lesquels il n'existe pas de rapport direct entre le diagnostic médical et la restriction de leur capacité à quitter l'hôpital.

En fait, pour de tels patients dont on décrit fréquemment les symptômes psychiatriques comme émoussés, tassés, le seul et véritable symptôme devient peu à peu l'hospitalisation chronique elle-même, dont ils paraissent ne pas se plaindre. Dans une optique systémique où l'on considère non seulement le sens mais aussi la fonction du symptôme dans le contexte où il apparaît, on peut se demander quels peuvent être le sens, la fonction d'un symptôme dont on ne se plaint pas. Poser une telle question revient à observer les couplages fréquents de ces patients, avec des contextes de rejet, d'abandon, de trahison. » (Wieviorka & Kannas, pp.595-596).

Ceux que Sylvie Wievorka et Serge Kannas nomment des « malades chroniques » et, de manière légèrement provocatrice, petite touche d'humour aidant, des « patients professionnels », sont en fait des patients chronicisés. Ce sont des patients dont la maladie est dans une large part produite et du moins aggravée par l'institution asilaire. À l'hôpital en effet, les mécanismes psychiques reproduisent et renforcent les symptômes, jusqu'à interdire toute possibilité de changement : c'est d'ailleurs la définition même de la chronicisation, telle qu'elle fut anticipée dans les années 60 par le philosophe français Michel Foucault et par après prolongée par le psychiatre écossais Ronald Laing (1969) dans le cadre du courant politique et social spéculatif radical de l'« antipsychiatrie ».

Concluons ce premier temps, qui a mis à profit la littérature clinique. Au vu des pathologies multiples qui peuvent être qualifiées de « chroniques » (douleurs physiques, addictions, dépressions), mais aussi de la prégnance du cadre hospitalier en tant que terrain prédisposant à la chronicisation d'une pathologie, notre hypothèse initiale, selon laquelle la chronicité n'est peut-être pas seulement la propriété ou le trait d'une maladie particulière, dans notre cas, du diabète, de l'anorexie ou de la schizophrénie, mais une pathologie en tant que telle dotée d'une consistance propre, trouve ici des confirmations de taille. C'est notamment ce que note Linda Normandin dans son livre *La vie des uns, le mépris des autres,* où elle décrit le processus chronicisant de l'addiction toxicomaniaque, sur la base d'une enquête menée au Center of Specialized Care for Toxicomans à Québec. Ainsi, loin que la chronicité soit une simple propriété adjacente à telle ou telle maladie, ce sont peut-être ces maladies elles-mêmes qui qualifient la chronicité. Celle-ci deviendrait dès lors une pathologie transversale, à la fois relationnelle et institutionnelle, et on devrait en ce cas parler de chronicités diabétique, anorexique ou schizophrénique (mais aussi dépressive, addictive, etc.), comme autant de formes singulières et si nombreuses d'une pathologie civilisationnelle contemporaine peut-être bien envahissante.[8]

Les approches phénoménologiques philosophiques et psychiatriques du temps : quelles ressources pour conceptualiser la chronicité ?

Ce deuxième temps est à présent consacré à quelques conceptions référentielles du temps dans la philosophie et la psychiatrie

[8] À propos de la chronicisation comme processus pathologique des personnes toxicodépendantes dans les institutions médico-sociales, voir Kerralie Oeuvray, K. (2010), qui forge le concept du « rester » pour désigner les prises en charge dites de « longue durée » dans ces institutions.

phénoménologiques. Dans quelle mesure les concepts élaborés dans ces approches peuvent-ils nous permettre d'affiner notre description de la chronicité ?

Commençons par examiner la théorie husserlienne du temps dans ses Leçons de 1904-1905 (Husserl, 1966) et dans ses manuscrits consacrés à la synthèse passive (Husserl, 1998). Elle nous offre une vision dynamique d'un soi tout entier ancré et défini par sa temporalité corporelle et intersubjective. La signature husserlienne du temps de ce soi est en effet son « présent vivant », selon la célèbre expression de l'auteur. La vie de ce présent tient au déploiement de l'instant présent, alourdi ce qu'il retient et tendu vers ce qu'il ouvre. Le soi de ce présent est ainsi conjointement gros de ses protentions, et nourri par ses rétentions. Il engrange son passé en en nourrissant son futur, et la passivité qui caractérise inévitablement l'entropie temporelle se trouve ainsi dynamisée. Loin de se réduire à une conservation des dépôts du passé, à une « sédimentation » comme le dit Husserl, des fragments orphelins enkystés isolés dans les couches mortes de ma mémoire, la rétention offre un tremplin où peuvent rebondir des possibilités nouvelles. En ce sens, la vision dynamique du temps que nous propose Husserl, incarnée et relationnelle, s'apparente à un temps thérapeutique qui pourrait former un antidote au temps chronique, du moins si on entend par là, comme je l'ai fait à ce stade, comme un temps immobile, sans changement et clos sur lui-même. Bref, la vertu de la cartographie husserlienne du temps vivant charnel et intersubjectif ouvre la voie à un temps potentiellement non-pathologique, ici anti-chronique.

Examinons à présent le pas que fait Ludwig Binswanger en 1960 dans son ouvrage pionnier *Mélancolie et manie*, sur la base de la vision protothérapeutique du temps de Husserl. Binswanger en effet explore les structures pathologiques du temps et de l'intersubjectivité en jeu dans deux psychoses miroir, la mélancolie et la manie. Il décrit le temps mélancolique comme un temps dont l'horizon futur est obstrué du fait de l'attitude verrouillée du soi, qui se complaît dans son passé et y ressasse sur un mode culpabilisant ce qu'il aurait pu faire qu'il n'a pas fait. Par contraste, le temps maniaque est un temps anarchique ouvert tous-azimuts aux événements à venir, où le soi s'engloutit en s'oubliant lui-même.

Les troubles temporels que Binswanger note dans la mélancolie et la manie nous offrent des ressources précieuses pour nous rapprocher du temps chronique, principalement dans la mélancolie, qui met en scène l'attitude d'un soi bloqué dans son passé et revivant intensément ses souvenirs. Tel est en effet un des traits majeurs du temps chronique, caractérisé par sa fixité et sa répétition. Bien entendu, la mélancolie est une forme de dépression dite sévère, et le terme « dépression » correspond par ailleurs on le sait aujourd'hui à plus de deux cents formes différentes de troubles dépressifs. Autant dire que toutes les dépressions ne sont pas chroniques, et que même la dépression mélancolique peut ne pas l'être. Cette remarque conforte l'hypothèse selon laquelle la chronicité est une pathologie générale qui se spécifie selon les troubles et ne s'identifie pas pleinement à un trouble donné.

Poursuivons notre enquête visant à caractériser plus avant la pathologie chronique en nous intéressant à un autre type de temporalité pathologique, la temporalité traumatique. Allons-nous découvrir ici d'autres propriétés qui résonnent avec le temps chronique ?

Comme on le sait, le processus temporel traumatique prend sa source dans un trauma parfois non-connu consciemment du sujet, et ce trauma génère des boucles temporelles chaotiques faites de réactivations fragmentaires du moment du trauma et de récurrences-retours sans schéma prédéterminé ni prévisible. Dès 1920, dans *Au delà du principe de plaisir*, Sigmund Freud a décrit ces boucles avec l'expression de « compulsion de répétition ». Par ailleurs, ce temps fait de réactivations segmentées et inattendues a été bien décrit par le philosophe anglais Simon Critchley (1999) et le philosophe français Guy Félix Duportail (2005) dans leur mise en scène de l'interaction entre Lacan et Levinas ou encore par Robert Stolorow dans son ouvrage de 2009, *Trauma and Human Existence*.

Contrairement à la chronicité, le temps traumatique est un temps dynamique fait de multiples réactivations, mais, comme la chronicité, il ne comprend pas de dimension transformatrice pour le sujet, qui lui permettrait de « passer à autre chose » ; contrairement à la chronicité, il semble que l'on puisse cependant dépasser le trauma moyennant différentes sortes de thérapies, mais, comme la chronicité, il semble rendre le soi définitivement vulnérable, le contraignant à vivre avec cette vulnérabilité plutôt que de pouvoir réellement en guérir. Comme les maladies chroniques, le syndrôme de stress post-traumatique semble être une pathologie transversale qui révèle ou renforce des maladies psychosomatiques. Par exemple, le traumatisme peut prendre sa source dans un premier épisode dépressif, ou peut révéler un trouble schizophrénique.

Pour conclure ce deuxième temps, nous pouvons dire que, en vertu des catégories disponibles dans les différentes approches, notre cartographie du temps chronique s'affine et s'affermit.

Premièrement, chronicité paraît inclure en elle un état interne d'immobilité et de non-changement qui contraste avec la dynamique husserlienne du présent vivant, du processus réceptif de réactivation et résonne avec l'état de verrouillage du soi dans la mélancolie. Deuxièmement, grâce à la comparaison avec le temps traumatique, on acquiert une vue plus fine de la chronicité, qui ne se définit pas seulement par sa dimension négative et ses déficiences, mais inclut une composante transversale transnosographique.

Affiner l'expérience et la description de la chronicité *via* des entretiens en première personne, existentiels et micro-phénoménologiques

Dans ce troisième et dernier temps, je voudrais me centrer sur trois maladies, le diabète, l'anorexie, la schizophrénie, qui sont nommées en soi « chroniques ». C'est donc l'état intrinsèquement chronique de ces maladies qui va m'intéresser, davantage que le processus de chronicisation, hospitalier par exemple. L'hypothèse de la chronicité comme propriété transversale aux différentes maladies et caractérisée par l'immobilité et le non-changement est-elle toujours valide dans le cas d'un état chronique intrinsèque ? Du fait du manque de descriptions disponibles dans la littérature, je vais construire et faire émerger des catégories expérientielles issues d'entretiens en première personne, usant d'une méthodologie qui a prouvé sa rigueur, à savoir, la technique d'explicitation micro-phénoménologique, en puisant également dans des contenus existentiels relevés dans les entretiens existentiels.[9] Contrairement à de nombreuses méthodes qualitatives qui demeurent exposées au risque du subjectivisme en raison des vécus particuliers privés mis au jour, cette technique est capable d'offrir des schèmes scientifiques remarquables d'universalisation du témoignage en première personne.[10] Avant de noter quelques résultats qui ont émergé grâce à cette technique d'entretien, précisons en quoi elle consiste (Depraz, 2019).

---

[9] Concernant l'articulation entre les deux méthodes d'entretiens, je renvoie à la contribution de M. Janner-Raimondi et de N. Depraz, « Appréhender l'expérience vécue d'un suivi d'adolescent en santé mentale par une psychiatre », et à celle de N. Depraz et M. Janner-Raimondi, « Troubles anorexiques chroniques vus à travers le double entretien croisé d'une professionnelle et d'une adolescente au Pôle psychiatrique de Lille-Armentières ».

[10] Indiquons que le choix de l'entretien micro-phénoménologique en tant qu'entretien qualitatif en première personne n'exclut pas un entretien semi-directif (Smith, 1995 ; Blanchet, 2003), d'autant plus que la spécificité du programme de recherche Adochroniq consiste justement à combiner et à articuler méthodologiquement ces deux types d'approches, à savoir, les entretiens micro-phénoménologiques et les entretiens semi-directifs, nommés ici existentiels. Ainsi, dans notre recherche, l'entretien semi-directif a pour but de délimiter tout d'abord grâce à un guide d'entretien les thèmes pertinents à soumettre à l'interviewé.e par l'inteviewer, relativement au vécu éprouvé de la maladie, puis un entretien micro-phénoménologique se centre sur un moment singulier situé hic et nunc de l'expérience de la maladie, et cherche à expliciter les expériences corporelles, perceptives et émotionnelles pré-conscientes qui ont eu lieu à ce moment précis : il peut s'agir du moment initial de prise de conscience de la maladie, d'un moment transitoire de rémission ou encore d'aggravation des symptômes.

L'acte de baptême de la micro-phénoménologie est récent. Le terme est né au printemps 2016, de discussions entre des chercheurs rattachés aux Archives-Husserl (Claire Petitmengin, Michel Bitbol, Dominique Pradelle et moi-même), et Pierre Vermersch, psychologue formé à l'Ecole de Jean Piaget. Pierre Vermersch qui fonda, dès le début des années 80, la technique de l'entretien d'explicitation dans le cadre de sa recherche en psychologie du travail.[11]

Partant de séquences d'action quotidiennes ou professionnelles, où le sujet fait bien ce qu'il fait et sait le faire (démonter un microprocesseur, aller chercher du pain à la boulangerie), la question de recherche de P. Vermersch fut la suivante : *comment* le sujet fait-il ce qu'il fait ? Et corolairement : est-il capable de *décrire la manière dont il s'y prend* pour faire ce qu'il fait ? En effet, si on demande à quelqu'un *comment* il a fait ce qu'il a fait, on obtient le plus souvent une réponse qui fournit sa *représentation* de ce qu'il a fait, bien plus que *comment il s'y est effectivement pris*. Je m'attarde sur le point de départ de l'interrogation du chercheur en psychologie qu'est P. Vermersch, car elle livre le noyau de ce qui sera sa pratique spécifique de description de l'expérience préconsciente du sujet. Il nommera cette dernière « pré-réfléchie », « implicite », et cela le conduira à mettre en place une technique d'entretien destinée à permettre au sujet d'« expliciter » sa manière de faire ce qu'il fait, avec un degré de finesse et de précision, de « granularité » comme il le dit lui-même, rarement atteint.

C'est à ce moment-là, au milieu des années 90, en 1993 plus précisément, que Vermersch rencontre les textes de la phénoménologie husserlienne, notamment les *Idées directrices...* I. Dans les années suivantes, il découvre les manuscrits des années 20 *De la synthèse passive*, qui appartiennent à la période husserlienne de la phénoménologie génétique, mais aussi le Cours plus précoce, donné par Husserl lors du Semestre d'hiver 1904-1905, de la *Phénoménologie de la conscience intime du temps*. Il prend la mesure de la fécondité des concepts husserliens

---

[11] http://www.grex2.com/#tabs-2

de vécu intentionnel, d'acte réflexif, de mutation attentionnelle, d'intention éveillante, de processus rétentionnel passif ou de champ de prédonation passive de la conscience. Pierre Vermersch voit dans ces concepts des *opérations* de la conscience, des actes que l'on peut effectuer et qui contribuent à préciser la description des actions et des procédures que je réalise lorsque je fais quelque chose. Tout en reprenant à son compte ces concepts dans leur vertu opératoire et descriptive, Vermersch (2012) se désolidarise de la position philosophique de Husserl, notamment de son idéalisme transcendantal et de son ontologie fondationnelle. Ainsi, l'*épochè*, méthode emblématique de suspension des contenus positifs ininterrogés, est moins comprise comme un principe de justification théorique de la connaissance que comme une opération pratique, productrice d'une expérience réexaminée, notamment dégagée de ses présuppositions.

Ma relecture de la phénoménologie husserlienne, dès le milieu des années 90, comme pratique d'effectuation expérientielle de l'*épochè*, relecture qui a pu s'identifier alors pour moi sous l'expression d'« empirisme transcendantal » (Depraz, 2001), a rencontré à ce moment là le travail vermerschien d'explicitation du vécu spécifié de l'expérience *hic et nunc* d'un sujet donné. Elle a donné lieu entre P. Vermersch, F. J. Varela et moi-même, à des échanges continus et intenses durant cinq ans, entre 1996 et 2001, qui aboutiront à la publication de l'ouvrage écrit à six mains, *On becoming aware. A pragmatics of experiencing* (Depraz, N., Varela, F. & Vermersch, P. (2003).

Par le biais de la technique de l'entretien d'explicitation, on permet en effet au sujet que nous sommes d'accéder plus finement à un vécu singulier, lequel est souvent recouvert sous sa représentation générique. Typiquement, si je vous demande comment vous vous êtes réveillés ce matin et que vous me répondez que, en général, le matin, c'est le réveil qui vous réveille, vous me décrivez en réalité la structure habituelle de votre expérience de réveil, ou encore la représentation que vous avez de votre réveil de ce matin. Pierre Vermersch dira que vous décrivez une « classe de vécus », c'est-à-dire que la formulation de votre expérience de ce matin est en fait le résultat implicite et sédimenté d'une multiplicité d'expériences, mais pas celle de votre vécu singulier et unique de réveil de ce matin. Votre réponse correspond au fond à la description spontanée de votre expérience. C'est ce type de description que l'on lit dans les analyses des philosophes phénoménologues lorsqu'ils se réfèrent à une situation d'expérience. Husserl par exemple écrit au § 27 des *Idées directrices* I :

> Je puis déplacer mon attention, la détacher de ce bureau que je viens d'observer attentivement, la porter, à travers la partie de la pièce que je ne voyais pas, derrière mon dos vers la véranda, dans le jardin, vers les enfants sous la tonnelle etc.(Husserl, 1950, p.88).

En dépit du fait que l'énoncé est au temps présent, contient un déictique (« ce bureau ») et se trouve porté par un Je situé dans un espace concret et familier de vie, tous marqueurs d'une « prise de parole incarnée » (selon les termes mêmes de Vermersch), l'exemple reste générique, la description structurelle. En fait, l'indicateur de la généricité structurelle de l'expérience, c'est le mode de la possibilité, qui ouvre la description : « Je *puis* déplacer mon attention... » Edmund Husserl a pu vivre cette expérience des dizaines de fois : il nous restitue en réalité une expérience *structurelle* de déplacement attentionnel, dans laquelle nous pouvons bien entendu entrer, voire que nous pouvons ré-effectuer pour nous-mêmes, selon un mode de transposition en imagination propre au niveau phénoménologique de la possibilité qui est caractéristique de la proposition husserlienne. Il n'en reste pas moins que le vécu attentionnel n'a ici rien de singulier, et que, conséquence directe, la description reste menée à gros traits.

Je vous propose de revenir au moment précis où vous vous êtes réveillés ce matin et de décrire le microprocessus d'émergence à la conscience que fut votre réveil. Je n'obtiendrai une description fine de votre vécu de ce moment-là que si je vous invite à revenir précisément à ce moment-là. Décrire tout d'abord le contexte : comment vous êtes allongé, comment est la pièce (spacieuse, étroite, haute, basse), la lumière, la chaleur ; revenir au moment précis où le réveil sonne, ou bien où vous vous réveillez avant qu'il sonne, comment vous vous sentez (dispos, encore fatigué), comment est votre état émotionnel (serein, déprimé), cognitif (focalisé, dispersé), qu'en est-il de vos mouvements éventuels d'orientation interne dans l'espace, du processus rapide ou pas de reconnaissance de l'espace, si vous êtes dans une chambre d'hôtel ou dans un autre lieu qui n'est pas votre lieu habituel.

Bref, la technique de l'entretien d'explicitation, rebaptisée récemment micro-phénoménologie, est une discipline de description fine des micro-processus corporels (sensations, kinesthèses, proprioception, cardiaques) et internes (cognitifs, attentionnels, émotionnels, imageants) d'un moment spécifié vécu par un sujet à un moment donné et dans un lieu précis. Dans la filiation de la discipline husserlienne de descripion des vécus de conscience, Pierre Vermersch, puis Claire Petitmengin, avec le souci de situer l'entretien d'explicitation sur le terrain de la recherche scientifique,[12] font le choix d'une description affinée et spécifiée, ce qui, par rapport à Husserl, déplace à deux titres le curseur descriptif : 1. le vécu est singulier, spécifié, et non générique, structurel ; 2. le niveau de granularité de la description est renforcé, ce qui donne lieu à la mise au jour de micro-séquences fines, de processus détaillés d'émergence du vécu et la mise en évidence de moments (quasi)synchroniques de l'expérience (Depraz, 2014).

Dans certains entretiens que j'ai menés avec des médecins ou des psychologues en charge de personnes ayant des troubles diabétiques, alimentaires ou schizophréniques,[13] j'ai découvert

---

[12] Cf. le site créé et administré par Cl. Petitmengin https://www.micropheno-menology.com/seminars#!

[13] J'ai pu mener en avril 2019 un entretien microphénoménologique avec une adolescente ayant des troubles anorexiques, mais je préfère garder les données obtenues pour une autre contribution (voir, dans le présent volume, la contribution de N. Depraz et de M. Janner Raimondi, « Troubles anorexiques chroniques vus à travers le double entretien croisé d'une professionnelle et d'une adolescente au Pôle psychiatrique de Lille-Armentières », qui prend appui sur

des traits caractéristiques de la chronicité, spécifiques à chacune de ses maladies.

Le diabète est une maladie clairement somatique. Quoiqu'elle ait bien entendu des effets psychologiques sur la patiente, on est confronté avec elle à la réalité objective irréductible du corps physique malade. Edmund Husserl nomme ce corps physique objectif un *Körper* (1982). En effet, ce corps est soumis aux contraintes objectives de la dé-régulation du niveau de sucre dans le sang, ce qui implique une thérapie à base d'insuline (surtout dans le cas du diabète de type 1). La dimension chronique de la maladie est étroitement liée à la dépendance médicale du soin par l'insuline. Cela implique une certaine routine, des rituels, et génère une mobilité limitée, du moins contrainte par l'obligation de se rendre à l'hôpital régulièrement pour les injonctions ou, au minimum, d'être rappelé à cette dépendence objective dans le cas où le jeune à la possibilité d'avoir ses injonctions à domicile. En tant que pédiatre à l'hôpital de Rouen en Normandie, Cl. en témoigne :

> (…) il est diabétique depuis l'âge de 2 ans. Donc là il a… il doit avoir 15 ans. Voilà, sachant que ça a toujours été compliqué… relativement compliqué, puisque quand il était petit finalement… voilà, enfin son diabète était relativement bien équilibré, après il faisait des crises clastiques à la maison, mais il était petit et finalement la mère arrivait à peu près à gérer (…) je le rencontre toutes les deux semaines pour vérifier son niveau de sucre et lui faire son injection. (…) c'est vrai qu'on est tellement au jour le jour et de voir finalement comment il va chaque jour, comment… que ouais, la question de la chronicité pour lui… Bon, après on y est déjà, ça fait 13 ans qu'il est malade, on y est déjà dans la chronicité finalement [EE, Pédiatre Cl., 5 juillet 2016].

Puis, elle revient à un moment précis durant sa dernière rencontre avec lui :

---

les deux entretiens menés, existentiel et microphénoménologique, avec la médecin d'une part, la patiente d'autre part.

> Je vois que vous avez du mal à gérer votre maladie, c'est très contraignant: vous devez vivre avec, mais vous êtes fréquemment hospitalisé en raison de complications aiguës de votre diabète. (...) il y a des questionnements probablement sur sa vie future aussi avec sa maladie ouais. Mais c'est vrai que ça fait partie des choses qu'on a du mal à travailler avec lui quoi. Tous ces questionnements d'avenir, de toute façon il est très réticent et on a du mal à l'aborder avec lui[EE, Pédiatre Cl., 5 juillet 2016].[14]

Les propriétés temporelles propres au diabète ressortent bien de ce témoignage existentiel: c'est un temps objectivement contraint par les nécessité du corps physique, à savoir **fortement séquencé**, fait d'échéances imposées à un **rythme répétitif soutenu et subi**; ce temps est par ailleurs caractérisé par une **forme d'endurance** liée à l'inscription de la maladie dans une **durée immuable et sans fin**; il prend parallèlement la forme d'un **temps qui est suspendu** au traitement par insuline, ce sans quoi l'état physique se dégrade, avec certes la **possibilité d'une stabilisation**, mais à condition d'être sans cesse contrôlé; ce temps est donc un **temps fermé, restreint, aliénant**, car la liberté du sujet y est de fait puissamment amoindrie. il engendre dès lors des attitudes relationnelles de repli sur soi et d'opposition.[15]

À l'autre bout du spectre des maladies chroniques, la schizophrénie se présente d'abord comme une maladie mentale.

---

[14] Entretien existentiel. Interviewer : Diane Bedoin; interviewée : dr. Cl. ; lieu : Hôpital de Rouen, date : 5 juillet 2016, p. 8-10 du verbatim.

[15] Quoique Simone de Beauvoir n'ait pas à ma connaissance consacré d'études au temps vécu du sujet diabétique, la description d'un temps contraint par les nécessités objectives de la situation existentielle du sujet, fait de soumission et d'aliénation, résonne assez précisément avec l'analyse de la condition de la femme dans son rapport de dépendance au temps domestique de façon générale, et durant les périodes de la grossesse et de l'allaitement notamment. Cf. S. de Beauvoir, *Le deuxième sexe* (1949), Paris, Gallimard, 2015, vol. 1, pp. 16-17 : « [L'homme] saisit son corps comme relation directe et normale avec le monde qu'il croit appréhender dans son objectivité, tandis qu'il considère le corps de la femme comme alourdi par tout ce qui le spécifie : un obstacle, une prison. » ; « [...] d'abord violée, la femelle est ensuite aliénée [...] ; habitée par un autre qui se nourrit de sa substance, la femelle pendant le temps de la gestation est à la fois soi-même et autre que soi-même [...] »

Quoiqu'elle puisse évidemment avoir des répercussions corporelles pour le sujet, il y a avec la schizophrénie la réalité d'un trouble psychique endogène, qui s'exprime on le sait à travers un sentiment d'être persécuté, de perdre le contact concret et vivant avec la réalité quotidienne, et de perceptions visuelles ou auditives hallucinatoires, objectivement imperceptibles pour les autres. Contrairement au diabète, qui peut être diagnostiqué lors de la prime enfance (comme en témoigne plus haut Julie Gayet parlant de Jean), les troubles schizophréniques apparaissent typiquement à l'adolescence, à un moment où le corps du sujet et ses relations avec autrui subissent des transformations inédites. Aussi semble-t-il difficile ici d'identifier de façon simple la chronicité avec l'absence de mobilité et de changement, dans la mesure où le trouble schizophrénique se traduit par des moments de crise aiguë, nommés à l'aide du terme diagnostic de "délire", et qui s'accompagne souvent d'un flux de paroles où le sujet se dit persécuté. Le psychiatre urgentiste à l'hôpital Charcot à Plaisir près de Paris F. fait un compte rendu aigu des troubles schizophréniques chroniques que subit un jeune homme de dix-huit ans. Lors de l'entretien microphénoménologique avec Mathilde Pruvo qui l'interviewe, il revient sur un moment spécifié lors d'un entretien qu'il a eu avec ses parents :

> (...) j'ai repris avec eux tous les éléments qui me paraissaient objectivants, les troubles qu'il avait. Des troubles qui montraient qu'il était délirant, qu'il était persécuté et avec l'impossibilité d'arriver à le convaincre et que même si à certains moments il avait l'air tellement normal... et d'ailleurs je l'ai dit aux parents : 'vous savez, votre fils il est très touchant parce qu'on a l'impression qu'il est tout à fait normal... Enfin, il a un fonctionnement à peu près opérationnel et au moment où on commence à vouloir lui mettre quelque chose qui serait une limite, là ça part... [EEMP, Psychiatre F., 2 mai 2016][16]

La chronicité schizophrénique semble à première vue davantage reliée à une forme de mobilité faite de schémas de

[16] Entretien d'explicitation microphénoménologique (EEMP). Interviewer : Mathilde Pruvo ; interviewé : dr. F. ; lieu : Hôpital Charcot, date : 2 mai 2016.

réactivation d'événements critiques qui recoupe ce qui se passe dans le temps traumatique. Dans la séquence de l'entretien ci-dessus, le psychiatre commence par reprendre les symptômes standard, à savoir notamment le délire de persécution, puis il souligne à deux reprises la normalité du jeune homme, son attitude "opérationnelle, normale", avant de mentionner l'impossibilité de poser une "limite" sans que "ça parte" comme il le dit avec une formulation familière très parlante. Ce qui ressort de la chronicité temporelle ici, c'est un rythme apparemment auto-normé avec des peaks soudains, intenses et incontrôlables : "ça part…" Un temps donc hyper-ouvert, soumis à l'imprévisibilité surprenante de la crise, un instabilité extrême lié à ces moments inanticipables, d'autant plus inanticipables que le temps qui précède se présente comme absolument normal et normé. Par rapport au temps traumatique, qui a aussi cette ouverture critique répétée, le temps schizophrénique n'engage a priori pas de résolution thérapeutique verbale ou corporelle, sauf à engager un traitement médicamenteux lourd qui amnésie la réactivité et régule la violence des crises.[17]

À mi-chemin entre le diabète et la schizophrénie, les troubles alimentaires (l'anorexie mentale) combinent de façon unique des manifestations somatiques incontrôlables et des sentiments puissants de contrôle de soi. Le symptôme objectif qui est de l'ordre du *Körper* est la perte cruciale de poids, ce qui entraîne souvent une hospitalisation et requiert d'être traité de façon médicale, comme c'est le cas pour le diabète. Mais, contrairement au diabète, ce symptôme objectif mesurable est le résultat direct-indirect d'une attitude tout à la fois préconsciente passive et consciente volontaire du sujet, qui veut contrôler son corps, de sorte que le traitement médical devient ici une thérapie qui permet de réguler par la gestion objective du corps des troubles relationnels étroitement liés à l'image de soi via l'image de son corps, et se traduisant par une estime de soi dégradée et

---

[17] À propos de la violence incessant de la surprise dans la psychose schizophrénique, ou de son émoussement dans la surprise mélancolique, cf. Natalie Depraz (2018). *Le sujet de la surprise. Un sujet cardial*, Bucarest : Zeta books, pp. 43-46.

une appréciation faussée de l'estime des autres. Quand je me regarde dans la glace, je vois mon corps de façon déformée (comme dans un miroir déformant), c'est-à-dire que ma perception subjective 'anorexique' sera celle d'un corps plus gros qu'il n'est objectivement. Non que ma perception soit fausse, comme pourrait le laisser penser une approche scientifique 'objective'. Ma perception est vraie puisque je me vois ainsi. Pour le formuler en termes phénoménologiques : mon "Leib", mon corps vécu charnel est plus gros que mon "Körper", mon corps objectif mesurable. Je me vois à travers le regard que les autres portent sur moi, et qui pensé-je me vois "grosse". La perception que j'ai de mon corps comme *Leib* est d'emblée tissée intersubjectivement. Typiquement donc, l'anorexie est une maladie relationnelle qui joue sur un écart de ma perception corporelle entre *Leib* et *Körper*.

Quelle est, à présent, la spécificité de la chronicité anorexique ? Elle combine les dimensions du corps vivant physique (*Körper*) et du corps charnel vécu. Parmi les dimensions chroniques du diabète que nous avons notées plus haut, à savoir la contrainte objective du manque de mobilité, la durée endurante, la détérioration corporelle en l'absence de traitement médical, la possible stabilisation en cas de contrôle régulier, l'effet de restriction de la liberté d'action du sujet et les difficultés relationnelles de repli sur soi, quels sont les traits qui résonnent avec la chronicité anorexique ? Parmi les éléments qui ressortent de la schizophrénie chronique, on note un comportement parfois apparemment "normal", standard, qui subitement se trouvera brisé par une crise où le sujet se découvre hors de lui-même. Le trouble schizophrénique s'installe de façon chronique quand le sujet enchaîne crise sur crise à des intervalles de plus en plus rapides, c'est-à-dire explosion hors de soi sur explosion hors de soi, qui engendrent des symptômes verbalisés de paranoïa et des perceptions visuelles ou auditives hallucinatoires. Parmi ces traits, quels sont ceux qui font écho à la chronicité anorexique ?

La psychologue pour adolescent.e.s, Pa., au centre hospitalier de Lille-Armentières dans le nord de la France, rappelle un moment précis lors d'une rencontre avec l'adolescente E., âgée de 16 ans, qui a été hospitalisée à de nombreuses reprises durant l'année précédente. C'est le moment où la psychologue lui annonce qu'elle doit être à nouveau hospitalisée. L'entretien d'explicitation micro-phénoménologique ramène la professionnelle au moment précis de l'annonce et décrit comment elle a vu E. se sentir, c'est-à-dire ce qu'elle a perçu du vécu de l'adolescente alors :

> Elle est arrivée dans un état de fatigue physique intense, avec un teint vraiment gris. (…) Elle tenait à peine sur ses jambes. (…) au cours de cet entretien, on a questionné la fatigue d'E., elle venait de sortir de trois jours de gastro. Et donc compte tenu de son poids qui était déjà limite, c'était compliqué. Et du coup, on a pris la décision, avec le médecin, d'appeler la pédiatrie pour ré-hospitaliser E. Notamment, on savait qu'elle était très limite au niveau du potassium et voilà. Et E. a beaucoup pleuré, de manière très… on va dire silencieuse avec juste ses larmes qui coulaient. Mais c'est un effondrement aussi qui était plutôt positif dans le sens où là, elle n'était plus dans le contrôle, la maîtrise. (…) Alors, je ne saurais plus vous dire les mots qu'elle a exprimés à ce moment-là, mais vraiment de ce découragement encore et l'ennui. C'est la notion d'ennui qui me revient [EEMP, Psychologue Pa. 24 mai 2018] [18]

Au vu de ce petit segment de vécu, on peut remarquer l'intrication étroite chez l'adolescente entre son vécu corporel et son vécu émotionnel, ainsi que le poids que représente son corps dans sa dimension physique objective : taux limite de potassium, état de fatigue physique intense et teint gris lié à trois jours de gastro, notation motrice et kinesthésique de ne plus tenir sur ses jambes. C'est à l'évidence cette pesanteur aliénante du *Körper* qui, liée à l'annonce d'une nécessaire ré-hospitalisation, fait émerger une fragilisation accrue et suscite sa crise de larmes. Les émotions associées à l'état et au vécu corporels, l'effondrement, l'ennui, sont exprimées par l'adolescente et témoignent de ce jeu entre le corps et l'affect qui semble être au cœur de la chronicité

[18] Entretien d'explicitation micro-phénoménologique (EEMP). Interviewer : Natalie Depraz ; interviewée : Pa. ; lieu : Centre hospitalier Lille-Armetières, date : 24 mai 2018.

anorexique. Si les contraintes objectives qui pèsent sur le corps de l'anorexique font fortement écho à ce que vit le sujet diabétique avec le contrôle l'un du poids, l'autre du taux de sucre et la mobilité limitée par le lien nécessaire avec l'hôpital, la personne anorexique n'est pas définitivement aliénée par ce contrôle puisque la part psychique de sa prise en main par elle-même peut l'amener à reprendre le dessus et à faire évoluer la perception de son corps dans le sens d'un détachement salutaire. De même, alors que la chronicité schizophrénique se traduit par le retour répétitif des crises de délire, lequel fait écho aux effondrements récurrents du sujet anorexique, la contrainte psychique absolue qui échappe à l'action interne possible du sujet schizophrénique et le place dans une position hors-contrôle de soi est là aussi tout à fait distincte de la capacité de la personne anorexique de se reprendre en main. Par conséquent, contrairement au diabète et à la schizophrénie, qui rendent le sujet définitivement passif et l'enferment dans sa maladie, l'anorexie peut dans certains cas, malgré la conscience de la fragilité (ou peut-être grâce à elle justement), s'acheminer vers un processus de guérison. Dans le cas de l'adolescente E. en effet, ses pleurs et son effondrement, qui sont dus à sa deuxième hospitalisation, correspond au premier moment où elle commence en réalité à "aller mieux" après plus d'un an.

À un autre niveau, ces trois maladies que nous avons choisies d'explorer dans ce programme de recherche sous l'angle de leur chronicité incluent toutes trois dans leur définition le cadre hospitalier. Contrairement à la névrose qui peut aussi être caractériser comme "chronique" étant donné son traitement au long terme et sa réalité psychique souvent incurable, la chronicité spécifique en jeu dans nos maladies paraît être dépendante d'une "chronicité hospitalière". En effet, pour nos trois adolescent.e.s, l'hospital reste une réalité quasi-quotidienne.

Conclusion

Tirons à présent quelques remarques conclusives relativement au thème de la chronicité d'une part, eu égard à aux dimensions méthodologiques combinées mises en jeu d'autre part.

Concernant la chronicité, nous sommes confrontés à une question importante : peut-on dégager un invariant de la chronicité étant donnée l'hétérogénéité notable des formes de maladies chroniques ? Par delà la connotation négative de la notion de chronicité, on dira premièrement qu'elle épouse une temporalité "au long cours". En second lieu, considèrera-t-on que l'impossibilité du changement, c'est-à-dire, concrètement, son caractère inguérissable, est un trait caractéristique des maladies chroniques ? Comme on l'a vu et comme notamment Serge Kannas[19] le met en avant, une telle permanence correspond davantage à un lent processus de "stabilisation" qu'à un simple immobilisme. Aussi semble-t-il y avoir une sorte de dynamique voire une possible évolution au sein de la chronicité, même si de tel.l.es patient.e.s demeurent chroniques dans la mesure où ils restent fondamentalement vulnérables et le plus souvent socialement dépendants.[20] Ces différents traits (temps au long terme, stabilisation, dépendance sociale) forment une configuration de sens qui traverse d'une certaine manière toutes ces maladies. Dès lors, la chronicité apparaît moins comme une propriété parmi d'autres que comme une matrice dont ces maladies sont des variations.

Concernant la méthodologie usitée, on a remarqué qu'elle se signale par son hybridation. Différents niveaux d'expérience et d'analyse sont mis à profit à dessein de donner forme à un concept affiné de chronicité ancré expérientiellement. Ce sont les plans cliniques, psychopathologique et systémique institutionnel, les ressources philosophiques phénoménologiques,

---

[19] À ce propos, je renvoie à la contribution de Serge Kannas dans le présent volume, intitulée « Chronicité, vous avez dit chronicité ?».

[20] À propos de la notion de vulnérabilité et de la notion de fragilité-fragilisation évoquée plus haut concernant la personne anorexique, voir ma contribution du 28 mai 2020 dans le cadre du wokshop d'Ecomicrophénoménologie organisé par Cl. Petitmengin, C. Valenzuela et M. Ollagnie entre le 25 et le 29 mai 2020, intitulée : « On becoming more living in times of pandemic. The lived experience of being fragile » / En français : « Se sentir plus vivant en temps de pandémie. L'expérience de la fragilité ». Lien audiovisuel et documents écrits en anglais et en français : http://eriac.univ-rouen.fr/se-sentir-plus-vivante-en-temps-de-pandemie-lexperience-de-la-fragilite/

conceptuelles et structurelles, les descriptions micro-phénoménologiques et leur analyse spécifique (dont je n'ai proposé ici que quelques segments indicatifs.) Une telle combinatoire esquisse l'articulation en cours d'élaboration entre des catégories philosophiques et psychiatrique en troisième personne et des comptes rendus cliniques, existentiels et microphénoménologiques en première personne. Tout en étant bien consciente du caractère encore préliminaire de cette première esquisse de microphénoménologie de la chronicité,[21] j'espère avoir déjà un peu contribué à ouvrir quelques pistes de compréhension de cette conception intrigante de la chronicité entendue comme une pathologie *per se*.

[21] Pour un usage plus systématique et élargi des entretiens microphénoménologiques corrélés à des marqueurs physiologiques et à des catégories philosophiques, cf. les articles suivants, en lien avec le programme de recherché ANR Emphiline, dont le bilan est disponible sur Hal Normandie : Depraz, N., Gyemant, M. & Desmidt, T. (2017) ; Depraz, N. & Desmidt, T. (2018).

L'entretien expérientiel micro-phénoménologique : une nouvelle exigence

Alex PELTIER

Faire de la Réduction phénoménologique une relation. Voilà l'exercice d'innovation auquel correspond terminalement la technique d'entretien d'explicitation élaborée par Pierre Vermersch, et développée depuis, par de nombreux chercheurs, notamment dans le cadre du Groupe de Recherche sur l'Explicitation : le GREX (Vermersch, 2012).

La proposition ne va pas de soi. La Réduction phénoménologique, généralement introduite en France par les Idées directrices pour une phénoménologie et une philosophie phénoménologique pures de Husserl (Ideen I), dans sa traduction historique de 1950 par Paul Ricœur, figure le plus souvent une pratique introspective solitaire – quand elle est seulement admise comme une pratique concrète –, si solitaire qu'on s'y aventurerait au péril du plus inexpugnable solipsisme, celui dont le cartésianisme avait déjà accusé le reproche dans ses dernières conséquences immatérialistes, notamment chez Berkeley, au XVIII.ième siècle.

L'attitude de spectateur désintéressé que la Réduction propose d'adopter, comme posture scientifique qui livre au chercheur tout phénomène dans son évidence, hors des savoirs et des représentation acquises qui lui sont associées, a d'ailleurs elle-même mis en avant la difficulté qu'il pouvait y avoir à aborder la réalité d'autrui – à fonder ce qui dans l'altérité pouvait résister aux certitudes de la perception, ou être le terrain des ambiguïtés de l'affect et des débordements de l'intercompréhension ; et il est difficile d'ignorer combien les développements sur l'intersubjectivité tiennent historiquement, dans la construction de la discipline phénoménologique, une place majeure, aux côtés d'autres domaines notables auxquels

s'est consacrée la Phénoménologie, le corps, la temporalité, la signification…
Comme elle est le plus couramment décrite comme une conversion, du regard, ou plus rigoureusement de l'attention, l'acquisition de la Réduction phénoménologique est souvent pensée comme l'aboutissement d'un parcours individuel, marqué par l'engagement dans la discipline philosophique, parcours où la confrontation aux textes semble dominer les modalités pédagogiques. On lit les phénoménologues, on s'efforce de rejoindre les expériences et les descriptions qu'ils dégagent depuis cette attitude spécifique dans leurs écrits, on adopte leur méthodologie ou leur posture pour accéder au champ fondamental du Phénomène, de l'Être, de la Corporéité, que leurs œuvres nous font apercevoir.

Mais la relation privilégiée au Texte, voire sa fétichisation par certaines règles académiques d'enseignement, dissimulent maladroitement que l'acquisition de la Réduction est toujours un rapport à l'autre, vénérable auteur, prédécesseur, professeur, camarade d'étude… Or si l'on souhaite interroger plus minutieusement la nature et le processus de cette transmission, d'une technique, d'une compétence, d'une attitude, il peut apparaître comme une des contraintes caractéristiques de l'acquisition de la Réduction qu'elle est spontanément programmée à destination de spécialistes, soit parce que l'abord textuel impose à la démarche d'enseignement une connaissance conceptuelle et contextuelle d'un niveau élevé, soit parce que l'accès à cette technique supposerait (et attesterait concomitamment) un engagement dans la Philosophie, qui impliquerait des décisions existentielles, éthiques, axiologiques, bien éloignées du commun.

D'une certaine façon, on peut décrire l'audace qui caractérise en propre l'entretien d'explicitation comme le projet de rendre accessible l'expérience phénoménologique à tout individu sous la guidance d'un tiers expérimenté. Telle qu'elle est codifiée, cette technique n'implique pas que le sujet opère une conversion philosophique ; et même, sa coopération ne suppose pas qu'il ait assimilé ni les implications ni les finalités qui structurent l'attitude phénoménologique en tant que telle. Une relation encadrante, vigilante, peut être le terrain d'un accès au vécu phénoménologique dans toute sa rigueur sans qu'aucun acquis technique préalable ne soit requis de la part du sujet, sinon sa capacité à suivre des indications directrices et sa bienveillance à participer à l'enquête qu'on lui propose.

Sous la forme de cette relation d'explicitation, l'acquisition de la Réduction enveloppe deux aspects. Elle est, d'un côté, une relation de don, de don d'une technique, de mise à disposition d'un savoir-faire ; c'est-à-dire une relation d'accompagnement, pédagogique, de guidance, de bienveillance, dans l'acquisition d'un exercice, d'une pratique, d'une posture. De l'autre côté, elle est une relation de révélation, d'élucidation, d'exposition : de manifestation – parvenir par le détail de l'exercice à convoquer, intensifié et purifié, un vécu, dans toute son ardente granularité sensible, dans toute la minutie affective de sa restitution. C'est d'ailleurs ce soin minutieux à la granularité expérientielle qui conduisent les évolutions de la technique d'entretien à se présenter comme une micro-phénoménologie.

Ce en quoi l'entretien d'explicitation consiste donc, c'est à amener le sujet en position d'expression d'un vécu, sur lequel on l'a guidé à porter un regard modifié, un regard purifié de toute observation satellitaire, délesté de tout jugement ou représentation qui viendrait en parasiter la restitution. On parle donc à juste titre d'une réduction, puisque l'expérience et son expression sont diminuées de grande quantité de savoirs et de liens cognitifs qui pourraient leur être spontanément, ou par automatisme culturel, associés.
Si l'exercice est révélateur, c'est qu'il tend à ramener à l'attention des processus implicites, infimes au point le plus souvent d'être infra-conscients, trop succincts ou masqués par l'attention orientée que nos savoirs préalables nous font rétrospectivement leur porter. Mais s'il est un exercice d'accompagnement, il entraîne avec lui toutes les modalités, affectives, communicationnelles, cognitives, qui sont impliquées dans les relations de tête à tête, en particulier quand leur

dimension pédagogique coïncide avec une prescription de modification (du regard, de l'attitude, de la conscientisation), de transformation du sujet lui-même, dans ses fonctionnements expérientiels et attentionnels habituels. Dans l'objectif d'en faire ressortir certains aspects prééminents, qui en exhibent aussi bien les modalités qu'ils dessinent les exigences spécifiques qui en découlent, nous nous proposons de dériver l'exercice de cette relation réductive à partir de trois vecteurs, selon trois directions, ou plutôt selon trois axes de vécu : 1/ enseigner l'expérience ; 2/ modifier la conscience ; 3/ encadrer la vigilance. Au fur et à mesure de ces trois étapes, nous centrerons progressivement nos analyses sur les particularités propres à l'enquête auprès des adolescents atteints de maladie chronique, telle qu'elle a été mise en place par notre groupe de recherche interdisciplinaire.

Enseigner l'expérience

Il y a quelques paradoxes à soutenir qu'on apprenne à éprouver, qu'on enseigne le vécu. C'est bien pourtant ce que projette de nous apprendre la phénoménologie lorsqu'elle nous enseigne la Réduction. Son opération consiste à nous reconduire à la vividité propre des vécus qui sont les nôtres, à en aviver l'intuition.

La Réduction possède bien des propriétés d'abrasion, qui aiguisent l'expérience, qui l'intensifient, ou qui a minima en permettent le « grossissement des détails » si l'on veut en croire la manière micro-phénoménologique. Elle désencombre l'expérience de tout jugement pour en libérer la manifestation dans sa pure évidence, dans sa pure présence, le phénomène dans toutes les qualités qui lui donnent d'apparaître tel quel.
Sous sa forme individuelle, le paradoxe concerne seulement le premier phénoménologue, celui qui n'a reçu d'aucun prédécesseur sa méthode (c'est l'un des paradoxes dit « de l'amorçage »). Si j'ai pu trouver la Réduction mise à ma disposition par un texte, par un enseignant, par un confrère, comment le premier phénoménologue en a-t-il reçu la méthode ?

Ce paradoxe n'est que celui de la régression à l'infini, et ce serait abusivement créditer Husserl que de ne pas rendre aux précédents cartésiens, sceptiques, voire chrétiens, ce qu'il pourrait leur devoir (lui-même avouait se reconnaître, par exemple, dans nombres des thèses de Maître Eckhart), quand bien même il aurait élaboré de manière particulière les modalités spécifiques à son projet d'une science du phénomène (Cairns, 1997).

Cependant, passé ce premier paradoxe, c'est bien à ses propres vécus qu'accède le phénoménologue par la technique de la Réduction. L'opération lui permet donc d'évacuer les différentes médiations qui viendraient s'interposer entre lui-même et son expérience. Elle tend ainsi à minimiser les contraintes transcendantes qui déforment l'expression descriptive de son vécu – en l'occurrence, les contraintes linguistiques, culturelles et corporelles restent les obstacles majeurs, qui justifient l'ensemble des outils herméneutiques que la phénoménologie s'est historiquement trouvée dans l'obligation d'élaborer ; de même qu'elles justifient ce moteur méthodique en quoi la confrontation à la finitude a pu, au cours du développement de la phénoménologie, consister (finitude cognitive, finitude perceptive, finitude existentielle…).
Il en va tout autrement quand la Réduction revêt une forme dialoguée. Dans le cas de l'entretien d'explicitation, le paradoxe réside cette fois-ci dans le fait de rendre à l'autre un vécu qui lui est pourtant propre et singulier. Comment m'enseignerait-on un vécu qui est déjà le mien ? Comment guiderais-je autrui vers un vécu dont je ne sais rien ? Comment atteindre à un vécu immédiat, direct, immanent, en y réintroduisant la médiation communicationnelle d'un tiers, d'une extériorité ?

La méthode de l'entretien expérientiel micro-phénoménologique telle qu'elle a été enseignée aux chercheurs dans le cadre de cette étude sur les adolescents atteints de pathologies chroniques, notamment par C. Petitmengin (2006), répond à ces interrogations de manière pragmatique, en opérant de deux façons, qui sont les faces externe et interne d'un même processus, et qui contribuent strictement l'une à l'autre : 1/ corriger l'expressivité, 2/ orienter l'attention.

Ces deux facettes, on le voit, correspondent aux deux termes qui forgent le vocable Phénoménologie : φαινόμενον et λόγος. Toutefois la tradition individuelle, non dialoguée, de la phénoménologie, place la conversion de l'attention en priorité, et elle effectue l'amendement rigoureux de l'expression en second, par le moyen de ce que techniquement elle appelle la rétroréférence (Rückbeziehung), qui place tout énoncé méthodologique lui-même sous les règles qu'il formule (Husserl, 1950). Même s'ils participent intimement l'un à l'autre, même s'ils se co-construisent, et se renforcent conjointement, la méthode relationnelle proposée par l'entretien d'explicitation implique de façon patente qu'on inverse l'ordre historique dans lequel se sont présentés ces deux aspects : d'abord la relation, ses injonctions méthodiques de guidance et ses fonctionnements de compréhension mutuels ; ensuite l'apparaître, la transformation individuellement graduée de l'attention, sa réforme, qui décèle cet apparaître, avec les effets de révélation, de manifestation « originaire » qui l'accompagnent. Admettre que la Réduction puisse être et une relation et une pédagogie ne peut se réclamer que d'être parvenu à opérer ce renversement entre ces deux priorités, en particulier en envisageant les effets perlocutoires du langage sur les processus cognitifs d'un individu (Vermersch, 2012).

Lors d'un entretien expérientiel de type micro-phénoménologique, corriger l'expressivité consiste à guider le sujet interrogé de telle sorte qu'il ne s'appesantisse pas sur ces propres connaissances, sur ces propres jugements ni sur ses propres présupposés pour relater son expérience ; puis à conduire l'entretien de telle sorte que le sujet, une fois écartés progressivement tous ces éléments satellitaires qui forment sur lui comme un voile, un dépôt (culturel, cognitif, axiologique,…), rejoigne son vécu strict, en se focalisant sur les détails circonstanciées et instanciées des impressions qui le constituent, qui le composent, et cela à partir de la matière sensorielle, affective et séquentielle qui caractérise toute expérience propre, singulière, immédiate : concrète. Cette focalisation, d'ordre sélectif, qui s'obtient dans le dialogue en choisissant les points de témoignage sur lesquels s'appuie la relance de l'échange, est alors la première formule de ce qu'on peut désigner ensuite comme une réorientation de l'attention.

Que la Réduction soit modélisable comme une réorientation de l'attention, c'est précisément l'objet des analyses menées par P. Vermersch, Fr. Varela et N. Depraz. Ils y conçoivent le cycle complet d'une opération réductive menée dans un cadre de validation scientifique (Varela *et al.*, 2012) :

1/suspension ;
2/ réorientation immanente de l'attention ;
3/ réceptivité ;
4/ évidence intuitive ;
5/ expression ;
6/ validation interpersonnelle et articulation des points de vue (en première, deuxième et troisième personne).

L'objet de cette conversion attentionnelle étant d'accéder à une forme d'évidence intuitive sans médiation, elle tend à disposer les conditions subjectives d'une forme de réceptivité pure, sans a priori ni modalités de jugement, voire, ultimement, pré-langagière (antéprédicative ou prénoétique, dans les terminologies plus techniques). Elle vise une disposition, une attitude ou un état, d'accueil réceptif, d'ouverture disponible, pour laisser précisément se donner ce qui avait pu préalablement passer inaperçu, rester implicite, être trop rapidement recouvert par des attentes plaquées d'autorité sur le vécu (Depraz, 2014).

Ainsi pour reconquérir un instant pivot du parcours de soin d'un adolescent, en laisser se formuler la valeur affective personnelle et recueillir le processus de signification qu'il marque ou qu'il articule (prise de conscience diagnostique, tournant dans l'adhésion thérapeutique, etc.), une partie importante de la réceptivité à atteindre est décrite et codifiée dans l'entretien d'explicitation comme un état d'évocation (attesté par des signes de modification expressive) : toute l'attention du sujet se tourne vers les éléments sensoriels, temporels, émotionnels, voire relationnels, qui constituent dans toute son intensité le vécu détaillé de cet instant. Cette orientation de l'attention, la phénoménologie allemande l'appelle, d'un terme relevant du champ de la motricité corporelle, la *Zuwendung* (l'acte de se tourner vers).

Quand l'opérateur est un phénoménologue seul, expérimenté, l'opération attentionnelle ne pose pas les mêmes difficultés qu'elle présente dans un dispositif dialogué. Dans l'entretien, la guidance doit permettre de faire émerger une forme d'attention conjointe très particulière. La psychologie parle d'attention conjointe lorsque deux personnes tournent leurs regards, leurs corps, leurs gestes, leurs volontés, vers un même objet, vers un même spectacle, vers une même tâche, un même projet. Cette compétence d'attention conjointe s'acquiert vers le sixième mois de développement infantile. Elle fonctionne sur une triangulation partagée entre l'objet tiers et le partenaire attentionnel. Elle préfigure les formes de cognition sociale dans la mesure où elle est un acquis crucial pour toute forme d'apprentissage partagé, de communication, de transmission, mais aussi d'indication et d'orientation à partir de l'expérience d'autrui (Aubineau *et al.,* 2015).

Cependant, ici, dans l'entretien d'explicitation, l'objet sur lequel porte l'attention conjointe est un objet purement introspectif. Il est à la fois 1/ le souvenir vers lequel tend l'évocation, et 2/ la forme de conscience à laquelle doit atteindre le sujet : la réceptivité accueillante purifiée de ses entours satellitaires. Si l'on peut admettre que cette modalité relève du seul souci de l'accompagnant – qui la supervise et l'obtient sans nécessairement en formuler la visée auprès du sujet interviewé – , il n'en est pas de même pour le souvenir, l'instant pivot, qui est un objet tiers auquel seul l'un des deux partenaires a accès. Des réticences, des distractions, de la mauvaise volonté, qui peuvent faire obstacle à l'évocation, l'accompagnant ne sait rien. Purement intérieure, l'attention portée par le sujet à son contenu mémoriel est une attention intégralement imperceptible de l'extérieur. Elle rentre dans la catégorie de l'attention implicite.

On parle d'attention implicite lorsque la plasticité et la circulation attentionnelle ne sont pas perceptibles par un témoin autre que le sujet lui-même, par exemple quand nous portons notre attention sur différentes zones de notre champ visuel sans esquisser de mouvement oculaire, ou quand nous nous focalisons sur notre posture anatomique, lorsque nous circulons à travers nos informations proprioceptives (musculaires, articulaires, voir vestibulaires), sans initier aucun mouvement apparent. Nous devons donc formuler l'analyse suivante : dans l'entretien d'explicitation, une forme d'attention conjointe s'applique à un phénomène, à un vécu, qui par définition ne peut faire l'objet d'une perception par un tiers – et qui pourtant focalise l'effort vers une finalité partagée – ; et, réciproquement, une forme d'attention implicite, inobjectivable, s'élabore relationnellement, sous la guidance d'un tiers intégralement aveugle au processus que ses indications calibrent et accompagnent.

Tout vécu en première personne, tel ici un souvenir, une remémoration, pose des difficultés d'objectivation, qui sont celles du témoignage en général. Ces difficultés ont été de longue date l'objet de débats quant aux modalités nécessaires à leur protocole de contrôle scientifique. Ce fut particulièrement le cas pour une discipline comme la psychophysique, qui confrontait vécu subjectif et mesures instrumentales pour établir les lois de sensibilité à différents seuils de stimulus (loi de Weber-Fechner découverte par Bouguer, loi de Stevens-Piéron...). Et c'est évidemment le cas dans les usages caractéristiques des enquêtes en sciences sociales, en particulier lorsque les réponses enregistrées sur le terrain ne peuvent être immédiatement commuées en données statistiques.

Mais avec l'ambition de l'entretien expérientiel de guider un sujet vers un état attentionnel modifié, celui de la Réduction phénoménologique, la difficulté est augmentée. Le vécu en première personne qui est visé est un vécu co-construit. L'entretien cible certes un certain vécu personnel mémoriel, mais la modalité d'accès à ce contenu, la visée, elle, est entièrement pilotée par un tiers et par ses interventions de guidance sur l'état attentionnel du sujet interviewé.

C'est en ce sens que nous pouvons ici parler pleinement d'enseigner l'expérience. La supervision micro-phénoménologique réside dans la mobilisation chez un sujet non expérimenté, par l'accompagnement verbal et par le questionnement sélectif, d'un état de conscience différent, d'un état d'attention et de réceptivité modifiées, dont les critères et les modalités sont paramétrés par le seul intervieweur. La méthode de l'entretien expérientiel consiste donc véritablement – et en temps réel – à transférer une compétence phénoménologique à un sujet, de telle sorte qu'il acquière – ou plutôt qu'il embrasse temporairement – des dispositions sensorielles, attentionnelles, toute une attitude cognitive globale, de réceptivité et de concentration, nécessaires à la qualité intensifiée de la ré-évocation, – alors que ces compétences ne sont pas les siennes en propre, et même qu'il est peu probable qu'il ait pu les assimiler intégralement et durablement au terme de l'entretien.

Tout le sens de la relation de don que nous évoquions préliminairement se comprend ici : pour la durée de l'entretien, par l'entremise de la méthode micro-phénoménologique, le sujet interviewé acquiert et exerce une compétence phénoménologique d'emprunt, qui l'amène, ou plutôt le reconduit, à un état de réceptivité épuré, au cœur de ses contenus mnésiques, de telle sorte qu'affleure, telle une révélation progressive, graduelle, tout le détail sensitif, affectif, cinétique, d'un vécu, que l'état d'évocation peut ainsi rendre accessible à l'expression, avec une vivacité d'une granularité inégalée.
Mais comment, dans la relation, prend-on la mesure de ce qui a été reçu, si le don est celui d'un état d'attention interne, d'un processus implicite ? À quoi même pourrions-nous mesurer un état de révélation ? Ou plus précisément : comment partagerait-on la modification d'un état de conscience, la reconduction à un état de réceptivité pure ?

Modifier la conscience

Posons une question préliminaire à celle du partage : est-on seulement capable d'apprécier, de mesurer, pour soi-même, une modification d''état de conscience dont on est l'objet ?
Dans ce domaine, les travaux exemplaires de Ronald J. Pekala et sa tentative de poser des bases fondamentales pour une

quantification empirique de la conscience ont permis de dresser un tableau phénoménologique remarquablement extensif des aspects appréciables par un sujet des variations dont sa conscience pouvait être le champ – en particulier à travers les nuances relevées pas son célèbre questionnaire clinique : le Phenomenology of consciousness inventory (PCI).

La vocation du PCI est de mesurer les dimensions suivantes (Pekala R. 1991) :

-1/ la modification de l'absorption attentionnelle (distraction/concentration) ;

-2/ la transformation du dialogue interne (dialogue débordant/stuporation idéique) ;

-3/ les variations, vers le positif ou le négatif, des affects (joie, excitation, extase/tristesse, peur, colère) ;

-4/ les modifications de la perception de soi (intensification/effacement) ;

-5/ les altérations de la conscience (altération du corps propre, altération du temps vécu, altération des perceptions, altération de la signification) ;

-6/ les modifications de la rationalité (netteté conceptuelle des pensées/pensées confuses et embrouillées) ;

-7/ les changements dans l'imagerie et les visualisations (en quantité et en éclat) ;

-8/ les altérations du contrôle volitionnel (gain ou perte du sentiment d'agentivité) ;

-9/ la clarté ou la confusion des souvenirs que l'ont a de ce changement d'état.

À partir de ces champs de réponses, Pekala établit ce qu'il appelle un psygramme, qui permet notamment de faire émerger les corrélations entre chacune des dimensions qui correspondent à chaque type d'expérience d'un état de conscience spécifique :

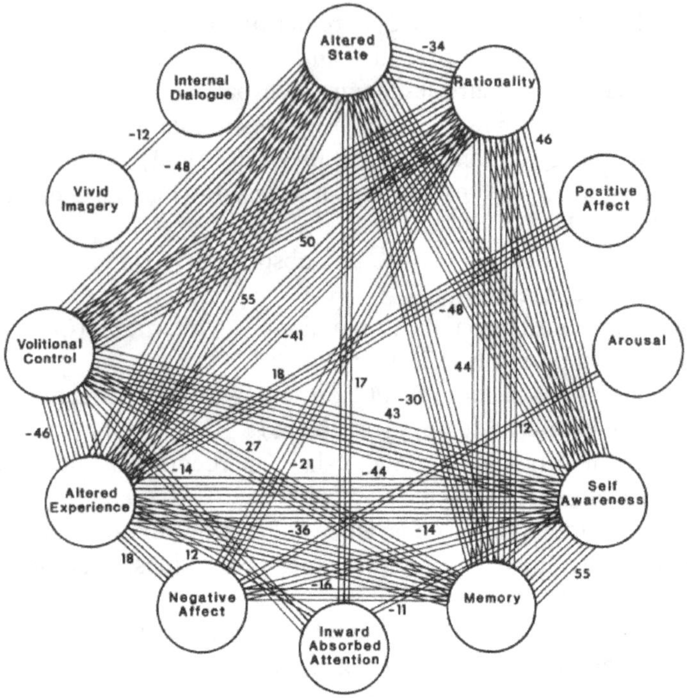

KEY

Each line represents approximately 5% of the variance in common.
(All variances represent correlations significant at alpha less than approximately .01.)

n=65

Figure 9.7. Low-susceptible individuals: Hypnotic induction. (From Pekala & Kumar, 1986. Reprinted with permission of the publisher.)

Sur la base du PCI, tout sujet interviewé pourrait, mais a posteriori, évaluer les modifications d'état de conscience qu'il a expérimentées durant l'entretien micro-phénoménologique, et les différents aspects de son expérience qui ont été touchés, altérés, transformés, du fait de sa guidance par la technique micro-phénoménologique. Cependant, les besoins de l'accompagnement exigent qu'une part importante de ces modifications soient accessibles en temps réel à l'intervieweur, a minima pour qu'il puisse calibrer son intervention et adapter sa supervision à la situation immédiate d'échange, en particulier

pour atteindre cet objectif si spécifique à l'entretien d'explicitation : l'état d'évocation.
Les techniques d'analyse micro-cognitive que propose l'entretien d'explicitation dans la version qui a été confiée par Claire Petitmengin à l'intention des chercheurs du projet Adochroniq, intègrent tout un relevé des « indicateurs de l'état d'évocation ». C'est à partir de ceux-ci que l'opérateur de l'entretien a la possibilité d'apprécier la qualité du processus interne, attentionnel, dans lequel est engagé le sujet interrogé. Ils correspondent à trois catégories de signes à lire, à interpréter, dans le comportement de l'interlocuteur : 1/ des signes verbaux, 2/ des signes para-verbaux et 3/ des signes non verbaux.

L'évolution de l'état attentionnel du sujet est tout d'abord perceptible en effet dans la tournure que prend son discours, et plus précisément par la focalisation thématique dont il témoigne. La semi-directivité des modalités de questionnement influence les contenus expressifs, par l'effet de la filtration des thèmes à laquelle tendent les relances de l'opérateur. Le recadrage vers des éléments expérientiels (sensations, localisations, temporalité, affects…), la distraction des dimensions satellitaires (explications, jugements, savoirs plaqués par restitution, finalités justificatives,…) suscitent indubitablement un effet d'orientation de l'attention, comme si le débit expressif du sujet était calibré par un tunnel, ou par tout un ensemble de procédés de signalisation et d'offre restreinte d'options, qui canalisent le flux verbal de son témoignage et lui impose des cibles cognitives privilégiées pour satisfaire les demandes orientées de l'intervieweur.

Ainsi l'enrichissement des éléments descriptifs, par tout un spectre sensitif inventoriant les différentes modalités perceptives (notamment celles du VAKOG de la Programmation Neuro-Linguistique (PNL)), mais aussi par le détail augmenté des éléments d'indexicalisation (localisations référentielles, indices de temporalité, organisation narrative… articulés autour du je) qui témoignent de la reconstitution du déroulé de l'Ici-Maintenant d'une action, d'une scène, d'un moment concret, ancré : d'un épisode vécu – et cela au détriment des éléments satellitaires qui se greffent sur l'expérience –, marque dans les contenus expressifs du sujet que sa conscience a été orientée vers une activité attentionnelle ciblée, qu'il a été amené à se tourner vers (zuwenden). Et à cela viennent s'ajouter des signes syntaxiques ou des tournures lexicales, dans le choix des adverbes, le temps de conjugaison des verbes, etc. qui augmentent le faisceau d'indices attestant, dans son texte, l'état d'évocation où le sujet s'est plongé.

À ces indices thématiques et structurels de son discours, s'adjoignent les modulations paraverbales de la voix du sujet interviewé. Le ralentissement du débit langagier, l'appesantissement des pauses, l'abaissement du volume sonore de phonation... deviennent autant de marques de sa concentration, de sa recherche de détails d'expérience jusque-là minorés, autant de marques de la qualité de son introspection et de son attention minutieuse à la ré-évocation des affects et de l'intimité liée authentiquement à l'expérience retrouvée. Ces différentes marques extra-lexicales – interjections, renfocepteurs, silences... –, et le rythme expressif de leur phonation, deviennent des motifs identifiables qui attestent le changement d'attitude que le sujet a opéré, mais aussi l'enveloppement affectif, le type de tonalité attentionnelle et émotionnelle, auxquels il est parvenu. Ces modulations émotionnelles prennent d'autant plus de sens et doivent d'autant plus être prises en considération par l'opérateur de l'entretien quand le thème de l'enquête porte sur des questions aussi délicates, aussi afflictives que celles liées à la maladie, à la souffrance ou au handicap, qui plus est à un âge de vulnérabilité psychique comme est l'adolescence.

Enfin, à ces deux catégories d'indices de l'état d'évocation, qui sont des indices attachés à l'expressivité du sujet, viennent s'ajouter des signes plus discrets, dont l'intérêt est précisément qu'ils ne soient pas en continuité directe avec sa production langagière. La posture, le tonus corporel, la quantité de mouvements qui accompagnent la parole, mais également les modulations du regard consistent en marqueurs attitudinaux accessibles à l'opérateur de l'entretien par un procédé opportun de lecture à froid, et qui, sans aller jusqu'au Cumberlandisme ou jusqu'aux techniques de psychanalyse à médiation corporelle (Ajurriaguerra, Sami-Ali, Sapir…), ont l'avantage de relever d'une partie le plus souvent infra-consciente de l'activité psycho-émotionnelle du sujet, et de la rendre lisible à l'extériorité sur une base d'interprétation éthologique.

Insistons sur le fait que l'intérêt pour ces manifestations motrices a scientifiquement été marqué par les distinctions conceptuelles proposées par William Carpenter. À partir 1852, il définit trois catégories de comportements infra-conscients : les activités excitomotrices (respirer, avaler), les activités sensorimotrices (réflexes moteurs tendineux, optocinétique, etc.) et les activités idéomotrices (influence des idées sur les mouvements musculaires, également appelée automatisme psychologique). Ces distinctions seront relayées en France par le célèbre cours de physiologie de Duval, et feront l'objet d'un intérêt expérimental majeur pour des personnages aussi divers que Michel E. Chevreul, William James, Pierre Janet, Michael Faraday, Edward Thorndike, Hans Bender, Ray Hyman ou, plus récemment, Randolph Easton et Ronald Shor (1976), qui réhabilitent l'étude de l'idéomotricité malgré le discrédit que la psychologie comportementaliste avait tenté de jeter sur le concept.

On peut observer ainsi, par exemple, l'orientation du corps, la décontraction des traits du visage ou les fasciculations qui le traversent, les expressions réprimées ou les gestes esquissés à l'extrémité des membres. On prescrit plus particulièrement, lors de la conduite d'un entretien d'explicitation, de veiller à l'observation du décrochage du regard, et à sa défocalisation, qui marque d'une légère mydriase un décrochage de l'attention, de l'extérieur (ciblé) vers l'intérieur (diffus) – correspondant à l'étape de réorientation immanente de l'attention, dans le cycle ci-avant décrit par Varela et alii. De plus le regard offre une autre indication : il établit, selon un modèle de la PNL, le type sensoriel d'évocation que sollicite à tel instant le sujet interviewé (par exemple, éléments visuels lorsque le regard se porte vers le haut : à droite pour se remémorer, à gauche pour imaginer (Bandler *et al.*, 2015).

Des huit dimensions qui mesurent un état de conscience modifié dans les catégories définies par le PCI, auxquelles pouvons-nous prétendre avoir accès à travers ces indices externes ? Principalement à la modification de l'absorption attentionnelle (1) ; peut-être légèrement aux variations positives ou négatives des affects (3) ; et, si le discours émis en donne des signes patents, aux modifications de la rationalité (6). Mais pour ce qui serait de la transformation du dialogue interne (2), des modifications de la perception de soi (4), des altérations de la conscience (5) ou de l'imagerie (7), du contrôle volitionnel (8), et finalement de la clarté du souvenir qu'on en a constitué (9), aucun signe extérieur, sinon putatif, ne semble disponible pour les rendre accessible à l'opérateur. Doit-on en conclure pour autant que l'expérience de l'entretien d'explicitation ne touche qu'à l'absorption attentionnelle ? Ou bien serait-ce un biais occasionné par l'acceptation de circonscrire la définition de la Réduction phénoménologique à une modification attentionnelle en tant que telle ?

Revenons au changement d'état de conscience proposé : quelle est sa nature ?
La proposition de l'entretien micro-phénoménologique est celle d'une remémoration, c'est-à-dire d'une reconduction à une étape précédente ou à un état antérieur de notre expérience. Elle se joue à deux niveaux : 1/ un niveau thématique (comme retour à un souvenir, à un contenu mémoriel, comme objet à verbaliser) ; 2/ un niveau attitudinal, méthodologique (comme retour à un état plus originaire de la réceptivité du sujet, en-deçà des apprentissages, des habitudes, des normes acquises, etc. – i.e. de toutes les sédimentations accumulées qui nous séparent d'un accès primitif, originaire, à l'expérience). Il s'agit ainsi de ré-accéder à un état antérieur de l'attitude cognitive (en remontant en-deçà des automatismes (culturels, éducatifs, relationnels…) qui ont contribué à constituer l'attitude courante, naturelle, de

l'individu face à ses vécus22), pour permettre de recruter de manière ciblée et détaillée des contenus mémoriels, liés à des instants déterminés du parcours existentiel d'un individu. C'est d'une certaine façon remonter à contre-courant à la fois 1/ les contenus expérientiels enregistrés et 2/ le regard sédimenté que l'on porte sur eux.

Pour ce qui est de retourner à nos contenus expérientiels, nous le faisons constamment, ordinairement, non seulement lorsque nous cherchons une date passée, un mot entendu ou lu quelques mois auparavant, mais jusque dans le mécanisme anticipatif en quoi consiste notre perception si l'on veut en croire les termes de Bergson : « il n'y a pas de perception qui ne soit imprégnée de souvenirs ». Mais pour ce qui est de retourner à une attitude subjective, à une « posture de considération » d'avant la sédimentation de notre conscience, c'est-à-dire de remonter en-deçà de nos fonctions de jugement pour établir solidement une posture de réceptivité augmentée, il s'agit là d'une véritable régression. C'est-à-dire d'une véritable reconfiguration de l'activité cognitive du sujet, d'une réorganisation de sa disposition, vers des niveaux d'élaboration psychiques, culturels, intellectuels, inférieurs, rendant les possibles expérientiels plus nombreux, plus libres, plus disponibles. L'état modifié de conscience auquel vise l'entretien micro-phénoménologique présente donc un cadre de caractéristiques bien particulier : absorption, abstraction de l'environnement extérieur immédiat, régression, immersion sensorielle, l'ensemble obtenu chez le sujet du fait de la guidance verbale par un tiers. Ce cadre évoque, alors même que rien n'a été explicitement formulé en ce sens, un cadre qu'on reconnaîtra sans peine comme étant celui de l'hypnose. D'autres éléments convergent à consolider un tel

22 Cette *constitution* fait l'objet d'un travail de première importance en phénoménologie (notamment dans le deuxième tome des *Ideen* de Husserl). Ainsi lorsqu'elle modélise les étapes de construction de la conscience et des modalités de notre savoir, on peut même décrire la phénoménologie comme une *reconstitution* de ces étapes, comme une véritable *enquête génétique*. On aperçoit ici à quel point sa méthodologie peut coïncider de la manière la plus adéquate avec toute enquête retraçant les étapes d'un processus cognitif (affects, percepts, *tasking* moteur…).

rapprochement. Tout d'abord un faisceau de références : des références à Milton Erickson ; des références à la PNL de Bandler et Grindler – qui enveloppent nécessairement des références à Milton Erickson, puisque les deux concepteurs de la PNL furent d'éminents modélisateurs de la virtuosité hypnotique éricksonienne ; mais également références au Focusing de Geldin, technique à mi-chemin entre hypnose et méditation.

Pierre Vermersch, formé lui-même à l'hypnose éricksonienne et à la PNL, estime que c'est prioritairement l'état d'absorption qui permet un tel rapprochement. D'autres dispositifs avec guidance, comme la relaxation ou la méditation, présentent en effet des modalités d'absorption similaires. Et la spécificité de l'hypnose consisterait dans l'approfondissement de cette absorption vers l'obtention d'une transe profonde, historiquement dite « transe somnambulique », caractérisée par une perte de l'agentivité du sujet (variable 8 du PCI). Une vision aussi tranchée de cette différence ne fait cependant pas l'unanimité chez les hypnothérapeutes.

Il faut tout d'abord considérer que la plupart des techniques de relaxation, à l'exception intentionnelle notable de la technique physiologique d'Edmund Jacobson, sont issues de l'hypnose : Shultz conçoit le Training autogène sous l'influence de Vogt et de Brodmann ; Caceydo, inventeur de la sophrologie, est initialement formé à l'hypnose par Cuvelier, élève d'Émile Coué. Ce dernier, promoteur d'une méthode d'autosuggestion restée célèbre, appartient en ligne directe à l'école d'hypnose médicale dite « de Nancy », représentée par les travaux de Liébeault et Bernheim. Or l'apport théorique principal de Liébeault et Bernheim a précisément consisté à prendre des distances avec l'hypnose épileptoïde des hystériques, popularisée par Charcot d'après un spécimen encore très mesmérien, pour mettre l'accent sur le rôle de la suggestibilité comme définissant l'état hypnotique, plutôt que sur le caractère spectaculaire d'un état de stuporation ou de convulsion.

De plus, le modèle d'une hypnose formelle caractérisée par un état léthargique puis cataleptique, par une distorsion de la durée éprouvée, puis par une amnésie totale au réveil (caractéristiques du « Grand Hypnotisme » de Charcot), est précisément ce que vient renouveler le génie éricksonien au milieu du xxème siècle. Hypnose conversationnelle (sans traçage au préalable d'un cadre de séance déterminé), saupoudrage, suggestion indirecte, stratégie permissive, ... sont autant de modalités de la « communication éricksonnienne » ; elles sont l'empreinte propre qu'a laissée Erickson dans l'hypnothérapie contemporaine. Et ce sont précisément elles qui ouvrent la voie au « langage d'influence » protocolisé par Bandler et Grinder avec la PNL, qui ne recherche plus l'obtention primordiale de la transe cataleptique, mais se donne pour objectif l'obtention prioritaire d'une transformation comportementale – en s'appuyant sur la modélisation d'une rhétorique du changement, de la transformation.

Pour l'ensemble de ces seules raisons, nous pourrions explicitement considérer l'état d'évocation comme un état hypnoïde, ou para-hypnotique. Mais il faut ajouter à cela un motif supplémentaire. Si originellement la Réduction phénoménologique consiste au sens strict à suspendre les seuls jugements d'existence (être/non-être) pour les laisser en un état d'indécision, l'entretien d'explicitation, lui, raffine d'une certaine façon au-delà, jusqu'à suspendre, par les demandes de l'intervieweur, les jugements de valeurs (axiologiques), les généralisations (jugements inductifs) ou encore les jugements explicatifs (hypothétiques ou téléologiques). C'est là suspendre toute opération analytique, toute opération de tri, sinon celles de discrimination perceptive et temporelle, et donc tendre à un effacement de toute distance personnelle affirmée, au profit de la seule immersion dans le vécu ré-évoqué. Et cela est d'autant plus à considérer que la compétence de tri est alors confiée, déléguée, à la guidance d'un tiers : l'opérateur de l'entretien.

Or cet acte d'abolition de la conduite analytique – effectué en hypnose conventionnelle le plus souvent en recourant à des saturations, des confusions, des ruptures de pattern, ou encore en s'appuyant sur l'abaissement cyclique du niveau de vigilance (rythme ultradien d'Ernest Rossi, 2001) – permet ce qu'on nomme « le franchissement du facteur critique ». C'est ce franchissement, ce contournement de l'activité de distanciation analytique du sujet, qui l'ouvre, le dispose, à la suggestibilité. Envisagé de cette façon, comme ouvrant à un état hypnotique à de multiples égards, l'entretien d'explicitation suppose une autre approche de la relation et du partage qui y sont en jeu, une autre perspective, qui explique différemment les questions méthodologiques, les questions éthiques et les questions scientifiques qu'il soulève, de même que la vigilance accrue qu'il requiert des praticiens.

Encadrer la vigilance

Lorsque nous formulions que l'entretien d'explicitation consistait en une forme d'attention conjointe, appliquée à l'obtention d'un phénomène d'attention implicite – une remémoration – par le moyen d'une guidance du sujet vers un état de conscience modifié – celui de la Réduction phénoménologique, via le transfert d'une compétence phénoménologique d'emprunt en temps réel –, nous nous focalisions sur la conversion à obtenir chez le sujet, sur cet état de réceptivité intensifiée, sans objet préalable anticipé, offerte à ce qui se donne à sa sensibilité, sous toutes ses modalités, dans les matériaux de sa mémoire convoquée.

Cet état attentionnel d'accueil (Levinas), cet « ouvert » (Heidegger), disponibilité active pour toute donation (Ricœur ; Marion), la phénoménologie l'a plus récemment théorisé en termes de vigilance (Depraz, 2014). Ne cherchant rien d'indiqué, d'anticipé, de pré-conçu, cette vigilance est disposition à accueillir l'imprévu, l'inaperçu, l'inapparent, voir l'imperceptible. L'hypnose, elle, codifie cet état comme veille. Parfois nommée « veille paradoxale », sur le modèle du « sommeil paradoxal », ou plus concrètement « veille généralisée » (Roustang, 1994), elle correspond à ce que François Roustang décrit comme un comportement non spécifique, qui consiste dans le fait de sentir partout à la fois (Roustang, 2003).

Mais en hypnose comme dans le cadre d'un entretien, la position de l'opérateur, hypnotiste ou intervieweur, suppose que se développe chez lui, en parallèle à cette vigilance sans objet obtenu chez l'interviewé, un état d'alerte orienté, qui est aussi vigilance, mais vers des signes spécifiques préalablement connus, ceux qui accompagnent la compétence – ici, les signes qui indiquent le degré d'avancée du processus chez le sujet guidé. Comme nous l'avons rappelé, certains de ces signes auxquels l'opérateur doit être attentif découlent du concept d'idéomotricité, c'est-à-dire de l'interprétation de manifestations comportementales dont la signification repose sur un modèle de la conscience (de la cognition, de l'expression non verbales, de l'automatisme, etc.) que partage l'entretien d'explicitation avec la PNL, l'hypnose, mais également avec la psychanalyse, notamment dans sa dominante psychosomatique (Groddeck, Marty, De M'Uzan, Sapir).

Un des intérêts particuliers de ces indices non verbaux, de ces signaux idéomoteurs, est qu'ils ne relèvent pas nécessairement, pour le sujet, d'une activité consciente. Du fait de leur automaticité, ils peuvent alors révéler des dissonances entre le contenu produit, thématisé verbalement par le sujet durant l'entretien, et ses micro-comportements externes, observables et interprétables – témoignant de la sorte, par exemple, de dissimulations, de distractions, ou d'une dissociation plus profonde (c'est notamment le cas à partir de l'orientation du regard dans le modèle de la PNL). On sait pourtant les difficultés qu'entraîne le postulat d'un inconscient : au-delà d'une fraction de contenus passés inaperçus dans l'expérience (que l'évocation vise à exhumer), quelle serait la nature supposée des processus automatiques en jeu dans la relation du sujet à l'entretien ? Faut-il supposer cet inconscient bienveillant, fécond en ressources, comme chez les éricksonniens, ou bien le soupçonner de résistances, de rétorsion, voire de perversions, comme chez les freudiens ? Reste-t-il inerte dans la relation d'entretien, ou peut-il renâcler à la demande d'explicitation et de conscientisation, peut-il feindre de la satisfaire, voire l'excéder, l'outrer, et cela en dépit des déclarations de coopération du sujet ? Ou encore n'existe-t-il que comme formation circonstancielle propre à la rencontre, dans le seul instant de l'entretien, créé in extenso dans les circonstances de signification de l'interaction, et disparaissant avec elles (Nasio, 1987 ; Montrelay, 1977) ?

Pierre Vermersch admet que, comme toute relation interpersonnelle, la conduite d'entretien comporte au minimum une part transférentielle et contre-transférentielle. En conséquence, toute écoute doit prendre en compte, fût-ce de façon tout à fait différente de la psychanalyse, cette dimension, à la formalisation de laquelle Freud a originellement contribué. Non seulement parce que l'appréhension du transfert circonscrit le cadre désirant dans lequel prend place l'entretien – c'est-à-dire les modalités de motivation réciproques de l'interviewé et de l'intervieweur, et les modalités affectives qui sont susceptibles de les traverser (sentiments de protection, de bienveillance, d'hostilité, d'indiscrétion, de défi, de sincérité, etc.) –, mais surtout parce que précisément, comme nous le rappellent les historiens de la psychanalyse et de l'hypnose (Barrucand, Borsch-Jackobsen, Bioy), le transfert traduit dans le nouveau cadre théorique qu'il promeut, les éléments d'hypnotisme que Freud a acquis au contact de Charcot, de Babinski et de Bernheim – plus précisément, cet élément particulier qu'on appelle « le rapport hypnotique ». Ce rapport si singulier entre l'hypnotiseur et l'hypnotisé, Freud – sous l'influence de Le Bon mais également appuyé par l'expérience qu'il partage avec Ferenczi – l'assimile en effet au rapport amoureux, rapport d'idéalisation, de puissance et d'influence à l'origine de tous les tabous (Freud, 2012) : rapport libidinal dont le transfert analytique est la version répétée, reprise, dans le cadre thérapeutique freudien.

Ainsi, le dispositif relationnel de l'entretien d'explicitation recoupant celui de l'hypnose et par conséquent celui de la psychanalyse – quoique selon une modélisation des processus inconscients et des fonctionnements de la relation chaque fois différente –, on perçoit plus explicitement les exigences particulières qu'impose l'explicitation à ses praticiens. C'est pourquoi la méthodologie encadrant l'expression et l'expérience vécue par le sujet est inséparablement doublée d'un cadre méthodique de vigilance pour l'opérateur, d'une vigilance qui n'est pas seulement état d'alerte à des signes infra-conscients émis par le sujet, mais supervision, dans la relation, de sa propre influence d'opérateur sur le sujet accompagné[23]. Cette question de l'influence, qui affleure ici à cause du transfert, ou du « rapport », est certes, dans le cadre hypnotique, celui de la suggestion : à quel point le sujet interviewé est-il suggestible à l'influence de l'opérateur ? Mais il faut y voir plus globalement une question exigée par tout vécu co-construit, par toute situation d'attention conjointe ou de conscientisation partagée ou articulée à autrui. C'est l'inélucidable imbrication de la co-action qu'ont approchée Wegner & Sparrow (2007), et que nous sommes amenés à considérer dès qu'une activité se réalise sous l'influence ou dans le contexte de l'activité d'une autre personne, effaçant la possibilité de départir l'une de l'autre les agentivités respectives imbriquées.

La gamme de la co-action est vaste : partenariats moteurs (des danseurs, des amants, des spirites du Ouija...) ; coordinations contextuelles sans contacts corporels directs (synchronisation des joueurs de tennis, orchestre, ola, conversation...) ; mimétisme (imitation dans l'apprentissage, calage communicationnel ou émotionnel, plagiat, pastiche et parodie...) ; obéissance et adoption d'une norme (soumission scolaire, militaire, modes et conformismes, respect d'instruction à suivre, transe hypnotique...). Une des premières observations de ces deux auteurs porte à juger que la conscience agentive ne peut pas être considérée comme un authentique indicateur de causalité, en particulier parce qu'il suffit d'infimes variations de contexte social pour augmenter ou diminuer le sentiment que nous avons de notre volonté propre lors d'une activité. Comment savoir alors qui est à l'origine d'un comportement manifeste, si

23 Une autre proximité méthodologique avec la psychanalyse, mais en matière même de Réduction, a été portée à un degré d'évidence jusque-là inédit, à travers une nouvelle appréhension de l'*écoute* (ou *attention*) *également flottante* de l'analyste, durant la séance. L'objet du présent article n'étant pas cette comparaison, nous renvoyons à Varela *et al.* (2011, pp. 109-111).

tant est que c'est la conscience qui en revendique la cause ? (Gallagher *et al.*, 2006)

L'interaction entre opérateur et sujet de l'entretien micro-phénoménologique impose un cadre de prévention, sinon de maîtrise, pour ces incertitudes et ces indécidables de la co-action. L'état para-hypnotique en quoi consiste la situation accroît cette exigence. Mais peut-être plus encore les finalités spécifiques vers lesquelles Claire Petitmengin a orienté la pratique à partir de la construction initiale de Pierre Vermersch.

De quelle nature peut être l'influence transférentielle sur l'entretien ? Entre les attentes prêtées au « sujet-supposé-savoir » théorisé par Lacan et l'autorité du chercheur universitaire mise en évidence par Milgram, l'asymétrie de relation ne peut que se trouver augmentée par la différence d'âge qui marque la relation auprès d'un adolescent. En termes de confiance, de figuration d'un rôle de référent fiable, cette asymétrie est évidemment susceptible d'effets aussi favorables pour l'accession à des matériaux psychiques de qualités qu'ils peuvent être défavorables. En tant que conducteur de l'entretien, et en tant qu'enquêteur scientifique, l'opérateur doit être à même d'en juger, au moins dans la même mesure qu'il pourrait être par exemple nécessaire qu'il évaluât l'influence, sur la qualité de l'évocation obtenue chez son sujet, de l'environnement (institutionnel, public, privé, intérieur, extérieur, météorologique, etc.) dans lequel il est programmé que l'entretien se déroule.

Outre l'évidente question éthique primordiale de ce qu'il est permis de faire revivre en état d'évocation à un sujet exposé à une souffrance chronique, l'une des premières précautions qu'il est demandé à l'opérateur de prendre est de veiller méticuleusement à la non-inductivité de ses questions et de ses relances durant l'entretien. Ni interprétatives ou évaluatives, ni consolatrices ou proposant une solution, la gamme des interrogations utilisables en situation doit être strictement restreinte, de la même façon et dans le même objectif qu'étaient évaluées et filtrées les réponses satellitaires au vécu du sujet interviewé.

À cet égard tout un échantillon de techniques de relance neutres (la reformulation-écho, -résumé, -clarification, ... y compris sous la forme gestuelle d'un accompagnement co-verbal) est offert à l'opérateur, parmi lesquelles techniques se comptent des patterns paradoxaux de relances éricksoniennes. Ces techniques ayant pour vocation elles-mêmes de réduire les injonctions, projections, attentes, représentations, qui viendraient parasiter la qualité de l'écoute de l'intervieweur, c'est-à-dire en dernière instance, d'entacher sa propre réceptivité phénoménologique, elles sont modélisées à partir de la difficulté d'écouter qu'ont révélée les indications de Carl Rogers dans l'élaboration d'entretiens psychologiques centrés sur le patient, et qu'ont tenté de résoudre tous les ajustements dans les pratiques de l'entretien non directif. En effet si écouter est difficile, disons plus largement qu'accueillir le phénomène est difficile. C'est que, pour le formuler plus phénoménologiquement, ce qui se donne, selon la formule de J.-L. Marion, est à la stricte mesure de ce qui a été réduit, ce qui apparaît ne correspond qu'à l'ouverture qui a été disposée pour qu'il se manifeste (Marion, 1989).

On saisit ici précisément combien le cadre d'exigence rendant possible dans l'entretien la conversion attentionnelle se révèle une co-construction intimement intriquée des deux acteurs impliqués. La méthodologie ne saurait être seulement une méthodologie prescrite et évaluée sur la base de la performance du sujet interviewé. L'opérateur est contraint de se l'auto-appliquer minutieusement. Il est lui-même en état de réduction durant l'entretien, par une étrange opération de dissociation méthodique, qui prend la forme d'une auto-évaluation et d'une auto-correction de sa propre performance relationnelle en temps réel. Mais il est cependant une forme d'attente et de représentation qu'il est difficile de réduire chez l'opérateur au cours de l'entretien.

L'un des principaux postulats de l'entretien d'explicitation est que la relation d'un souvenir est susceptible d'incomplétude, et que sa formulation linguistique à l'intention d'un tiers revêt des traits implicites dont le travail pas à pas de l'évocation consiste à permettre l'émergence, la révélation – l'explicitation. Cette disposition à l'égard de l'expression d'un sujet est un postulat de sémantique pragmatique générale et est, sous le nom de « méta-modèle », un héritage de la PNL. On en révèle l'opérativité dans le discours d'un sujet en identifiant les présupposés, les généralisations, les distorsions et les omissions qu'on soupçonne à l'œuvre dans ses énoncés (Bandler *et al.*, 2015). Mais qu'est-ce que présupposer une omission dans les propos d'autrui, sinon projeter l'attente d'un vide à combler, présupposer un horizon de remplissement, une visée à compléter, à partir d'une supposition contrefactuelle ?

Cette visée, ce postulat d'un travail de révélation à opérer dans les vides du discours descriptif et évocatoire du sujet, constitue le désir irréductible de l'opérateur à l'endroit de l'individu qu'il interviewe. Et en tant qu'attente constitutive de la rencontre, il est le lieu même du transfert, du rapport, de l'économie motivationnelle de l'un envers l'autre – l'endroit de la sollicitation. Il est l'espace transférentiel même de l'entretien micro-phénoménologique ; c'est-à-dire qu'il est l'impulsion non réductible qui origine le projet d'explicitation, il est le dispositif relationnel moteur, libidinal, sans lequel l'entretien ne saurait avoir lieu. C'est donc ce point précis de la relation et de l'exercice phénoménologique sur lequel le cadre doit être le plus rigoureux, le plus exigeant, car c'est celui où la réduction phénoménologique ne saurait opérer ; pour la raison que c'est à cet endroit qu'on attend que la réduction produise des résultats, et que c'est cette attente, ce désir, qui l'emploie comme outil, qui l'exerce, et qui postule que la réduction est l'outil qui pourra la satisfaire. Or cette attente fait en conséquence le lit des suggestions les plus fortes, et des visées dont le remplissement est le plus constamment appelé à être satisfait par les matériaux que pourvoit le sujet auprès de l'opérateur et à la mesure du désir qu'il exprime.

Ce vide à combler, ces omissions à lever, ce sont, dans le contexte de l'explicitation, celles de la mémoire. Il n'est pas de souvenir, de réminiscence, qui ne soit imprégné d'intention, de projet, d'orientation de la mémoire vers un but, ou d'ordonnancement selon un système affectif de valeurs, d'intensités ou de priorités. Cette imprégnation fait de la mémoire une matière particulièrement sujette à imprécision, déformation, voire occultation. Des recherches comme celles de Pascal Roullet sur les récepteurs ß-adrénergiques de l'hippocampe (Roullet & Sara, 1998), ou celles d'Elizabeth Loftus sur l'effet Bugs Bunny ou l'enfant égaré au supermarché, ont suffisamment établi la plasticité, voire la malléabilité, en tout cas la fragilité de nos souvenirs, en particulier leur sensibilité à l'insertion suggestive d'évènements non réellement vécus, ou leur susceptibilité à la modification et à la reconstruction chaque fois précisément qu'on les réévoquait (Loftus, 2002, 2003, 2008).

Dans un contexte hypnotique ou para-hypnotique comme l'est celui de l'entretien d'explicitation, qui est un contexte de disponibilité non critique, réceptive, liée à un état cognitif de régression, l'encadrement de l'expérience et la supervision des effets de suggestion doivent être d'autant plus rigoureux. Sans aller jusqu'à l'implantation de faux souvenirs, comme recommande de se défier François Roustang (notamment à l'occasion des expériences de Jean-Roch Laurence à l'université de Montréal ; Roustang, 1994), les travaux de Loftus ont mis en relief combien la suggestion, l'endoctrinement, l'autorité, l'imagination et l'immersion pouvaient occasionner de profondes altérations de la mémoire, et combien cela avait les plus lourdes conséquences policières et juridiques dans le cadre de témoignages, en particulier dans les périodes de forte accréditation d'une théorie des souvenirs refoulés. C'est d'ailleurs en raison d'une atteinte aux droits de la partie défenderesse que l'admissibilité des témoignages sous hypnose est refusée en Droit français (arrêt de la Chambre criminelle de la Cour Cassation du 12 décembre 2000). Mais de similaires précautions doivent s'imposer tout autant en matière de véridicité des observations scientifiques.

If you are carefully coached to remember something, and if you try hard enough, you can do it, nous enseigne Loftus. Comment ne pas considérer l'entretien d'explicitation comme un coaching à l'occasion duquel le sujet « s'efforce » de reconstituer le détail séquentiel (narratif) et perceptif (analytique, discriminatif) du souvenir d'un évènement ? L'exercice ne peut que nous confronter au fait, accru sans conteste par l'état d'hypnose, qu'« entre l'imagination et la perception, le lien est indissociable » (Roustang,1994). La sollicitation méthodique, par le questionnement et les relances de l'opérateur, de chaque grand domaine perceptif associé au vécu, pour réveiller sa vivacité et atteindre l'état d'évocation, ne risque-t-elle pas d'inciter le sujet à combler les omissions qu'explore l'opérateur, dans le désir plus ou moins inaperçu de satisfaire sa demande et de remplir de la manière la plus riche et la plus valorisante possible la tâche d'auto-explicitation qui lui est proposée, et qui constitue la formation transférentielle qui les lie tous les deux ?

À l'opposé de l'absence de motivation, qui pourrait entraîner absence de sincérité des réponses, rétention d'informations ou dissimulation, un excès de motivation pourrait tout autant parasiter le témoignage recueilli de données perceptives ou temporelles factices, recomposées, surajoutées, au péril d'une reconstruction artificieuse du souvenir et d'une altération falsificatrice de la mémoire ultérieure du sujet. Y avait-il vraiment une odeur ce jour-là, à cet instant précis (remplissage) ? Cette ambiance sonore n'est-elle pas rapportée d'une autre situation, vécue au même endroit, mais à une autre date (confusion) ? Les sentiments associés à cette scène étaient-ils vécus immédiatement, ou s'y sont-ils ajoutés en surimpression après s'être développés dans les heures et les jours qui ont suivi, à mesure que cette scène prenait sa signification (contamination) ? Ou bien l'ordre dans lequel est revécue la séquence des évènements ne suit-elle pas une procédure habituelle, engrammée, plutôt que le déroulé singulier de cette journée précise (conformisation) ?

Initialement, lorsque Pierre Vermersch élaborait la technique de l'entretien d'explicitation dans son laboratoire de psychologie du travail, cette exigence ne se présentaient pas avec la même acuité qu'elle le fait aujourd'hui avec notre enquête sur les pathologies chroniques chez l'adolescent. Comme l'époque était préoccupée alors de modéliser la résolution de problème, de mettre en évidence de processus cognitifs sous-jacents à des pratiques de travail, à des pratiques d'apprentissage, à des validation d'acquis, l'exploration du vécu était tournée vers l'action, et c'était elle qui cadrait l'explicitation et l'évocation (Vermersch, 2018). D'une part le contenu de l'entretien pouvait être validé, vérifié de manière externe, par la confrontation avec les contraintes matérielles réelles de l'accomplissement de cette action (minutage, causalité, conditionnalité), ou par la confrontation avec la vidéo, largement utilisée en psychologie comportementale. Il s'agissait de se rapporter aux actes de la personne, en premier lieu pour accéder à l'activité cognitive implicite à laquelle l'observation ne permettait pas d'accéder (processus attentionnels, délibérations, recherche d'éléments de saillance significatifs, arbres décisionnels…) ; en second lieu pour mettre en évidence la mémoire passive, celle dont la personne elle-même ignore qu'elle enregistre les contenus, parce que l'accomplissement d'une action n'est pas la garantie qu'on sait précisément que qu'on vient d'accomplir (ici, par une opération de réfléchissement, de conscientisation, le sujet s'informe autant que l'opérateur, et peut reprendre contact de manière inédite avec son propre monde intérieur) ; mais surtout pour explorer en quoi ce que la personne dit permet de prodiguer de l'information sur ce qu'elle fait, sur la tâche qu'elle réalise, en particulier pour extraire un savoir-faire d'une pratique non verbalisée, non formalisée, avec l'intérêt de permettre alors son partage, sa transmission, sa codification pédagogique.

En se rapportant aux actions, on exclut bel et bien la collecte de représentations, de généralités, d'évaluations. On se focalise sur l'incarnation en acte, sur des processus temporellement organisés, sur les possibles trous dans le déroulement de l'action, qu'on peut fragmenter comme on zoomerait sur des étapes s'enchaînant, jusqu'au terme d'une tâche. Mais si ces trous, ces fragments, se trouvent complétés, reconstitués, à partir d'éléments confusément prélevés sur d'autres moments que celui concret qui a été choisi pour l'évocation, cela ne revêt que peu d'importance, puisque par définition, dans le cadre d'un savoir-faire, les processus sont répétés, et l'intérêt est même qu'ils soient répétables, pour pouvoir être normalisables dans la transmission auprès d'autres acteurs. Il en va tout autrement quand l'entretien est mis au service de l'évocation d'un instant singulier, par exemple d'un instant pivot dans le parcours de soin d'un individu, qui par définition n'a pas l'épaisseur de la répétition pour étayer son souvenir.

Pour comprendre cette différence, revenons une fois encore à la méthode phénoménologique, telle qu'elle sous-tend la technique d'entretien, et comparons-la avec les deux usages de l'entretien que nous essayons de discerner :
1/ La technique de P. Vermersch qui consiste à utiliser la mémoire évocatoire d'un instant pour amener à verbaliser une activité, un processus, se pose des objectifs de généralisation ultérieure : le savoir-faire évoqué est présent dans chaque occurrence du geste – peu importe celui qui est choisi pour l'évocation – ; en conséquence la mémoire évoquée, même d'un instant concret situé, est dense de toutes les répétitions du geste anecdotique décrit. On peut même dire que chaque occurrence de l'action, chaque répétition, n'est qu'une variation sur le savoir-faire auquel on espère accéder. En ce sens, l'entretien d'explicitation correspond initialement à la recherche de la forme essentielle, ou archétypale, d'un geste, d'une séquence d'actes, par le moyen de l'évocation du souvenir concret d'une de ses variations. C'est ce que la phénoménologie nomme dans sa terminologie une recherche « eidétique » (du gr. εἶδος, essence), qui consiste à extraire, de la variété de ses apparitions contingentes, les caractéristiques essentielles qui définissent un phénomène dans ce qui lui est propre.

2/ La Réduction phénoménologique, elle, se propose de donner un accès immédiat, en chair et en os, au vécu, dans son individualité, dans toute sa singularité, mais en tant que donné dans l'évidence du présent vivant, dans un acte pleinement intuitif (qui peut, entre autres possibilité être un acte de re-souvenir, mais dont la validité tient dans l'épreuve immanente actuelle de sa manifestation concrète ici, vivante, parce que c'est le processus du re-souvenir en tant que tel qui est observé, et non les contenus qu'il vise ni leur véracité). Et à partir de cette expérience intuitive incontestable, il alors loisible de retrouver les formes et les processus du fonctionnement cognitif et expérientiel qui sous-tendent les actes de conscience (intention, remplissement sémantique, rétention, protention, constitution, appariement, empathie, référence à une unité-monde partagée, etc.).

3/ L'entretien expérientiel, ou micro-phénoménologique, tel que nous l'avons mis en place auprès des adolescents atteints de pathologies chroniques, en tant qu'il est une évolution de l'entretien d'explicitation, en particulier sous l'impulsion du travail épistémologique de validation et de qualification du vécu en première personne qu'a mené Cl. Petitmengin, vise à l'évocation d'un matériel mémoriel lié à un évènement unique, singulier, pour en extraire les détails les plus granulaires possibles, mais pas à une série processuelle d'actions répétées.

Si on les compare, on perçoit que les deux types d'entretiens requièrent tous deux la mémoire rétrospective comme matériau thématique, pas la Réduction phénoménologique. On remarque que la Réduction et l'entretien expérientiel se rapportent spécifiquement à un instant singulier, présent vivant (Husserl) ou moment vécu unique, alors que l'entretien d'explicitation élaboré initialement par P. Vermersch vise, à travers une occurrence remémorée, la connaissance d'une série d'actions similaires. La Réduction phénoménologique et l'entretien d'explicitation permettent la reconstruction ou la reconstitution d'un type essentiel (de processus, d'actions, de modalité de conscience) à partir d'une de ses variations singulières, tandis que l'entretien expérientiel ne tend que vers l'exploration d'une individualité évènementielle. Modulations autour d'une attitude de réceptivité, mais selon des finalités ou des supports d'expériences différents, toute l'exigence de chacune des approches porte sur la validation des informations, des descriptions et des analyses produites correspondant au projet visé (Vermersch, 2018).

Dans le cadre de notre enquête sur les pathologies chroniques des adolescents, la validation des éléments micro-perceptifs remémorés peut difficilement être confrontés au déroulement d'une action réalisée ou à l'enregistrement préalable de la séquence ou de l'épisode relatés (même s'il peut arriver que certaines entrevues médicales, notamment dans le cadre de la prise en charge thérapeutique d'un trouble psychiatrique, aient pu donner lieu a des enregistrements, fournissant ainsi un matériau accessible en troisième personne). Il est cependant d'une part possible de confronter les données obtenues à celles produites lors de premier entretien semi-directifs, préalable à l'entretien expérientiel. Cette première possibilité de confrontation de données ouvre un premier champ d'évaluation et d'interprétation interne aux productions verbales d'un individu.

D'autre part, comme le précisent Varela, Vermersch et Depraz dans le détail qu'ils donnent de la méthodologie de recherche à suivre dans la pratique phénoménologique, l'expression qui se développe à partir d'un vécu se poursuit essentiellement par strates successives, par émergences de couches de sens (Varela *et al.,* 2012, Chap. 2), qui correspondent, lors de la mise en mots, à la répétition du cycle de base de la réduction (suspension, réorientation, réceptivité, évidence intuitive). L'expression prend ainsi une fonction de révélation, de constitution du sens, et c'est ce sens émergent – autant pour le sujet qui le formule que pour l'opérateur qui le reçoit – qu'il faut considérer comme structure de témoignage et comme mise en forme d'une expérience, offerte à la validation d'autrui et à l'exploitation scientifique, de façon similaire aux sciences de la nature lorsqu'elles partagent des énoncés d'observation plutôt que des observations toujours trop singulières pour signifier hors du cadre théorique d'énonciation où elles prennent place.

Une des directions d'exploration dans cette matière exprimée, indépendamment de la possibilité dans laquelle on se trouve alors d'en valider les éléments purement singuliers de subjectivité, est celle de la résonance empathique qu'elle peut entraîner dans la relation entre les deux interlocuteurs elle-même. C'est par exemple cette empathie qui est susceptible, à l'occasion de l'évocation d'un moment émotionnellement saillant ou significatif dans le déroulé existentiel d'un parcours de soin, de déterminer à considérer une problématique inaperçue dans la prise en charge, ou la nécessité de l'adaptation d'un fonctionnement institutionnel, peut-être trop orienté sur la fonctionnalité des soignants et insuffisamment sur la situation du patient et son appréhension propre.

Si cette résonance empathique est le résultat d'une co-construction, si elle résulte d'une relation transférentielle bilatérale, plutôt que d'une relation de cause à effet unidirectionnelle – depuis la situation exprimée vers l'émotion d'un auditeur supposé observateur neutre et sans initiative –, il est peut-être délicat de chercher à l'établir si c'est par ce moyen qu'on entend valider la production expressive de l'entretien. Mais fut-ce comme simple horizon fantasmatique (comment j'aurais aimé vivre cet instant si l'on m'avait écouté comme vous m'écoutez aujourd'hui ? quelle idéalisation de l'institution soignante est susceptible de surdéterminer l'appréhension de ce vécu concret (sentiments de déception, d'abandon, de négligence...) ? etc.), l'expression obtenue en situation transférentielle de guidance par l'opérateur a le potentiel de libérer de l'information, des significations, des fonctionnements que le sujet est à cet instant prêt à formuler parce que l'institution, sous la figure de l'opérateur, est prête à les entendre. Mais, il faut alors accepter d'opérer, comme cadre de réception pour les données recueillies, un pas de côté quant à la question d'une attribution de l'agentivité en jeu dans leur production ; et admettre de considérer toute production expressive comme une production indiscernablement intersubjective, par l'entremêlement, au désir manifesté d'écouter, du désir de se faire entendre, même si c'est sous le coup de projections fantasmatiques, qui trouvent alors le lieu de s'incarner, voire de se thématiser indirectement.

C'est cependant la comparaison interpersonnelle qui permettra le plus sûrement de dépasser les conflits de validation passibles de confondre l'opérateur. C'est même cette comparaison méticuleuse qui sera la plus susceptible de faire émerger des invariants, c'est-à-dire de jouer de chaque sujet comme s'il était la variation d'une essence à surprendre dans les coïncidences structurales des témoignages, de façon comparable à la variation eidétique sous-jacente à la reconstitution d'un processus d'action. Car précisément la comparaison interpersonnelle des matériaux rompt les effets de co-construction, et cela d'autant plus que l'opérateur change également entre les entretiens comparés. Elle tend ainsi d'une certaine façon à introduire des éléments d'incommensurabilité comportementale, de type « travail en double aveugle » (qu'on obtient immédiatement si l'entretien d'explicitation sert à valider une hypothèse préalablement émise, par exemple à la suite du premier entretient semi-directif, hypothèse ignorée ensuite aussi bien par le sujet que par l'opérateur).

Là cependant où cette comparaison porte le plus de fruits heuristiques, c'est, comme nous le décrivions ci-dessus, non pas tant à l'occasion du pur objet introspectif en quoi consiste le souvenir évoqué, qu'à l'occasion de l'état de conscience particulier de réceptivité au moyen méthodique duquel le souvenir est exhumé. En tant qu'expérience d'entretien aux modalités de guidance spécifiques, la comparaison, ne se préoccupant plus des seuls contenus thématisés mais se focalisant désormais sur la forme méthodologique adoptée, révèle alors les possibles invariants de l'expérience de l'entretien micro-phénoménologique en tant que telle, et cela aussi bien du côté des sujets (compliance, quantité et qualité de la verbalisation, accès à l'état visé, etc.) que du côté de l'opérateur (mise en œuvre, difficultés, plasticité procédurale, omissions, etc.). Car c'est lorsqu'elle considère la nature de l'entretien comme la cible de son exploration (nature suspensive, relationnelle, immersive, régressive, parahypnotique, etc.) que la recherche a le protocole le plus rigoureux pour corroborer des données – et cela, qu'elle s'appuie sur les préalables de la phénoménologie, les investigations de la PNL ou qu'elle s'enquiert des dernières modélisations neurocognitives de la mémoire.

Conclusion

Ce que nous devons conclure, c'est que l'entretien expérientiel est un objet cognitif à part entière. Il constitue, comme nous l'avons vu, un acte perlocutoire intégral, qui induit chez le sujet interviewé un véritable processus psychique et une modification de l'état de conscience dans lequel celui-ci considère les matériaux mémoriels vers lesquels son attention se tourne. À plus d'un égard, cet état relationnel, du moins résultant d'un processus co-construit sous la guidance méthodologique de l'opérateur de l'entretien, est un état régressif. Régressif a minima du point de vue de l'attitude requise à vouloir se tourner vers un instant passé. Mais régressif à plus forte raison, du point de vue des sédimentations cognitives du savoir, qu'elles soient acquises éducatifs, hiérarchies axiologiques ou morales, constructions scientifiques, ou encore éminences culturelles – parce que l'exercice de la Réduction en suspend tous les fonctionnements expressifs, et conséquemment judicatifs : en opère, de manière vécue, l'abstraction.

L'état de réceptivité qui en résulte, état de vigilance sans objet, non spécifique, ou attitude de sentir partout à la fois, pourrait en ce sens être considéré comme un état de réceptivité primaire, ou primitif. Mais autant que régressif, cet état peut être caractérisé comme originaire. C'est ce qu'il est, d'un point de vue génétique, c'est-à-dire du point de vue des productions et des processus cognitifs. D'où sa puissance d'avivement sensible des matériaux remémorés, sa capacité d'affinement granulaire du phénomène. Il est alors, en un double sens, un véritable état archéologique.

Cet état est cependant un état d'exposition du sujet et de ses productions, en particulier par le franchissement des seuils critiques de son jugement ; état de vulnérabilité, dont l'hypnose nous présente l'illustration la plus caractéristique, comme état d'influence ou de suggestibilité. Dans cette situation, la réceptivité à autrui, sous la figure de l'opérateur, est-elle aussi accrue, au risque d'une influence transférentielle troublant, à l'instant même de leur recrutement, les traces mnésiques sollicitées, et les exposant à des modifications plus ou moins profondes sous le coup de l'activité imaginaire indissociable de la perception retrouvée. C'est donc tout le cadre épistémologique de la validation des vécus en première personne qui se trouve requis à son endroit, imposant une supervision méticuleuse et des analyses spécifiques, dont les formes s'adaptent aux finalités et aux matériaux voisins auxquels les productions de chaque entretien vont alors correspondre. Et c'est au niveau de l'intersubjectivité qui en mettait pourtant en péril la véridicité, et jusqu'à l'agentivité de sa source, que la production micro-phénoménologique suscitée trouve en dernière instance la structure de validation qui permet alors son exploitation scientifique.

Mais l'exploration d'un tel objet cognitif ne saurait se cantonner aux résultats thématisés dans les verbalisations du sujet. Non seulement l'état d'évocation, de réduction, est en lui-même un objet d'exploration qui n'a pas encore livré toutes ses conditions ni tout le champ de son application, à commencer par l'affinement méthodologique de sa mise en œuvre. Mais la question des effets de l'évocation et de la verbalisation, effets en termes de conquête de sa vie intérieure (valorisation de compétence ou reconnaissance par autrui du vécu traversé), ou plus encore effets du recrutement émotionnel de ces vécus (soulagement d'être écouté, abaissement des seuils de réactivité à un trauma par sa réévocation neutralisée), reste tout entière à explorer. La psychanalyse posait la conscientisation comme un soin attesté par une abréaction interprétative élucidante, l'hypnose propose que le rapport soit l'occasion d'une « confusion proche du chaos en vue de faire émerger une créativité propice à la maturation et à l'extinction du symptôme » (Masson, 2003) : l'explicitation expérientielle, puisant à sa façon à ces deux sources de la psychothérapie, n'a pas encore été pleinement analysée comme ressource de bien-être, de soin, par la relation accompagnante. Cette question prélude peut-être à l'avenir exploratoire le plus vaste qui se tienne encore devant nous dans l'usage de cet outil.

Partie II
SITUATIONS CLINIQUES DE PATIENT.ES CHRONIQUES ET QUESTIONS MÉTHODOLOGIQUES

Appréhender l'expérience vécue du suivi d'un adolescent en santé mentale par une psychiatre.

Martine JANNER-RAIMONDI et Natalie DEPRAZ

L'enjeu de ce chapitre[24] consiste d'une part, à repérer quels sont les éléments constitutifs de la narration et de la compréhension de l'expérience du suivi d'un adolescent choisi par les professionnels du soin dans le champ de la santé mentale. L'objectif consiste à proposer une vision qualitative fine de la maladie chronique à l'adolescence, en enrichissant la description clinique de la maladie par une analyse d'expériences vécues en première personne, tant au plan des adolescents concernés qu'à celui des professionnels qui les soignent et les accompagnent. C'est à travers l'examen attentif des entretiens réalisés auprès de professionnels du soin dans le champ de la santé mentale que nous allons approcher : d'une part, la spécificité de notre choix méthodologique d'articuler avec un même interlocuteur deux entretiens successifs de nature différente ; et, d'autre part, non seulement les visions et le sens des soins prodigués aux jeunes qu'ils suivent, mais également les regards qu'ils portent sur ces derniers, comme sur eux-mêmes et les familles.

Phénoménologie en pratique et caractéristiques thérapeutiques

L'ancrage théorique fondamental de ce travail se situe dans le cadre d'une phénoménologie expérientielle (Depraz, 2009) afin d'appréhender l'expérience vécue et les éprouvés des suivis réalisés par des professionnels du soin en santé mentale, auprès d'adolescents « malades chroniques ». Étant donné que nous

[24] Ce chapitre s'appuie sur un article paru en 2019, intitulé : Approcher l'expérience vécue des suivis d'adolescents malades chroniques en santé mentale, *Le Sujet dans la Cité,* n°9, 75-92.

partons des professionnels soignants en charge d'un jeune, prendre appui sur les questions du diagnostic et de l'alliance thérapeutique s'avèrent incontournables. Dès 1968, Canguilhem parle d'une crise de la conscience médicale, liée à la diversité des opinions voire à leur opposition concernant l'attitude et le devoir du médecin face aux possibilités thérapeutiques offertes :

> La thérapeutique moderne semble avoir perdu de vue toute norme naturelle de vie organique. Sans référence expresse, bien souvent, à la norme singulière de santé de tel ou tel malade, la médecine est entraînée, par des conditions sociales et légales de son intervention au sein des collectivités, à traiter le vivant humain comme une matière à laquelle des normes anonymes, jugées supérieures aux normes individuelles spontanées, peuvent être imposées. Quoi d'étonnant si l'homme moderne appréhende confusément, à tort ou à raison, que la médecine en vienne à le déposséder, sous couleur de le servir, de son existence organique propre et de la responsabilité qu'il pense lui revenir dans les décisions qui en concernent le cours (Canguilhem, 1968, p. 384).

Une telle conception fait écho aux principes de *l'evidence based medicine* adoptés par la « thérapeutique moderne » à laquelle fait écho Canguilhem, qui a pour effet de se référer à des normes établies statistiquement au regard du grand nombre sans toujours faire place aux singularités. La responsabilité du médecin s'accentue d'autant par le fait que l'acte thérapeutique comprenant le diagnostic, le pronostic et le traitement, se réalise « le plus souvent dans l'urgence » sans avoir toujours le temps de repérer les spécificités de l'individu qui vient consulter. Or, comme le précise encore Canguilhem (1968) : « L'urgence des situations et l'individuation des objets se prêtent mal à la connaissance *more geometrico.* Il faut prendre son parti de l'obligation professionnelle de prendre son parti. » (*Ibid.*, p. 389).

Plus récemment, Pauzé et Charbouillot-Mangin (2004), rappelant leurs ancrages épistémologiques concernant la maladie, le malade et son environnement, soulignent que poser un diagnostic s'insère dans une logique globale, de causalité non linéaire, permettant non seulement d'interpréter les symptômes, mais également de donner un sens à l'acte de soin, en écho à la cybernétique de Bateson. Ainsi, pour approcher la compréhension d'un sujet, il conviendrait de l'appréhender eu égard aux restrictions auxquelles il est confronté dans son environnement de vie, sa famille, ses proches... Les comportements habituels, les croyances, les incidents, les difficultés rencontrées conduisent à accentuer ou à faciliter les capacités adaptatives de l'individu corrélativement à sa famille et à la prégnance de ses pairs. La clinique, qui s'inscrit dans une approche cybernétique, éco-systémique, porte alors sur la compréhension des restrictions auxquelles l'individu et sa famille doivent faire face en termes de : cumul de tâches développementales non résolues, de perceptions rigides du problème et des solutions possibles, mais également en termes d'absence de soutien social, voire d'isolement, ou de faibles ressources économiques et de conditions de travail insatisfaisantes et contraignantes. L'enjeu consiste notamment à se demander quel est ou quels sont les atouts dont ils disposent pour faire face aux perturbations (Pauzé, Touchette & Desautels, 2006).

Dans le cadre des entretiens sollicités auprès des soignants qui prennent en charge des adolescents en santé mentale, nous nous intéresserons à deux dimensions : d'une part, celle du diagnostic : est-il évoqué ? Si oui, comment est-il relaté, vécu, en particulier lorsqu'il s'agit de prendre soin d'un jeune ? D'autre part, celle de l'éco-systéme : apparaît-elle ? Si oui, comment est-elle relatée, vécue, en vue de quoi est-elle recherchée ?

Pour autant, il reste encore à préciser la notion d'alliance thérapeutique, laquelle apparaît telle un incontournable, à la croisée de multiples formes de thérapie, allant de la psychanalyse aux formes issues des sciences cognitives. Collot (2011) dresse un récapitulatif de ce concept et montre qu'après avoir été repéré du côté des patients (Freud, 1946), puis du côté des soignants (Rogers, 1961/1998), il est, depuis les années 1970, considéré dans sa dimension interactionnelle (Bordin, 1979). Aujourd'hui encore, il renvoie aux dimensions de partenariat et au phénomène de collaboration co-construit par le patient et le thérapeute (De

Roten, 2006). L'alliance engage une réciprocité ainsi qu'une mise en œuvre d'échange et de négociation. Pour autant, au regard de la multiplication des échelles d'évaluation de l'alliance, nous pourrions nous demander s'il s'agit bien d'une technique à apprendre et à mettre en œuvre, ou bien s'il ne s'agirait pas davantage d'une capacité à entrer en relation avec l'autre sans vouloir occuper de place prépondérante, car la relation d'empathie souvent revendiquée reste avant tout une qualité partagée *in situ*, précisément au cœur de la relation dont aucune des deux parties en présence ne peut se prévaloir (Janner Raimondi, 2017).

Vécu de la maladie à l'adolescence

Selon Marcelli et Braconnier (2008), l'adolescence engage une attention accrue à l'image de son corps, que les autres renvoient au jeune, et que le jeune élabore lui-même, y compris de façon non consciente. Dolto (1984) conçoit l'image du corps dans le cadre d'un triptyque constitué par l'image de base, l'image fonctionnelle et l'image érogène. Réunies ensemble, elles assurent l'image du corps vivant et le narcissisme du sujet à chaque période de son évolution développementale. Mais il est des troubles qui viennent interférer avec leur développement.

Dauchy & Razavi (2010) pour l'adolescence, comme Van Broek & Rillaer (2012) pour l'enfance, ont souligné l'importance de l'anxiété et de la douleur, lorsque la maladie grave survient, préconisant de prendre en compte l'anxiété au même titre que la douleur, afin que ces adolescents puissent continuer de garder confiance en les adultes, les soignants en particulier, mais également en eux-mêmes. La maladie grave, dont fait partie la maladie chronique, s'appréhende comme une épreuve que le jeune ne traverse pas toujours avec fierté, quand bien même des qualités non soupçonnées en eux-mêmes et en leurs parents se seraient révélées, comme le souligne Oppenheim (2014). Nombreux sont ceux qui restent marqués par l'épreuve de la maladie d'une fragilité qui colle à la peau, développant alors un sentiment d'injustice, ou de colère, voire d'échec, alors même que selon Marcelli & de La Borie (2012), les expériences de la maladie conduisent les enfants et les adolescents à développer une maturité, sans toujours être capables d'en parler. Pour ces derniers, moins la maladie est visible, plus les adolescents la vivent comme un handicap, en particulier dans leurs relations avec les pairs. Ce phénomène fait écho aux travaux de Goffman sur le stigmate (1975), appréhendé non en tant qu'attribut de la personne mais comme composante intervenant dans les interrelations à l'aune des normes attendues. La maladie peut ainsi être plus ou moins handicapante, selon qu'elle est rendue ou non visible, par le fait que la différence qui n'apparaît pas, ne discrédite pas encore le sujet. Ce « pas encore » n'empêche pas le sentiment intérieur du sujet qui s'éprouve et se pense discréditable : « l'individu n'est pas discrédité, mais bien discréditable » (Goffman, *op. cit.*, p. 57). Ce sentiment de soupçon, autant orienté vers les autres qui pourraient se rendre compte de la marque d'infamie portée par la maladie, qu'envers soi-même, a pour effet de développer une attention vigilante (Depraz, 2014) pour continuer à ne pas apparaître différent et éviter ainsi le risque d'être disqualifié. En période adolescente, cette crainte est décuplée car elle fait écho à la pression de conformité, déjà dénoncée par Arendt (1954/1999), propre à cet âge de la vie. Ces éléments permettent de comprendre les oppositions pouvant aller jusqu'au refus du soin à l'âge de l'adolescence, sans que soit mis en cause un manque d'information sur leur état de santé et les enjeux des soins, ni même leur prise de conscience (Marcelli & de La Borie, 2012). Pour limiter ce genre de risque, plusieurs médecins ont eu pour stratégie de demander aux jeunes patients de se prendre en charge le plus tôt possible, en assumant la prise et le suivi de leurs traitements, comme si l'apprentissage n'était pas en rapport avec un développement physiologique, physique et cérébral. Les conséquences ont été désastreuses. Marcelli & de La Borie (2012) mentionnent que, devenus adolescents, ils abandonnaient leur traitement, dans une attitude quasi suicidaire. Aujourd'hui, les médecins spécialisés, les pédiatres notamment, essaient davantage de *faire alliance* et de *négocier* avec le patient pour trouver des adaptations, voire des allègements aux traitements tout en préservant ce qui est vital. Dans cette perspective, les auteurs recommandent aux équipes médicales la prise en compte des besoins nouveaux du jeune, qui n'est plus un enfant sage, de façon à développer chez lui les capacités à devenir un individu partenaire actif de ses soins.

Se dégager de l'emprise des parents constitue un invariant anthropologique, qui vaut pour les adolescents malades ou handicapés – tout au moins dans le cadre des sociétés contemporaines occidentales. Mais ce passage est plus difficile pour ces jeunes. « Cela se traduit souvent par des attitudes dangereuses vis-à-vis de la maladie, avant d'assumer la nécessité des soins. » (Marcelli & de La Borie, 2012, p. 280) L'adolescence est vue comme une période de la vie où le soin s'organise sous de nouveaux jours en raison des mutations en cours. La maladie au long cours qu'est la maladie chronique, avec ses hauts et ses bas, ses stagnations et ses accélérations ne manquent pas d'accroître la fragilité de cette *chrysalide* (Benghozi, 1999*),* qui fait écho au *complexe du homard* décrit par Dolto (1984). Alliant le mythe de la horde primitive de Freud (1993) à la conception de Winnicott (1969/1989), la vision psychanalytique développe une approche de l'adolescence en état de crise, qui se décline selon les masques adoptés, sous une diversité de profils, non sans rappeler combien il est risqué d'approcher le monde de l'adolescence, si de grandes précautions ne sont pas prises. Car les professionnels – y compris du soin – sont exposés à cette fragilité, capable d'éveiller ou de réactiver des brèches qui composent les histoires singulières de ces jeunes.

Concernant plus spécifiquement les troubles psychotiques, il importe de garder en mémoire la polysémie des manifestations psychopathologiques ainsi que la diversité des modes d'évolution, dont la schizophrénie fait partie. Toutefois, comme le précise Benoit, en psychiatrie :

> […] l'accord s'est fait quant aux principaux symptômes imposant le diagnostic de trouble schizophrénique : idées délirantes de thèmes bizarres, hallucinations auditives ou modifiant le monde extérieur, propos discordants ou mutisme, inhibition ou excitation corporelles, affaiblissement de l'affectivité, troubles et dysfonctionnements sociaux, bizarreries

comportementales. L'un ou l'autre de ces traits domine chez chaque sujet (Benoit, 2006, p. 20)

Ces troubles encore appelés troubles de la relation à l'objet et à l'identité propre sont sous-tendus par une angoisse de perte de sentiment d'unité corporelle et psychique conduisant à recourir aux mécanismes de défense primaires (Azoulay, 2013). En psychiatrie phénoménologique, Tatossian (2002) tente d'appréhender la dimension pré-individuelle du malade au niveau du monde originaire sur lequel celui-ci est en prise, en deçà même de la distinction Moi/ Monde et souligne la stagnation du temps intime et l'inadéquation avec le temps objectif et le monde de la communauté propres aux psychoses. Du point de vue de la psychologie clinique, la dimension psychotique présenterait un fonctionnement cognitif intact (O'Leary *et al.*, 2000), à la différence de la dimension de désorganisation de la schizophrénie, qui induit des troubles de l'attention sélective et de la dimension négative, à laquelle sont associés des troubles de la flexibilité cognitive et à une baisse de fluidité verbale (Bejaoui & Pedinielli, 2010).

Dans le cadre de l'hospitalisation en psychiatrie publique, il importe de citer Kannas, qui précise avoir dépassé l'idée que « la chronicité est une propriété exclusive du patient et la schizophrénie [est] une maladie chronique dont le caractère est irréversible » (2006, p. 9) pour aller vers « un modèle plus complexe familio-systémique », où la dimension médicale n'est plus exclusive, grâce à sa rencontre avec Benoit, psychiatre promoteur des idées de Bateson et des thérapeutes familiaux étrangers et francophones, en France, en mettant en place une pratique des entretiens collectifs familiaux. Nous mentionnons ces approches encore peu présentes en France aujourd'hui, car les entretiens sur lesquels nous nous centrerons ensuite dans cet article prennent place au sein d'un dispositif thérapeutique qui s'inscrit dans ce modèle de soin.

Marcelli & de La Borie (2012) préconisent aux médecins spécialisés de prendre en compte les besoins des adolescents, en négociant et en faisant alliance pour ajuster les traitements sans remettre en cause ce qui est vital. La notion d'alliance thérapeutique se réfère à un attachement positif du patient à l'égard du thérapeute (Zetzel, 1956), une relation de confiance et de collaboration entre le patient et son thérapeute, mais également à une attitude compréhensive du thérapeute envers le patient (Freud, 1946/1985). Les dimensions d'intersubjectivité et d'interactionnisme mentionnées par Bioy et Bachelart (2010) soulignent des caractéristiques telles que la spontanéité, la réciprocité, l'authenticité et l'engagement mutuel. Deux composantes – l'une affective, l'autre cognitive, souvent plus tardive – se trouvent ainsi reliées.

Comme nous le rappellent Hervé *et al.* (2006), « les recherches effectuées sur l'alliance thérapeutique dans les thérapies d'adultes ont apporté une meilleure définition du concept, des outils d'évaluation et quelques éléments sur les facteurs favorisants » (2006, p. 39). Bon prédicteur de l'évolution du patient, elle est une condition nécessaire mais non suffisante. Les ruptures de suivi peuvent être nombreuses en pédopsychiatrie (30 à 50 % selon les études) et correspondent souvent à un échec dans le développement d'une relation favorable de soin. Les auteurs cités repèrent comme critère qualitatif de l'alliance lors des consultations précoces (jeune âge de l'enfant), l'engagement corporel du thérapeute auprès du bébé et de(s) parent(s) afin de signifier sa disponibilité, y compris pour les dimensions non verbales. Ces éléments apportent des informations intéressantes sur la relation mère-bébé, mais aussi sur le fonctionnement entre le thérapeute, la mère et l'enfant, y compris quant à l'expression des affects sous-jacents. Pour Safran & Muran (2000), les professionnels gagneraient à être formés à identifier les mouvements interpersonnels significatifs, dans le vif de la séance et à pouvoir reconnaître les signes de tensions, de désaccord, voire de conflits. Une fois ces variations identifiées, il reste nécessaire de parvenir à en réguler les effets pendant la séance. Si certaines tensions et failles empathiques peuvent être résolues lors de séances subséquentes, leur résolution pendant la consultation où elles ont lieu semble importante afin de prévenir l'abandon thérapeutique et la cristallisation des conflits (Lecomte, 2011). Safran et Muran préconisent la pleine conscience en action afin de favoriser une auto-régulation des états émotionnels ainsi qu'une régulation interactive de la relation thérapeutique.

Les ruptures de l'alliance ont été décrites par détérioration du lien, cassures, failles empathiques, impasses et tension. Safran & Muran (2016) ont repéré des marqueurs de rupture sur la base de manifestations explicites des tensions entre le psychothérapeute et le patient. Les marqueurs de retrait seraient plus subtils ; le patient manifesterait tension et désaccords par un désengagement émotionnel (ex : réponses minimales, changements de sujet, discours abstrait, répétition de rendez-vous manqués, retards récurrents aux rendez-vous).

Un choix méthodologique spécifique : le double entretien

Dans le cadre de notre projet, la méthodologie, qui combine successivement deux types d'entretien réalisés par un binôme de chercheurs auprès d'un même professionnel, s'inscrit dans le sillage d'une triangulation des méthodes (Pourtois & Desmet, 1988/2007), laquelle permet d'approcher plus favorablement la complexité du suivi d'un adolescent en santé mentale. Dans un premier temps : les soignants volontaires exerçant dans deux centres de soin différents[25] participent à un *entretien existentiel semi-directif,* qui, à l'aide d'un guide souple préétabli (Blanchet, 2003), permet d'entendre leur récit à propos d'un jeune qu'ils ont préalablement choisi. Dans un second temps, l'interviewé.e fait une pause, durant laquelle les deux chercheurs échangent de façon intersubjective sur ce qui leur apparaît comme étant des événements porteurs de signification pour le professionnel entendu, quant à l'expérience du suivi du jeune. Une fois revenu, le professionnel est sollicité pour revisiter l'un ou l'autre de ces événements, selon son choix, dans le cadre d'un *entretien d'explicitation microphénoménologique,* non-directif dans son

[25] Respectivement d'une part sur ERIC (Équipe Rapide d'Intervention de Crise), Service d'urgence psychiatrique à domicile situé à l'hôpital Henri Charcot dans le Sud Yvelines, d'autre part dans l'Établissement public de Santé mentale Lille-Métropole, au Pôle de psychiatrie publique pour Enfants, Adolescents et Familles.

contenu mais directif dans sa structure, selon l'approche psycho-phénoménologique fondée et développée par Pierre Vermersch (1994). Cela permet de décrire de manière fine le vécu d'un moment, dans le rapport à la personne malade, et au suivi, estimé clef par l'interviewé, qu'il s'agisse de la première rencontre, du diagnostic, de la première hospitalisation ou du moment de ré-hospitalisation, etc.

Le guide d'entretien existentiel[26] s'organise autour des thématiques suivantes :

a) *les savoirs sur la pathologie* du patient choisi / Concernant le patient choisi, que diriez-vous de sa pathologie ?
b) *les perceptions de la pathologie* à travers ce qu'éprouve le soignant du patient / Votre travail auprès de ce patient a-t-il modifié vos perceptions de la maladie ou du patient lui-même ?
c) *les ressentis et les sentiments* liés au travail de thérapeute, de soignant / Dans le cadre de la prise en compte du patient, quel est votre ressenti par rapport au malade et sa pathologie ? / Soigner ce patient a-t-il eu des retentissements sur vous-mêmes ?
d) *sur les questions de chronicité et de chronicisation* / Que diriez-vous ?
e) *sur la notion d'urgence* / Que diriez-vous ? Que direz-vous de votre métier dans cet établissement et souhaitez-vous ajouter quelque chose ?

Regard rétrospectif sur le double entretien[27]

Les entretiens croisés réalisés en présence d'un binôme de chercheurs permettent de recueillir des informations nettement différenciées, ce qui confirme la spécificité et la complémentarité

[26] Cf. Annexes 2 et 3

[27] Le double entretien en question s'est déroulé à l'Hôpital Charcot, dans le Service ERIC, le mercredi 24 janvier 2018. Il a été mené par M. Janner Raimondi pour l'entretien existentiel, et par N. Depraz pour l'entretien d'explicitation micro-phénoménologique, avec l'un des psychiatres du service.

de chacun des types d'entretien. *In situ*, l'entretien existentiel demande tout d'abord au professionnel sollicité de choisir parmi les patients qu'il a suivis ou qu'il suit encore, un jeune et de le présenter. Dans ce cadre, le professionnel fournit des informations sur le fonctionnement du service dans lequel il intervient et apporte généralement des indications sur le suivi réalisé avec ce jeune et sa famille, en évoquant des événements et des circonstances qui interfèrent avec ce suivi. Le chercheur ajuste le guide d'entretien, reformule les questions, soumet parfois une reformulation synthétique à son auteur pour s'assurer d'une intercompréhension. Cet entretien permet de repérer ce que le professionnel estime être important à communiquer. Le croisement des regards des chercheurs, lors des quelques minutes de débriefing entre les deux entretiens, permet effectivement de cibler de possibles thématiques et moments pour le second. Ainsi, lors des entretiens réalisés auprès d'un psychiatre chef de service, à qui il était demandé de choisir un jeune qu'il a suivi, les moments du faire alliance avec la famille et du diagnostic se sont révélés majeurs.

Plus particulièrement, la présence de l'interviewer de l'entretien micro-phénoménologique lors de l'entretien semi-directif existentiel fournit la condition structurelle de l'articulation entre les deux entretiens. En tant qu'observateur lors du premier entretien, l'interviewer du second repère à mesure les moments saillants qui lui paraissent les plus déterminants au regard du vécu de la prise en charge du jeune par le professionnel. C'est ainsi que, après concertation et confirmation lors du débriefing entre les interviewés, le second entretien peut rebondir sur un moment déjà présent dans le premier mais non-encore explicité pour lui-même. Il se crée par là même, en vertu de la manière de relier les deux entretiens, une dynamique de sens créatrice qui fait émerger un moment saillant s'approfondissant.

Quelques contenus spécifiques émergeant en entretien existentiel

Dans le cadre d'une prise en charge, en particulier lorsqu'il s'agit d'un service d'urgence psychiatrique, l'objectif de faire alliance avec la famille ne va pas sans aussitôt avoir à l'esprit le moment de la séparation afin que la famille puisse être en mesure de travailler avec d'autres thérapeutes. La temporalité propre à l'urgence alors même que les troubles en jeu engagent une prise en charge et un suivi sur une certaine durée, accentue la double contrainte de l'alliance nécessaire et de la séparation. Car le travail se situe, ici, sur un temps assez court, durant lequel il convient tout à la fois de se lier, se relier tout en créant également les conditions d'une séparation viable, afin que le soin puisse continuer ailleurs, avec la famille et avec d'autres, à l'extérieur du dispositif, voire, de la structure de soin.

Le propos extrait ci-dessous provient du premier entretien – existentiel – avec la psychiatre du service, L., au moment où cette dernière, après avoir présenté Xavier, adolescent porteur de troubles schizophréniques, présente sa démarche de soin, « son fil » comme elle le dit elle-même. La temporalité du soin, qu'elle restitue s'organise autour de trois temps au cours desquels des points de vigilance, qu'elle nomme « niveau d'alerte », émergent. Le premier temps du soin, renvoie à la consultation initiale réalisée par l'un de ses collègues psychiatres qui selon les propos de notre interlocutrice évalue la situation du jeune, prescrit un traitement neuroleptique et apprécie les liens potentiels d'accompagnement ou de soutien de la part de la famille du jeune.

> *(...) celui qui le voit au premier entretien introduit un traitement neuroleptique. Euh... commence à lui demander depuis combien de temps il peut ressentir ça, euh comment il le vit, euh est-ce qu'il peut... est-ce que c'est possible d'en parler en présence de ses parents, est-ce que c'est compliqué ? C'est ce genre de questions qui sont posées à ce moment-là.*
> *Et on avait demandé dans un premier temps qu'il puisse ne pas aller à l'école et qu'il soit pris en charge par ses proches et toujours en présence de quelqu'un de son entourage parce*

qu'il vivait son entourage comme étant rassurant, voilà [EE. Psychiatre, L., 28 janvier 2018, 6': 08]

Le deuxième temps du suivi en consultation psychiatrique est appelé « post-urgence » ; il consiste à entamer un dialogue avec le jeune afin d'apprécier son état de santé suite au traitement administré, mais également les relations d'aide mises en place avec la famille et les éventuels changements que cela a pu opérer :

> *(...) je le revois en post-urgence pour continuer à voir comment allait les choses, comment il s'améliore. Et donc... l'ensemble de cette prise en charge, ça a été... évaluer avec lui comment il vivait le traitement, s'il arrivait à mieux dormir, comment il se sentait, comment ses parents le vivaient, comment il supportait le contrôle de ses parents et quel réaménagement, c'était passé dans la famille depuis ce moment où il avait demandé de l'aide à l'équipe psychiatrique. Donc c'était une famille de... 6 enfants* [EE Psychiatre, L., 28 janvier 2018, 6': 13]

Le troisième temps du soin fait état de la rencontre avec toute la famille en présence du jeune ainsi que de plusieurs autres membres de l'équipe du service. La psychiatre fournit à ce moment-là, des indications, qui renvoient autant à des instants et des faits advenus lors de la rencontre avec la famille, qu'à une analyse de sa propre posture en lien avec des éléments de diagnostic corrélées à la recherche d'une stratégie d'acteur pour favoriser la suite de soin :

> *... Donc j'ai pu rencontrer ses parents et l'ensemble de sa fratrie lors d'un entretien, voilà. Et après, dans les suites je l'ai adressé à une collègue (...) Ce que j'ai perçu, c'est que sa famille, c'était des alliés dans le soin. Et que du coup, j'avais pas à porter démesurément cette situation parce que dans le fond ils étaient bien là, bien motivés pour le faire. Euh... donc il y avait une forme... une forme d'inquiétude pour lui et la manière dont les choses allaient se passer. Une attention portée à surtout faire en sorte que cette famille puisse continuer les soins ultérieurs avec une autre équipe. Donc ils ne vivent pas la psychiatrie comme dangereuse pour eux* [EE Psychiatre, L., 28 janvier 2018, 06': 20].

L'idée de faire alliance, apparaît essentielle au soin. La thérapeute interviewée revient sur cette préoccupation qu'elle considère comme étant un « premier niveau d'alerte ». L'alliance avec la famille est-elle possible, dans l'intérêt même du jeune ? Elle indique qu'elle cherche à repérer le fonctionnement systémique au sein de cette famille nombreuse afin de cerner si les parents lui font confiance et s'ils sont convaincus de la nécessité de poursuivre le suivi psychiatrique du jeune, au-delà de ces premiers temps de prise en charge aux urgences, sans que cela ne soit vécu comme un risque pour eux-mêmes en tant que parents (Benoit, 2006). Si le risque pouvait dans un premier temps se situer au niveau d'un fonctionnement familial jugé « clanique », le second niveau d'alerte résidera ensuite dans la capacité à se désaffilier sans heurt :

> (…) *c'est qu'ils m'ont adoptée et que je suis devenue un familier tellement vite… C'est-à-dire que quasi ils me tutoyaient ou quasi ils pouvaient rire et être extrêmement détendus à mon contact. Euh… mais quasi comme si je faisais partie des leurs, enfin c'était une famille un peu clanique. Et donc, mon deuxième niveau à ce moment-là, mon deuxième niveau d'alerte c'est : ah ils m'adoptent, mais je vais m'en séparer, ils vont se séparer de moi, je vais les confier à d'autres, comment faire pour qu'ils ne m'adoptent pas totalement, enfin qu'il y ait un espace pour un autre professionnel qui vienne après ?* [EE. Psychiatre, L., 28 janvier 2018, 06':36].

Par la suite, la psychiatre rend compte de sa démarche, en adoptant une posture méta sur sa propre activité de soignant. À la douzième minute de l'entretien, elle précise combien sa quête d'alliance en vue du soin passe pour elle par le délicat choix des mots pour donner à entendre le besoin de soin sans alarmer outre mesure sa famille. Il ne s'agit pas seulement de traduire ses propres connaissances médicales en mots compréhensibles pour les proches ; il s'agit tout autant de leur donner à comprendre le vécu expérientiel du jeune lui-même. Ce souci semble s'inscrire dans une conception épistémologique consistant à penser que comprendre autrui passe aussi bien par des connaissances scientifiquement établies que par le langage sensible de l'expérience vécue partagée dans le cadre de l'intersubjectivité :

[…] *Ce qui me préoccupe c'est quels mots trouver entendables, supportables, qui puissent* ***faire pont entre le vécu et l'expérience du jeune et ma connaissance de la maladie****. Enfin si j'ai une… si j'ai un fil, c'est celui-là* [EE Psychiatre, L. 28 janvier 2018, 12':02]

Sollicitée lors de l'entretien sur son propre vécu en tant que thérapeute, elle s'exprime alors de façon métaphorique en utilisant tout d'abord l'expression « traque » employée aussi bien en tant que nom, qu'adjectif ou verbe, si bien que le propos passe d'un sens à l'autre, entre « le trac », « la traque », « traquer quelque chose », « éviter de générer le trac », « le traque – en tant qu'acte de traquer ». Son rôle en tant que thérapeute s'entend comme une attitude de guetteur qui scrute (traque) le moindre signe pour appréhender la qualité des inter relations au sein de la famille sans toutefois la rendre trop visible par crainte (avoir le trac) de perdre le lien de confiance qu'elle cherche à établir et à maintenir.

Question : « Qu'est-ce que vous pourriez dire de votre… voilà, de votre vécu à vous à ce moment-là ?

Psychiatre : bah mon vécu dans ces cas-là, c'est toujours une forme de trac/traque. Le trac / traque existe. Euh ce jeune homme était dans un désarroi manifeste, fixation du regard. Donc je faisais en sorte qu'il ne se sente pas envahi par moi. Donc dans une attention… ne pas être menaçante pour lui ou envahissante ou intrusive, dans les regards ou dans les mots que je posais. Donc quand je dis trac c'est… euh… vraiment faire en sorte que cette famille puisse entendre des mots qui la rassure suffisamment, qu'ils ne se sentent pas jugés. Donc arriver à trouver le champ sémantique adéquat en fait. Euh… faire en sorte… je sentais cette mère avec une grande proximité avec son fils, c'était vraiment collé séré. Comme si elle me guettait, enfin c'était la tour de contrôle. Et donc là encore, faire en sorte que cette tour de contrôle ne me sente pas menaçante, trop alliée à son fils ou trop… ou l'excluant. Donc dans ce trac, c'est faire en sorte que chacun des membres présents puisse sentir que je suis pleinement à leur côté sans jugement a priori, sans… Donc… je sais pas, est-ce que je réponds à votre question ? [EE Psychiatre, L. 28 janvier 2018, 11' : 18].

Le trac d'être trop « intrusive » aussi bien vis-à-vis du jeune que de sa famille va de pair avec la « traque » des moindres regards, gestes, attitudes et comportements des parents comme du jeune et des autres membres de la fratrie. Au cours de cette réunion, la mère apparaît soudain comme une « *tour de contrôle* » et le jeune est vu comme étant « *en désarroi manifeste* » avec « *une fixation du regard* », lui-même aux aguets autant vis-à-vis de la psychiatre que vis-à-vis de sa mère. Pour autant, la présence forte des membres de la famille auprès du jeune, qualifiée de *« serrée, collée »* et de *« très contrôlante »* par la thérapeute, est interprétée au final comme aidante pour le jeune, dans la mesure où, grâce à elle, le jeune ose se confronter aux autres et au monde extérieur.

> *(...) Au contrôle, ce contrôle, formulé tranquillement, posément, par l'ensemble de sa famille, parce que les huit se sont mis à le « pister » entre guillemets en permanence, avec sa pleine acceptation. C'était quelque chose qui le rassurait. C'est-à-dire qu'il était du coup capable d'aller à l'extérieur, affronter les regards, euh affronter les autres s'il était accompagné en permanence d'un de ses proches. Et l'attention qu'il leur portait n'était pas... n'accroissait pas sa persécution* [EE Psychiatre, L. 28 janvier 2018, 12': 28].

En écho à Canguilhem (1968) concernant l'individuation des objets, la psychiatre formule ce qu'elle a appris de ce suivi : la métaphore du « *contrôle* » attribuée aux membres de la famille s'est muée en « *qualité du lien* ».

> *(...) Donc ça, oui peut-être que je l'ai appris hein. Que dans le fond c'est pas le contrôle réel exercé par une famille sur un patient qui se vit contrôlé, épié, qui va accroître ce sentiment-là, c'est plutôt la qualité du lien qui va pouvoir ou non être...* [EE Psychiatre, L. 28 janvier 2018, 14' : 32].
> *(...) Parce que ça pourrait s'amplifier hein. Quelqu'un qui se vie épié, si ça mère l'épie, il pourrait se vivre épié par elle et ça pourrait construire un processus délirant elle étant menaçante parce que... On pourrait imaginer ça. Là dans cette famille-là, pas du tout. Cette espèce de... posture de contrôle assumé. Mais c'est pas « contrôle », d'attention portée assumée tranquillement de « non je ne veux pas te laisser tout seul, de*

toute manière je suis trop inquiète » ne l'intruisait pas lui dans son vécu [EE Psychiatre, L. 28 janvier 2018, 15' : 16].

Concernant la question de la chronicité, la psychiatre précise vouloir éviter l'étiquetage pour ne pas réduire toute la personne à une maladie : « *la maladie en tant que telle, ce qui me préoccupe c'est quels mots trouver pour que la personne ne se sente pas figée et jugée par mon regard ».* Si la nosographie médicale est présente, elle n'en demeure pas moins relative, évitant ainsi le risque d'enfermer le sujet selon l'activation d'un processus de catégorisation (Douglas, 2004) inhérent à l'acte médical visant à établir un diagnostic / pronostic. Ainsi, rester attentif à l'autre singulier, à sa vie, ses expériences, ses ressentis, mais également à ses interactions et ses activités, invite la psychiatre à ne pas transformer un potentiel de chronicité, qui fait écho à l'idée de continuum de la vie (Lantéri-Laura, 1997), en processus irréversible de chronicisation.

Deux moments spécifiés ciblés émergeant lors de l'entretien d'explicitation micro-phénoménologique

Le moment choisi par l'interviewée est celui de sa première rencontre avec le jeune et ses parents, en post-urgence, dans un service à l'extérieur de l'hôpital. L'espace de la rencontre est décrit tout d'abord (« un grand bureau, de couleur rose, avec plusieurs chaises qui sont disposées » ; « ils sont déjà installés » ; « quand je rentre dans le bureau, il est posté très à proximité de sa mère et il y a le père qui est aux côtés de la mère aussi, un peu plus loin on va dire. Et donc nous, nous sommes deux et nous nous mettons de telle manière à pouvoir voir chacun dans l'espace »), puis sont restituées les différentes séquences de ce moment. À cette occasion émergent deux moments spécifiés. Le premier est celui que nous avons remarqué lors du premier entretien, et sur lequel, après échange entre nous à la fin de l'entretien n° 1, nous avons décidé que porterait l'entretien n° 2. Le second a émergé spontanément et tardivement, en fin d'entretien d'explicitation micro-phénoménologique lui-même. Le moment ciblé n° 1 correspond à un changement d'attitude du jeune lors de l'entretien ; le moment ciblé n° 2 se réfère à l'identification-diagnostic vécue du professionnel du fait que le jeune est psychotique, et ce vécu arrive très tôt dans l'entretien.

La micro-temporalité du moment n° 1 se compose d'un Anté-début : « *je vais vers eux, je me présente, euh je serre la main à chacun.* », suivi de quatre phases :
– une Phase 1, qui renvoie au début de l'entretien : la posture figée du jeune (« *pas touche* »), avec beaucoup de notations synchrones, autant de modalités internes, kinesthésiques, émotionnelles, relationnelles, cognitives qui cernent son état intérieur :

> (…) *le jeune est plutôt figé dans sa posture, plutôt assis droit, regard fixe [...] comme quelqu'un de vigile ou en position de vigilance » ; « à la fois perdu et habité [...] intensément attentif [...] pleinement en état d'alerte, en désarroi, en inquiétude » ; « un regard qui pourrait être transperçant [...] je sens qu'il ne faut pas que je croise les fers* [EEMP, Psychiatre, L. 28 janvier 2018]

– une Phase 2, qui correspond à la narration en basse continue par la mère de son *burn-out* :

> (…) *la maman a commencé à beaucoup parler de son burn-out » ; « elle me dit qu'elle a traversé une sale période, mais que ça va plutôt mieux » ; « elle parle beaucoup, ses émotions sont très présentes et elle peut en effet dérouler tout ça en passant du coq à l'âne.* [EEMP, Psychiatre, L. 28 janvier 2018]

– une Phase 3, où intervient notre moment spécifié, à savoir le changement d'attitude du fils ;

– une dernière Phase 4, le « dénouement », où recirculent la parole, le rire, le lien (y compris avec la professionnelle : « *Ça circule, il y a du rire, il y a... Des regards... je suis à l'intérieur de la famille...* »). [EEMP, Psychiatre, L. 28 janvier 2018]

Le moment spécifié du changement d'attitude du jeune (Phase 3) se séquence lui-même en micro-phases :
– une Phase 3a, avec une interaction verbale fils-mère :

> (…) *quand elle évoque tout ça, ces différents moments, je dois préciser les dates et essayer de reconstruire le fil du temps. Et quand je lui demande, elle interpelle son fils, elle le regarde. Et le fils sait exactement les dates, les moments, enfin c'est vraiment lui qui tient le fil du temps* » ; « *Il se tourne vers elle* » ; « *Il lui répond* » ; « *il donne les dates pour sa maman* » ; « *il s'adresse à sa maman, donc il la regarde… […] elle lui dit : je sais plus quand c'est arrivé, donc lui il peut dire : bah il y a 18 mois, bah oui, tu te souviens, c'était tel moment et avec telles choses* [EEMP, Psychiatr,e L. 28 janvier 2018]

– une Phase 3b, qui est le moment de bascule proprement dit : « *Je le vois changer d'attitude* » [EEMP, Psychiatre L. 28 janvier 2018];

– une Phase 3c, où apparaît le changement corporel du fils :

> *(…) Il se réanime, il redevient l'enfant bien aimé de sa mère, le petit dernier […] elle l'appelle par son surnom* » ; « *il quitte ce regard perdu, figé, il quitte sa forteresse. Il est en lien avec elle* » ; « *il se rehausse* » ; « *il change de regard…* » ; « *le visage détendu, les traits du visage mobiles* » [EEMP, Psychiatre L. 28 janvier 2018]

Quant à la micro-temporalité du moment spécifié n° 2, elle correspond au retour sur la phase 1 du moment spécifié n° 1 par ma question (50ème minute de l'entretien, très tard) : « *(…) ce moment initial hein où tu le vois fermé et le regard fixe, euh si on revient à ce moment-là où tu dis il est à la fois perdu et habité, (…) est-ce qu'il y a quelque chose qui te revient ?* », l'objectif étant, un peu au dernier moment, sans y croire trop, de creuser le vécu de la professionnelle de l'état interne du jeune. Au début d'ailleurs, elle dit qu'elle ne voit pas quoi dire de plus : « *(…) je sais pas ce que je pourrais rajouter* » Puis, après un silence, il y a une émergence (signe fort d'état interne d'évocation, un élément non-souvenu revient, quelque chose de nouveau, dont elle ne se souvenait pas, on est exactement dans la mémoire vive passive organique, quand on ne se souvient plus volontairement), et là ce qui vient, c'est : « *bon là je me dis, il est psychotique* » [51: 58]. Il y a là un discours interne émergeant, oublié au début, car on était encore dans le souvenir volontaire.

À partir de là, je vais l'interroger pour tenter de creuser comment émergent ce discours interne, les modalités de la reconnaissance en elle de cette pensée : Phase 1a : « *Dès ce premier regard, je… il est psychotique* », « *il vit un moment psychotique* » plutôt. « *Il vit un moment psychotique, voyons ce qu'on peut mobiliser chez lui encore* ». Elle précise l'état psychotique par le critère du regard, et le mode de reconnaissance vécue de cet état : « *la fulgurance de l'intuition clinique* ». Il s'agit là d'un critère interne intuitif, telle une fulgurance de la reconnaissance de son état de psychotique. Ce qui est intéressant pour la pathologie, c'est l'émergence interne du diagnostic. Question : 1. À quoi as-tu reconnu qu'il est psychotique ? (traits objectifs déjà identifiés plus haut) ; 2. Comment, selon quel processus interne vécu a émergé la reconnaissance par toi de son état ? (émergence du vécu subjectif de la soignante) : « *à quoi je le repère… ? Je dirais au premier contact.* » [53 : 49].

Le premier moment mentionné dans l'entretien est un moment de changement d'attitude du jeune : 1. État n° 1 : fixité, désarroi, perdu — > État n° 2 : ouverture (animation, mobilité, parole), de passage de 1 à 2, qu'on peut interpréter comme l'indication d'une dé-chronicisation, même fugace, provisoire. Cela implique que la chronicité est liée à l'état n° 1, mais qu'il y a modification possible de la chronicité. Comment se fait l'ouverture ? Le changement ? Par la parole de la mère et l'appel à la capacité cognitive du jeune : il est le « *fil du temps* ».

Le deuxième moment, mentionné et creusé dans l'entretien, arrive à la toute fin de l'entretien. C'est le moment de reconnaissance vécue et de nomination après-coup de l'état interne du jeune, le moment de re-découverte par la professionnelle de ce qu'elle s'est dit alors, et ce, au moment de l'entretien. Ce moment, redécouvert à l'occasion de l'entretien, est un indice fort de l'état d'évocation dans lequel elle se trouve à ce moment-là, indice fort de la réussite de l'entretien. On touche là un vécu de présence pré-consciente à soi, qui correspond à une relecture intime de l'état interne du jeune, à savoir de sa chronicité psychotique. C'est en fait un moment de diagnostic *vécu* différent du diagnostic posé de l'extérieur, de manière objectivé « en troisième personne », au vu du savoir et des catégories théoriques dont dispose la soignante. Ce diagnostic en première personne par reconnaissance interne et émergente à la conscience de la procédure intime qui fait émerger le terme-diagnostic par intuition et fulgurance, selon une sorte de sentiment du déjà-vu. Quelles sont ces modalités de la reconnaissance vécue de l'état psychotique initial ?

> (…) *quelque chose d'une étrangeté chez lui qui m'est familière, enfin que je reconnais, que je reconnais immédiatement* » [54 :18] ; « *un sentiment de danger d'une rencontre, à ce moment-là. Il me renvoie quelque chose de... euh... c'est très rare que je me sente menaçante pour autrui* » [58 : 03] ; « *ce jeune homme avait autour de lui un périmètre de sécurité, euh... donc ça se vit dans l'interaction hein. Donc je ressens ce périmètre de sécurité comme étant à ce moment-là absolument interdit de franchir. Et ce périmètre de sécurité, ça peut être... c'est autant dans le regard que dans la voix que dans... euh... c'est par tous les pores de la peau ! C'est-à-dire que j'ai intérêt à être présente, pas m'échapper, sinon la menace ressentie serait réelle. Euh... et en même temps à absolument accepter tranquillement ce périmètre de sécurité nécessaire* [EEMP, Psychiatre, L. 28 janvier 2018, 1h:00':08].

La professionnelle note parallèlement une dynamique possible de l'état psychotique :

> *(...) tout au long du processus d'entretien, je vais... il y a cette fulgurance immédiate, mais après il y a quelque chose où je vais quand même essayer de voir quel accès, quelle possibilité, quelle... C'est-à-dire est-ce que... quelque part est-ce que cette personne est prise en totalité dans sa psychose ou pas ? C'est-à-dire est-ce qu'il y a des... d'autres issues, d'autres parties de lui plus mobiles, d'autres formes d'accès, d'autres... ?* [EEMP, Psychiatre, L., é_janvier 2018, 1h :02':23]

Ainsi, les deux moments spécifiés, qui interviennent à des moments différents dans l'entretien, renvoient dans le temps de l'expérience à un approfondissement clinique interne de la phase n° 1, et notamment de l'état interne psychotique chronique tel que reconnu par la soignante dans son vécu interne à elle.

Schéma de la dynamique des deux moments spécifiés
Moment spécifié 1 : phase 3b : « je le vois changer »
Phase 1 ———> Phase 2 ———> Phase 3 ———> Phase 4
Moment spécifié 2 : phase 1a : « dès le premier regard »
Moment spécifié 1 : dynamique de déchronicisation (même fugace, même provisoire)
Moment spécifié 2 : reconnaissance — émergence vécue en première personne de l'état psychotique chronique du jeune

Conclusion

Dans le cadre de ce chapitre, nous avons pu repérer quelques éléments constitutifs de la narration de l'expérience du suivi d'un adolescent choisi dans un dispositif d'urgence psychiatrique. La dimension temporelle y est cruciale, notamment pour s'efforcer de faire alliance avec la famille et le jeune, malgré le temps assez court de l'urgence, tout en envisageant d'emblée la séparation et les relais à prendre pour que le soin se poursuive. Cela suppose pour les soignants un travail d'observation clinique pour tenter d'appréhender le fonctionnement systémique de la famille. Le duo d'entretiens se révèle pertinent et judicieux dans la mesure où le premier *entretien existentiel* fait émerger des points d'attention-vigilance (Depraz, 2014) ou, pour le dire autrement, les objets de centration de la part des soignants, qui sont ensuite proposés dans l'entretien d'explicitation, comme, ici, le moment du diagnostic. Ces deux temps ont permis d'objectiver un savoir sur la maladie psychotique issu de l'expérience même du suivi de ce jeune et sa famille, comme l'explicitation d'une démarche diagnostique et des enjeux d'une posture de soin vis-à-vis des nomenclatures médicales. Ce combiné de deux entretiens permet d'approcher de façon complémentaire et plus fine le sens que les acteurs donnent à leur activité de suivi de jeunes dans le cadre d'un dispositif d'urgences psychiatriques. Si d'autres chercheurs, à l'instar de Tardif Bourgoin (2014), font précéder les entretiens d'explicitation d'une phase d'entretien préalable propice à la narration, dans le but d'inviter l'interlocuteur à revenir ensuite sur un moment, la méthodologie de notre projet précise le rôle du premier entretien, nommé existentiel, dans son articulation au second appelé explicitation. En effet, il ne s'agit pas seulement d'une simple entrée en matière, mais bien d'une attention portée aux contenus échangés sous forme de récits initiés *via* des questions semi-ouvertes propres à nourrir et relancer le dialogue. Les mises en intrigue autour de ce qui fait événements pour le sujet en écho à Ricœur (1983-1985) rendent propices, ensuite, le retour réflexif et l'approfondissement de l'un d'entre eux sous forme d'explicitation dans le second entretien. Il n'est pas certain qu'une discussion plus ou moins informelle lancée au début de la rencontre eût favorisé d'emblée un entretien d'explicitation.

C'est bien l'ensemble des deux entretiens conjoints qui donnent à entendre la logique de soin à l'œuvre. Les propos échangés lors dans ce double entretien comportent d'indéniables marques d'apprentissage en lien avec les expériences vécues. Nous pourrions nous demander si elles ne constituent pas les traces d'un processus de biographisation professionnelle (Delory-Momberger, 2009) ?

Délimitation d'espace(s) de soin pour un adolescent malade chronique : entre action spécifique, négociation et alliance thérapeutique

Martine JANNER-RAIMONDI, Diane BEDOIN et Carole BAEZA

Dans le cadre de chapitre[28], nous nous centrerons sur les entretiens existentiels (EE), afin de repérer quelles sont les préoccupations spécifiques de différentes professions de soin pour adolescents « malades chroniques », qu'il s'agisse de celles du médecin, du psychiatre ou encore du psychologue.

Notre protocole d'enquête a fait le choix de demander aux personnes interviewées de se concentrer sur un jeune qu'ils ont suivi en particulier, en précisant le contexte, les décisions, gestes et postures professionnels. La maladie chronique engage habituellement un suivi au long cours et par conséquent un accompagnement qui se décline différemment selon la profession exercée. Si le savoir sur la maladie demeure une constante dans les métiers du soin, il ne joue ni au même niveau opératoire, ni au même degré dans le sens où l'ampleur de la connaissance d'une maladie ou d'un trouble n'est pas requise de façon identique selon qu'il s'agisse d'établir un diagnostic ouvrant ou non sur un protocole de soin nécessitant un suivi évaluatif. Considérer les ingrédients expérientiels d'un soin selon la profession exercée, le cadre socio-environnemental dans lequel il est mis en œuvre et la maladie elle-même, permet ainsi d'affiner la problématique du soin porté au jeune malade chronique.

Dans les métiers adressés à autrui (Thievenaz & Olry, 2017), les interactions entre les professionnels et les patients sont considérées comme des leviers plus ou moins essentiels dans le

[28] Ce chapitre développe un article paru en 2019 sous le titre : Configurations d'espace d'alliance thérapeutique et de négociation du soin entre un adolescent malade chronique, ses parents et des soignants. *Phronesis*, n°8, 61-72.

soin et le suivi des malades chroniques. Certains estiment que ces interactions portent en elles la possibilité d'être des leviers de soin, là où d'autres minimisent leurs effets pour se concentrer davantage sur des effets de dispositifs élargis à d'autres partenaires comme les parents, les proches et d'autres professionnels inscrits dans d'autres secteurs territoriaux. Un sentiment de découragement existe chez certains soignants lorsque la dimension pratique et située dans le travail du soin semble si peu suivie d'effets (Rauthier-Boltzer, 2017). C'est précisément parce que la maladie chronique s'installe dans la durée et dans le quotidien que le soin lui-même requière autant d'efforts au long cours. La problématique de la chronicité de la maladie en période d'adolescence s'accentuerait d'autant que, comme nous l'avons exposé dans le chapitre précédent, les revendications de liberté et d'autonomisation seraient accentuées à cet âge. Dès lors, les notions de négociation et d'alliance thérapeutiques apparaissent comme cruciales. Toutefois, la question demeure de savoir comment elles se déclinent selon les professions et selon les situations considérées ?

Comment, en tant que professionnel, contribuer à maintenir un parcours de soin, lorsqu'un adolescent fuit son cadre familial ou sort d'un dispositif soignant contre l'avis médical et celui de sa famille ? Comment intervenir au contraire quand les parents sont dans le déni du trouble de leur jeune ? En faveur de quel(s) choix (s) de soin opter afin d'éviter que l'hospitalisation elle-même se chronicise ? Comment contribuer à l'actualisation d'un processus d'autonomisation du patient lui-même dans la prise en charge de son suivi ? À quel(s) moment(s) faire le choix d'une rupture avec le milieu social et familial du jeune et à quel(s) autre(s) favoriser sa réinsertion dans la-vraie-vie évitant ainsi le risque que sa vie ne se résume à l'hôpital ou au centre ?

La maladie chronique : un espace de cure/care où la vulnérabilité s'invite

Dans le cadre des maladies chroniques, comme le souligne Rothier-Bautzer (2016), l'activité de soin comprend toujours les deux approches complémentaires : le *cure* et le *care*. Mais celles-ci se déclinent de façon spécifique dans la mesure où l'on ne guérit pas d'une maladie chronique même si une rémission résonne comme une guérison. Le *cure* renvoie aux dimensions du traitement de la pathologie dans ses aspects techniques et spécialisés et vise, dans le cadre des pathologies chroniques, au mieux une rémission, au moins à une forme stabilisée de la maladie eu égard à ses évolutions morbides. Le *care*, quant à lui, correspond au « prendre soin » et se traduit par le suivi, l'accompagnement notamment dans le cadre de l'Education Thérapeutique du Patient mise en place pour permettre aux patients malades chroniques de développer une littératie en santé leur permettant de connaître non seulement leur maladie, mais également les tenants et aboutissants des soins prodigués, les gestes techniques à apprendre et les points de vigilance à développer pour mieux contrôler l'évolution de leur maladie. Plutôt que de parler de *cure/care*, Jousset (2017) distingue « le soin » des « soins », car le singulier du mot « soin » équivaut à la « sollicitude, ce souci de l'existence même d'autrui » alors que les soins se réfèrent à la spécialisation « d'actes techniques relevant d'une discipline déterminée » (*Ibid,* p.198).

Le soin comprendrait ainsi une sorte de croyance autant au niveau des soignants comme personnes dotées d'un pouvoir censé favoriser un mieux-être chez le patient qu'au niveau des gestes techniques développés y compris sous forme de médication spécifique. Worms (2015) précise cette dimension du soin :

> [...] tout entier ce à quoi nous nous remettons, ce sur quoi nous nous appuyons, ce en quoi nous plaçons notre confiance, sinon notre 'foi' [...]. Le soin ne suppose pas seulement la confiance, il l'engendre (*Ibid*, pp.40-41).

Ainsi, le soin engendre la confiance tout en la requérant. Mais concrètement comment cela se traduit-il ?

Svandra (2011), infirmier, évoque son malaise face à l'ampleur des références aux théories du *care,* alors même qu'il affirme avec force combien la médecine n'est jamais qu'une forme limitée du soin et combien tout être humain a d'abord été objet de soin avant d'en devenir sujet. Une vulnérabilité serait inscrite au cœur du soignant infirmier comme du soigné. « Le soin apparait ainsi comme une réponse nécessairement inquiète à la vulnérabilité première de tout être humain » (2011, p.25) ; il ferait écho à la définition de Collière (1996) pour laquelle : « soigner est le premier art de la vie » (1996, p.11). Pour autant, Svandra reconnaît en chacun une face sombre du soin inhérent à la nature ambivalente de l'être humain, notamment quand les usages de la rationalisation et de la standardisation se font trop systématiques au point de mettre statistiquement le réel en équation et au risque de perdre de vue le sujet. Le soin ne saurait donc se réduire à une expertise car la relation aux autres et la question du sens du soin ne peuvent que se co-construire entre le(s) soignant(s), le patient et son entourage. Les préconisations de W. Hesbeen (2002) pour penser et agir dans une perspective soignante visent à « faciliter l'expression de la parole et susciter la réflexion [...] sur le soin et la santé » (2002, p. 100).

D'un point de vue épistémologique, il est intéressant de noter que l'*evidence based medicine*, qui prend appui sur des études scientifiques de type expérimental à visée explicative, cherche à renforcer la validité de la preuve concernant l'efficacité d'un traitement et pourrait par là-même occulter le versant non expérimental du soin inhérent à la relation entre les personnes concernées par lui, d'autant que « prendre soin » revient également à se relier aux autres tout en se montrant vigilant aux gestes préconisés dans le cadre du suivi (Worms, 2010).

Par ailleurs, le *care,* comme le précise Soulet (2017), conduit à davantage prendre en compte les spécificités d'un contexte, d'une situation, mais aussi d'une personne. Il importe ainsi de : « [...] saisir ensemble à un moment donné et dans un lieu situé, un groupe ayant des caractéristiques particulières et un contexte [...] doté lui-même de caractéristiques particulières » (*Ibid*., p.164). Loin de se satisfaire de l'expertise et de la validité d'un traitement qui aura fait ses preuves, soigner invite à considérer, au-delà de la nomenclature médicale, un patient vivant dans un environnement social et un contexte territorial.

Par-delà, cette forme d'emprise contextuelle et environnementale s'ajoute la dimension historique et sociétale, omniprésente dans le champ du soin. Qu'il s'agisse en effet des maladies somatiques, psycho-somatiques ou psychiques, les maladies évoluent avec les connaissances développées à leur propos, tout comme leur(s) prise(s) en charge et les institutions censées dispenser les soins. Foucault rappelle dans son étude sur *l'Histoire de la folie*, qu'il a cherché à repérer la structuration culturelle et sociale de l'expérience de la folie l'ayant conduit à recouper un problème relativement à l'ensemble des institutions et des pratiques culturellement et historiquement situées. Autrement dit, il s'agissait d'appréhender : « (…) à travers quelles transformations historiques, quelles modifications institutionnelles, s'est constituée une expérience de la folie dans laquelle il y a à la fois le pôle subjectif de l'expérience de la folie et ce pôle objectif de la maladie mentale ? » (Foucault, 1981/2014, p.101). Sans viser une perspective à si long terme, nous pourrions nous attacher à repérer la logique des stratégies à l'intérieur desquelles le soin s'est produit, afin d'appréhender les arcanes du soin destiné à tel ou tel jeune aujourd'hui en tel lieu.

Plus récemment, Ehrenberg (2005) rappelle que : « Ce n'est pas seulement la maladie et la pathologie qui changent, mais aussi la santé et la normalité. » (2005, p. 20). Dans le champ des maladies psycho-somatiques et psychiques, l'évolution du cadre législatif en France a contribué à déplacer depuis plus de trente ans le domaine de la psychiatrie vers la santé mentale (OMS, 2001). La santé mentale en écho à Foucault doit être comprise comme problème de santé publique où se mêlent dimensions historiques, politiques et sociétales. Parler de souffrance psychique ou de santé mentale s'appréhende aujourd'hui sous l'angle d'une forme sociale nouvelle repérable selon trois critères. L'atteinte psychique, en premier lieu, est considérée comme un mal aussi important que l'atteinte physique. L'atteinte psychique, en deuxième lieu, touche les institutions – l'hôpital, la famille, l'école, le travail, la justice – et nécessite aujourd'hui une pluralité d'acteurs professionnels : médecins, psychologues, infirmiers, travailleurs sociaux, éducateurs, directeurs des ressources humaines, etc. Enfin, la prise en compte de la souffrance psychique conduit à la notion de restauration de la santé mentale. L'ensemble de ces critères ne saurait être saisi sans interroger leurs rapports avec la notion de normalité, ne serait-ce qu'en raison de la diversification des acteurs de santé ou bien encore de celle des patients sur les territoires. De ces différentes formes de diversité émergent des rapports à la normalité eux-mêmes différents qui ne manqueront pas de faire émerger des besoins en termes de négociation du soin.

Négociation du soin

Le concept de « négociation », et plus particulièrement celui de « négociation du soin » renvoie à la possibilité pour le patient de donner son avis sur le traitement préconisé par le soignant expert. Sa présence ou non, ainsi que les modalités mises en œuvre ou non pour qu'une négociation soit envisageable révèlent les logiques des acteurs en présence. Ce concept sert alors de fil directeur pour analyser les relations entre les adolescents, les parents et les professionnels du soin. Issue de la sociologie interactionniste et de la sociologie de la santé, la notion de négociation s'inscrit dans la lignée des travaux pionniers de Strauss aux États-Unis (1978), développés ensuite par Baszanger en France (1986, 1991). L'ouvrage de Pennec *et al.* (2014) constitue à ce titre une actualisation de ces débats scientifiques.

Dans un contexte de promotion de l'autonomie du patient, conformément aux recommandations de la Haute Autorité de Santé (HAS) et à la loi du 4 mars 2002 relative aux droits des malades et à la qualité du système de santé, et au développement de l'éducation thérapeutique du patient (ETP), depuis son introduction en 2009 dans la loi « Hôpital, patients, santé et territoire » (HPST), il s'agit de réduire la part de la prescription (en lien avec l'expertise médicale) au profit de la négociation des parcours de soin (en référence au « patient-acteur »). Cela revient à « passer de la prise en charge… à la prise en compte », comme nous y invite le rapport Chossy (2011).

Dans le cadre de la négociation du soin, différents acteurs sont impliqués (patients, soignants, proches), plusieurs lieux sont concernés (cabinet, hôpital, domicile, école, etc.) ainsi que divers registres (personnel, familial, professionnel, etc.) qu'il convient d'identifier. Savoir son enfant malade constitue un processus de parentalité douloureux (Van Pevenage & Lambotte, 2016) où l'identité de parent, la qualité d'être parent et les fonctions de parentalité sont bousculées, voire fracassées. Les parents doivent au fil du temps apprendre à faire face, à co-élaborer avec l'équipe soignante et l'adolescent les traitements médicaux, accompagner à poser des choix de vie adaptés, à tenir une position parfois refusée ou jugée trop douloureuse pour l'adolescent en cas de crise.

La négociation d'un soin ne prend pas nécessairement la forme d'une revendication. Grosjean & Lacoste (1999) ont montré à travers l'analyse de l'articulation du soin dans le cadre de ce que Strauss (1992) nomme « l'arc du travail médical » et du « travail de trajectoire » combien les infirmières dans un hôpital y contribuent de façon invisible.

Alliance thérapeutique

La notion d'alliance thérapeutique, développée par Zetzel (1956, 1966), apparaît comme un levier aidant. S'appuyant sur l'idée que l'alliance s'inscrit dans la capacité fondamentale à former une relation de confiance stable, initiée dès la petite enfance entre la mère, le bébé et le père, elle assurerait l'efficacité de tout intervention thérapeutique. En cas de carence initiale, il est conseillé au thérapeute de développer une relation de ce type.

Pour autant, cette notion ne ferait plus tellement recette dans le champ de la théorie analytique selon Braconnier (2002), malgré son intérêt clinique pour d'autres courants psychothérapeutiques, dont Rogers (1957), Greenberg, Rice & Elliott (1993) ou encore, plus récemment, pour le courant cognitif et comportemental.

Pour Horvath & Bedi (2002) et Byoi & Bachelart (2010), l'alliance thérapeutique se comprend comme une notion multidimensionnelle, incluant les dimensions de collaboration, de mutualité et de négociation, dont l'efficacité est soulignée. Mais la qualité du lien entre le thérapeute et le patient ne constitue pas en lui-même le soin, elle joue au mieux un rôle de médiation favorisant une négociation entre les activités et les objectifs de soin.

Les réflexions de Braconnier (2003) indiquent toute la subtilité de la relation inscrite dans l'alliance thérapeutique : « Du côté du thérapeute, la difficulté concernant l'alliance tient à ce qu'il doit être attentif à découvrir les éléments de la personnalité du patient et y répondre de façon à ne pas susciter une importante montée d'angoisse. Du point de vue de la clinique, il est admis de considérer les défenses avant d'offrir des interprétations, susceptibles parfois d'alarmer le patient. Les défenses représentent un point de repère qui aide le clinicien à évaluer les risques de déclencher un signal d'angoisse chez le patient... Dévoiler trop rapidement certaines défenses risque de confronter le patient à des niveaux de conflit qu'il n'est pas en mesure d'assumer » (p. 31).

Espace de soin

Les précisions apportées par Brachot et de la Sourdière (2010) aident à comprendre les enjeux de signification selon l'usage des termes « terrain », « lieu », « territoire » et « espace ».

Si le terrain suggère d'emblée le rapport à l'enquête, le lieu indique un rapport à l'espace, au temps et aux personnes qui le traversent. Le territoire renvoie davantage à l'appropriation, au contrôle et aux questions de pouvoir. L'espace permet, quant à lui, de décrire une réalité géographique concrète aussi bien qu'une aire symbolique.

Parler de soin revient à préciser le lieu dont il est question dans un dispositif de soin : s'agit-il d'un territoire, où se tissent des enjeux de pouvoir, ou bien d'un espace concret et symbolique aux contours ouverts sur le monde ?

Nous avons invité ces professionnels à narrer le suivi d'un des adolescents afin d'appréhender les problématiques spécifiques auxquelles ils sont confrontés entre situations de crise et suivis thérapeutiques.

Soutenir la parentalité dans le cadre d'un dispositif d'urgence psychiatrique

À partir de l'analyse des entretiens existentiels recueillis, différents espaces de soin à l'œuvre. Le premier espace de soin se situe au niveau de la préoccupation des soignants à soutenir la parentalité, qui nécessite de faire alliance avec la famille ainsi qu'avec le jeune. Ces objectifs sont exprimés par plusieurs soignants en particulier dans le cadre des situations d'urgence psychiatrique, lorsqu'il s'agit d'intervenir pour maintenir un contexte de vie pouvant éviter, voire retarder le processus d'entrée en chronicité d'une maladie mentale chez le jeune. Si le soutien aux parents s'annonce essentiel pour que ces derniers puissent continuer d'accompagner leur enfant, celui-ci se double de la préoccupation consistant à faire alliance.

Point de vue d'un psychiatre

Le psychiatre rencontré, F., décrit sa conception du soin en présentant le projet du service d'urgence psychiatrique dont il est responsable qui consiste à « *intervenir le plus tôt possible avant que le patient n'arrive à l'hôpital* » et entre en chronicité. L'enjeu est d'aborder la situation d'urgence dans toute sa complexité. Leur conception d'approche est d'ordre éco-systémique, elle se veut ouverte et tournée prioritairement hors les murs de l'hôpital. À partir du suivi d'un jeune adolescent souffrant vraisemblablement de troubles psychotiques, appelé Teddy, le soignant illustre sa manière d'agir en situation d'urgence.

Il part du constat que les prises en charge de patients en urgence se cristallisent à l'hôpital comme si le soin n'avait lieu qu'à l'hôpital. Si les hospitalisations sont répétées, une sorte de routine s'installe. Nombre de patients, en effet :

> (…) *restent hospitalisés pendant des années et des années à l'hôpital psychiatrique parce que les familles ont eu des problèmes avec leur enfant […] il était malade, on le met à l'hôpital, on s'occupe de lui, on le soigne, il va mieux, il rentre à la maison et quelques mois après, ça se dégrade, hop on le remet à l'hôpital, on le soigne, il va mieux* ». Le sujet entre ici dans un processus de chronicisation pour, *in fine*, « *rentrer de moins en moins chez lui et rester de plus en plus longtemps à l'hôpital* [EE. Psychiatre F. 2 mai 2016].

Selon ce praticien, le processus de chronicisation transforme le lieu « hôpital » en territoire unique de soin, comme si prendre soin de soi était rendu impossible ailleurs qu'en son sein. La configuration spatiale passe ainsi d'un lieu institutionnel à un territoire exclusif de soin, au sens où comme l'énoncent Brachot et de la Sourdière (2010), l'enjeu de pouvoir revient en propre au territoire. Quels sont les enjeux d'un tel glissement symbolique ? Si seul l'hôpital soigne alors cela interroge la place accordée aux malades eux-mêmes et à leurs proches. Sans doute, cette position n'est-elle pas que du ressort des pratiques mises en œuvre dans ce lieu, mais tout autant relève-t-elle d'une intériorisation des postures de pouvoir liées au territoire hôpital. En réalité, le processus de chronicisation joue le rôle d'un analyseur (Lapassade & Celma, 1971) du fonctionnement systémique et symbolique des rapports de pouvoir et de soin. Si le patient devient en effet un « *chronique de l'hôpital* » alors la question se pose de savoir : « *est-ce que la chronicité est liée à sa maladie ou est-ce que c'est lié au système qu'on a organisé ?* ». Nous pouvons penser que les deux logiques interfèrent : d'un côté, le malade et ses proches reconnaissent avoir besoin de soins spécifiques, ce qui les conduit à aller à l'hôpital pour se soigner ; de l'autre, le fonctionnement de l'hôpital contribue à renforcer son pouvoir de soin tout en dessaisissant le soin de soi.

C'est ainsi que nous pouvons comprendre le choix de ce service d'accueil qui tente d'emblée de chercher une réponse « *hors les murs* » de l'hôpital en proposant un « *cadre de vie en contexte familial* ». L'équipe soignante intervient en urgence à domicile, à la demande de professionnels, des médecins généralistes ou bien des parents ; à condition que le patient ne soit suivi par aucune structure hospitalière. L'objectif est de créer un contexte, de chercher avec les protagonistes des pistes de soin et de soutenir la famille dans leurs choix.

Le praticien décrit la situation de Teddy suivi depuis huit années qu'il considère non pas « *comme malade mentale, mais plutôt comme problématique et qui ensuite est rentré dans le processus de psychiatrisation* ». Cet adolescent est passé au fil des années de « *petits troubles scolaires ou (...) de troubles d'obéissance ou de prise de haschisch ou de... à des comportements un peu bizarres* » pour aboutir à une mesure judiciaire d'action éducative en milieu ouvert (AEMO). Dépassés par le comportement du jeune, les parents ont sollicité une intervention extérieure. L'enjeu consistait à soutenir les parents « *d'une grande gentillesse, respectueuse, protecteurs, nourris d'un amour inconditionnel* » mais, dans le même temps, installés dans une relation trop permissive, ayant de grandes difficultés à faire face à la situation et à tenir une position ferme pour imposer à ce jeune en souffrance psychique jugée grave, les orientations de soin retenues avec l'équipe soignante (traitement, orientation scolaire, rythme de vie). Progressivement, l'équipe se rend compte que ce jeune « est ou entre » dans un processus schizophrénique. C'est à ce moment qu'est intervenu ce soignant pour procéder à un retour réflexif sur les huit années de prise en charge de Teddy, en examinant la nature des liens entre l'équipe, la famille et le jeune pour tenter de trouver de possibles ressorts de façon à requalifier l'accompagnement.

> *(...) peut-être aurait-il fallu être plus convaincant pour arriver à soutenir ses parents vers l'âge de 16-17 ans* ». L'équipe

accordait du temps (un ou deux mois) entre les décisions et leurs applications sauf que « *les parents ne mettaient pas en application les décisions et que rien ne se passait du coup* ». À 18 ans, ce jeune homme « *dans des processus d'incompétence ou de transgression* » prend ses médicaments de façon intermittente : « *À l'hôpital, il y a l'infirmier qui donne le traitement. Alors, à la maison, bah on demandait à la maman de donner le traitement, mais c'est une prescription médicale, ce n'est pas maman qui oblige... c'est au fond un soin à domicile pour pas qu'il aille à l'hôpital* [EE. Psychiatre F., 2 mai 2016].

L'équipe s'est centrée sur l'évitement d'entrée en chronicité du jeune demandant aux parents de participer au projet de soin alors que ceux-ci n'étaient peut-être pas en mesure d'imposer le traitement à leur fils. Elle cherche une évolution vers un mieux-être pour le fils et sa famille, sans nécessairement associée cette amélioration de qualité de vie à une réduction symptomatique des troubles de cet adolescent (Lehman, 1996). Rétroactivement, le praticien fait le constat de ne pas avoir été « *assez attentif aux parents [...] on les a lâchés* ». Il repère également que l'amour inconditionnel parental devra être valorisé d'une autre façon que par le passé : c'est parce qu'ils sont aimants, précisément, qu'ils peuvent résister et non pas être « *toujours le rêve que quelque chose se passe qui soit différent* ». Ce jeune semble être

> *encore dans la phase de crise d'adolescence dans un contexte de maladie mentale et que de fait, la prise en charge n'est pas terminée. Il faut être présent et patienter, attendre que ce jeune avance dans sa vie...* [EE. Psychiatre F. 2 mai 2016].

Point de vue du psychologue

D'autres membres de la même équipe, à l'instar du psychologue rencontré, préfèrent faire alliance avec le jeune et ses parents, avant même d'entamer un programme d'action thérapeutique.

Le psychologue interviewé, Ph., intervient dans le même service d'urgence ; il travaille le plus souvent en binôme et précise à plusieurs reprises son souhait de faire alliance avec le jeune, que nous appellerons Adrien. Il explique sa prudence afin de tisser peu à peu l'alliance avec le jeune et sa famille, afin de ne pas signifier au patient des défenses délicates à dévoiler :

> *(…) je vais simplement essayer de faire alliance et je me dis "quand je fais alliance, bah peut-être qu'effectivement à un certain moment, est-ce qu'il va être en proie un peu au fait que... soit ses angoisses, on peut échanger avec lui, soit effectivement c'est quelque chose qui le protège, souvent ça le protège". Et je me dis "à quel moment on peut construire cette alliance pour commencer à débattre d'au fond qu'est-ce qui l'effraie quoi ?"* [EE. Psychologue Ph., 21 décembre 2015].

Faire alliance se comprend ainsi en tant que médiation établie en vue d'une négociation des modalités de soin, mais qui ne constitue pas un soin en lui-même. Plus globalement, faire alliance s'inscrit comme stratégie thérapeutique en cohérence avec le projet de la structure qui vise à éviter la chronicisation de la maladie, comprise comme installation pérenne et figée dans une nosographie médicale sans ouverture à d'autres modalités possibles de soin en dehors de l'institution hospitalière. Chercher à endiguer la chronicisation fait écho à une conception de la maladie comme processus en devenir, évolutif ou involutif, corrélé au contexte et à l'environnement de vie, aux relations sociales et aux désirs et projets des personnes. Ainsi se relie-t-elle à la conception de l'auto normativité de la personne malade ou non, développée par Canguilhem (1966) : « O*n est ici dans une unité qui permet effectivement d'éviter la chronicisation* ».

Le principe d'alliance se met en place également avec les parents, afin d'établir une relation de confiance, propice au soin de leur enfant. Il s'agit là d'une marque de respect du soignant vis-à-vis d'eux :

> *C'est-à-dire que le lien à la parentalité, enfin pour moi il est... Il faut soutenir les parents quel que soit... s'ils sont maltraitants, s'ils sont bienveillants, s'ils sont... Finalement, comme il n'y a pas d'enfant idéal, il n'y a pas de parent idéal, mais je pense que ce qu'il faut, c'est leur permettre de maintenir ce lien parce que je pense qu'ils sont tous pris dans la tristesse. Voilà, je pense qu'être parent c'est... forcément il y aura... c'est passer par tout plein d'émotions et notamment celle-là. C'est la peur du vide hein celle de la rupture avec*

l'enfant. Moi c'est ça qui me... qui est plus ma motivation [EE. Psychologue, Ph. 21 décembre 2015].

Cependant, les parents développent eux-mêmes des projets ainsi que des défenses qui nécessitent une attention vigilante pour intervenir au bon moment et de façon ajustée :

> *le moment propice il se fait au cours de la prise en charge, c'est-à-dire que c'est tout au long de l'accompagnement, c'est comment on peut faire alliance avec l'adolescent, comment on peut faire alliance avec les parents... Parce que c'est les parents aussi qui sont effectivement très effrayés par ce qu'il se passe, parce que c'est une rupture de la scolarité, c'est une rupture aussi de la vision qu'ils avaient en tant que parents, c'est "qu'est-ce qu'il se passe ?"* [EE. Psychologue, Ph. 21 décembre 2015].

Si l'alliance n'est effectivement pas le soin, et si comprendre trop rapidement empêche de se montrer aidant, alors nous pouvons demander en quoi consiste le soin pour ce psychologue. Il apparaît que le processus thérapeutique auquel renvoient les propos, les postures et les mises en scène du psychologue (« *on fait un jeu de rôles* »), s'inscrivent en écho à ses propres éprouvés et images survenues lors des rencontres avec le jeune et ses parents. Le faire alliance sert ensuite renvoyer un propos, une question, solliciter une mise en scène censée provoquer, déclencher l'expression d'une émotion, comme pour fluidifier des échanges d'une autre nature entre les membres présents. Le jeune peut alors découvrir ses parents sous un jour nouveau, tout comme les parents vis-à-vis de leur enfant ou bien encore entre conjoints. L'amorce lancée par le binôme de professionnels, dont le psychologue, tel un hameçon, fait le pari de provoquer afin d'ouvrir de nouveaux horizons de dialogue :

> (...) *Je pense que ce qui était important, c'est de faire en sorte que les parents et l'adolescent soient toujours en lien avec leurs émotions. C'est-à-dire que ça c'était vraiment quelque chose... à un moment on voyait... on sentait la maman qui était... elle ne disait rien, il a fallu aussi chercher cette tristesse de maman jusqu'à ce qu'elle puisse aussi pleurer et jusqu'à ce qu'aussi son fils comprenne à mon avis que c'était une maman triste et pas une maman totalement neutre ou agressive parce qu'il fumait du shit ou parce qu'effectivement*

il était en train de délirer ou parce qu'il ne dormait pas la nuit, parce qu'il déconnait. Il a fallu que l'enfant... même s'il est délirant, il peut aussi s'apercevoir qu'il a une maman triste quoi. Donc moi ce qui... moi les entretiens les plus... à mon avis les compliqués pour moi, ce n'est pas tellement la puissance du délire ou l'horreur du délire, c'est surtout... c'est le fait que les familles peuvent se couper de leurs émotions dans des moments de maladie comme ça chroniques qui débutent [EE. Psychologue, Ph. 21 décembre 2015].

Articulation opérationnelle de l'espace de soin en dispositif d'urgence psychiatrique

Le travail entrepris s'articule également autour d'une pluralité professionnelle, chaque praticien œuvre selon des logiques de soin qui lui sont propres. Ainsi, l'approche médicale, du point de vue du psychologue, est clairement identifiée comme différente de la sienne :

> (...) *Le psychiatre doit trouver une raison qui est scientifique, qui est médicale. Le psychologue est libéré de ça parce que de toute façon il doit travailler... il doit apprendre à travailler avec l'histoire du patient sans pouvoir effectivement utiliser de pharmacologie quoi. Donc à la limite c'est comment tout est basé sur le respect, l'alliance, l'éthique de la relation, avec l'acceptation que la personne en face de vous présente une pensée différente de vous et il faut savoir l'accepter* [EE. Psychologue, Ph. 21 décembre 2015].

Si le psychologue signifie ce qui le distingue du psychiatre, il précise également l'enjeu d'une expertise qui enfermerait le malade sur des catégories et des logiques de fonctionnement qui empêchent de voir le sujet dans sa spécificité, sa singularité. La posture épistémologique indiquant que l'aide sera meilleure si l'on ne comprend pas, révèle une démarche d'enquête ouverte à l'autre, ici présent, que nous pourrions résumer ainsi : pour aider, il faut d'abord accepter de ne pas comprendre. Cette modestie fait écho à la relation établie entre le soignant, le malade et ses proches :

> (...) *L'idée c'est "qu'est-ce que je suis moi dans la relation que j'ai à la personne ?". C'est-à-dire que plus je comprends,*

moins je suis aidant ; et moins je comprends, plus vais être aidant. Donc c'est : moins je comprends, plus du coup je vais m'interroger à ce que me dit le patient. Parce que si je comprends tout, finalement je n'ai rien benné et je me dis "autant que je passe l'affaire". Si j'ai tout compris, autant que ça s'arrête ! [EE. Psychologue, Ph. 21 décembre 2015].

Espace de soin basé sur le maintien du lien avec le jeune

La pédiatre rencontrée, Cl., exerce dans une maison de l'adolescent ; elle est très impliquée dans le suivi d'adolescents diabétiques. Pour son équipe, l'enjeu est de maintenir le lien avec le jeune (pour le faire revenir en consultation) que de proposer le traitement optimal de son diabète (au risque de le décourager). La pédiatre l'exprime comme suit :

> (…) *finalement, l'important pour lui, pour le moment, ce n'est forcément l'équilibre optimal, mais c'est de garder le lien et qu'il continue à venir nous voir et qu'on puisse dépister les complications et qu'on puisse continuer à l'accompagner et... et qu'en tout cas, il sente qu'il y a un espace relais où il peut venir, où il peut être en sécurité et voilà. Donc... bon, mais c'est déjà de s'adapter sur le plan de la temporalité et des modalités de traitement et d'accepter qu'il y ait finalement peut-être pas de surveillance glycémique sur la journée, c'est déjà – pour nous en tout cas – ouais, c'est quelque chose qui n'est pas simple à accepter* [EE. Pédiatre Cl., 5 juillet 2016].

Il faut trouver le juste équilibre entre ce qui est acceptable du point de vue médical et ce qui est tolérable du point de vue de l'adolescent, de proposer une balance entre les risques encourus en termes de santé et les bénéfices attendus sur le plan relationnel. L'objectif est donc d'aboutir à un « ordre négocié » (Strauss, 1992) entre l'adolescent et les soignants, ce qui conditionne la poursuite du parcours de soin :

> (…) *Donc voilà, c'est [rechercher] comment est-ce qu'on arrive à rester dans les frontières de ce qui peut être acceptable, mais aussi pour garder le lien avec lui. C'est sûr que si demain on lui demande de faire six dextros par jour et qu'on est intransigeant et qu'on... voilà, et qu'on le gronde à chaque fois qu'il vient nous voir, il ne viendra plus nous voir* [EE. Pédiatre, Cl., 5 juillet 2016].

Espace de soin ajustable

La pédiatre Cl. suit un adolescent, diagnostiqué diabétique de type 1 depuis l'enfance et âgé aujourd'hui de quinze ans, que nous appellerons Sam. Avec lui, elle affirme que « *ça a toujours été compliqué* » et que « *ça va crescendo* ». Il a fallu tenir compte de la situation familiale et sociale difficile de ce jeune qui a été déplacé de foyer en foyer et a commis plusieurs fugues pouvant aller de quelques jours à une semaine sans nouvelles. Ainsi son parcours de soin, en écho à son parcours de vie, se caractérise par des ruptures et des discontinuités, susceptibles de mettre sa santé en danger.

Le suivi au long cours de Sam, depuis sept ans, implique une adaptation et une souplesse de la part des professionnels. Cela passe par des échanges au sein même de l'équipe médicale pour s'accorder sur le périmètre de la négociation : certains éléments sont jugés négociables, comme les modalités de traitement pour « *s'adapter à son mode de vie* » ; d'autres ne le sont pas, comme l'hospitalisation en cas de crise grave, lorsqu'il « *arrive en mauvais état* ».

La pédiatre affirme ainsi que l'accompagnement de ce jeune a mis « *à mal aussi les équipes de pédiatrie* » et qu'il est « *important d'aider l'équipe à tenir bon* ». En effet, Sam est un jeune résistant, voire opposant, au soin et qui s'est construit dans cette posture vis-à-vis de sa maladie en lien avec son vécu personnel. Il donne souvent l'impression que le suivi est un échec, qu'il faut repartir à zéro à chaque nouvel incident, que la relation de confiance nouée au fil du temps n'est jamais acquise. Ces moments de découragement ne doivent néanmoins pas masquer certains progrès effectués et sur lesquels les soignants peuvent prendre appui :

> (...) *récemment, quand il fuguait, il emmenait son insuline avec lui, donc il y avait quand même des choses où on sentait qu'on avait réussi à mettre en place des choses [...] Donc voilà, c'est ça aussi, c'est s'adapter et réussir à chercher quand même à... à valoriser ce qu'il arrive à faire quoi* [EE. Pédiatre, Cl. 5 juillet 2016].

Ainsi les négociations permanentes et les ajustements mutuels visent à la fois à maintenir le lien avec le jeune mais aussi à renforcer le lien au sein de l'équipe soignante pour assurer la continuité des soins pour un jeune lui-même en rupture. Comme l'affirme la pédiatre :

> (…) *je suis finalement un peu la figure stable dans sa vie où il a pas mal bougé [...] Voilà, donc finalement mon rôle, c'est un peu quand même de faire le lien entre les différents... les différents acteurs et puis de gérer son diabète quand il accepte de venir me voir en consultation* [EE. Pédiatre Cl. 5 juillet 2016].

Conclusion

Ces résultats permettent de rendre compte de la diversité et de la complexité des espaces de soin réunissant négociation du soin avec le jeune et ses parents, visée d'alliance thérapeutique et maintien du lien. Le suivi de la maladie chronique adolescente, dans la mesure où chaque suivi est singulier, renvoie à un espace de soin ouvert et évolutif, qui ne se restreint nullement aux gestes techniques.

En outre, parce que nous avons affaire, d'une part, à des adolescents et, d'autre part, à une maladie chronique, la pluralité des acteurs de santé ne conduit pas seulement à une partition des soins, mais engage la prise en compte de dimensions transversales telles que le souci des conditions de vie du patient, les caractéristiques de son âge, à savoir ses envies, ses projets et ses rêves. En effet, parce que le jeune est tout particulièrement un être en devenir, le cours de la maladie ne saurait être une trajectoire toute tracée. N'en déplaise aux études statistiques concernant l'évolution d'une maladie, *a fortiori* chronique, la réalité normative de cette maladie se trouve quelque peu mise au second plan, précisément afin de permettre d'envisager d'autres possibles que ceux déterminés par le cours habituel de la maladie. D'autres choix de valeur notamment sont ainsi rendus possibles. Ainsi, selon les cas de figure, l'espace de soin reste un lieu ouvert dans lequel le patient rentre pour mieux en sortir afin de limiter le processus de chronicisation ou bien il s'agit d'un territoire réservé aux experts, dans lequel le patient finit par rester. Il importe de repérer combien en période d'adolescence, l'espace de soin reste souple afin précisément d'éviter le processus de chronicisation. Par-delà les difficultés d'observance notées chez les jeunes malades, cette étude donne à voir comment éviter une aggravation de l'état de santé.

Les fonctions et les rôles exercés par les soignants interviewés déclinent ainsi une version protéiforme autant dans le « soutien à la parentalité », que dans le « faire alliance » et le « maintien du lien ». Dans le cadre des suivis de maladies chroniques en période d'adolescence, le *care* est fondamental tant le souci de prendre en compte autant le jeune que sa famille se révèle présent.

Si l'alliance thérapeutique est toujours recherchée du fait de son efficacité, elle n'en demeure pas moins multidimensionnelle – comme nous l'avons repérée – selon que cette relation de confiance se noue avec l'adolescent malade chronique et/ou avec ses parents, ou bien, selon qu'il s'agisse d'un psychiatre, d'un psychologue ou d'un pédiatre.

De même, les registres de négociation du soin identifiés permettent de souligner la nécessité mais aussi la difficulté du recours au patient lui-même ou à ses parents. S'ils sont étroitement associés aux soins, ils ne remplissent pas toujours le rôle attendu par les professionnels, ce qui complique l'objectif de continuité des soins entre l'hôpital et le domicile et exige des ajustements mutuels permanents. Nos enquêtes rendent alors perceptible une vulnérabilité des professionnels *in situ*, comme si l'adolescence contribuait à accroître la fragilisation des logiques de soin et des soignants, tant le *care* dans sa dimension relationnelle est prégnant chez les professionnels.

Les adolescents face à la maladie chronique du diabète de point de vue de deux professionnels

Pierre LEGRAND et Diane BEDOIN

Ce chapitre porte sur une maladie chronique et sur ses problématiques spécifiques à l'adolescence : le diabète. Il s'agit d'identifier les effets induits par cette maladie qui s'immisce dans la vie des adolescents du point de vue des professionnels. La chronicité implique un « temps au long cours » qui apparaît difficilement conciliable avec cette période de l'adolescence faite de continuités mais aussi et surtout de ruptures. Les adolescents ayant à faire face à une maladie chronique ont-ils un profil spécifique par rapport aux autres adolescents ou partagent-ils, au contraire, des caractéristiques communes à l'adolescence ? Il s'agit d'élaborer un cadre de pensée qui puisse éclairer le croisement de ces deux situations complexes.

Une démarche de recherche expérientielle en première personne portant sur des événements jugés significatifs du parcours de vie et de soin a été élaborée. Deux doubles entretiens ont été réalisés auprès de deux soignantes impliquées dans le suivi d'adolescents diabétiques – une pédiatre et une infirmière.

Il se dégage des analyses plusieurs dimensions dans le parcours de vie et de soin des adolescents diabétiques tels qu'il est évoqué par les professionnelles rencontrées. Certaines sont communes à l'adolescence, d'autres se révèlent spécifiques au vécu de la maladie chronique. Nous insisterons sur le rapport au temps et à l'espace, sur le rapport à soi et aux autres et sur le rapport à la maladie et au soin.

Enjeux du diabète à l'adolescence

Il paraît important de distinguer l'adolescence, c'est-à-dire un ensemble de représentations collectives liées à cette classe d'âge et qui varient selon les sociétés et les générations, et l'adolescent lui-même, c'est à dire l'individu singulier qui, à l'âge de la puberté, vit de profonds bouleversements physiques et psychiques. Une formule de Winnicott résume bien l'adolescence : « [L'adolescence] « engage dans une expérience, celle de vivre, dans un problème, celui d'exister » (1962, p. 174).

L'adolescence vient du latin *adolecere* qui signifie « grandir vers ». Cette période renvoie à des transformations sur différentes plans (physique, psychique et social) auxquels sont confrontés tous les adolescents – y compris ceux avec une maladie chronique.

Sur le plan physiologique, l'adolescence s'accompagne d'une transformation du corps liée à la puberté qui intervient en moyenne vers 11-12 ans : le corps mue pour prendre une forme nouvelle plus mature. Ainsi, l'adolescence est un moment de la vie humaine que tout individu traverse. C'est un passage obligé malgré une forte variabilité interindividuelle (en termes d'âge et de durée). Sur le plan psychologique, les transformations physiques des adolescents doivent être intégrées dans leur personnalité (Coslin, 2017). Cela entraîne de profonds remaniements de la personnalité : de nouveaux besoins, désirs et exigences émergent venus de l'intérieur – le corps et l'esprit changent – comme de l'extérieur – le regard et les demandes des autres changent. La poussée de croissance peut avoir des implications psychoaffectives, comme la dévalorisation de l'image corporelle ou la perte d'estime de soi. Sur le plan social, l'adolescence est une période marquée socialement par l'initiation et l'accession à la responsabilité et à la reconnaissance de l'ensemble de la société (Galland, 2016).

En France, il existe des repères sociaux et institutionnels de l'adolescence, comme la responsabilité pénale dès 13 ans, la majorité sexuelle à partir de 15 ans, la scolarisation obligatoire jusqu'à 16 ans, ou la majorité civile à 18 ans. L'adolescence correspond donc à une classe d'âge, avec ses droits et ses devoirs, qui restent spécifiques à un contexte socioculturel et historique donné.

Diabète comme maladie chronique

Le diabète est une maladie chronique « due soit à une insuffisance génétique ou acquise de la production d'insuline par le pancréas, soit au fait que cette insuline n'est pas assez active. Cette insuffisance provoque une augmentation de la glycémie (concentration de glucose dans le sang) qui conduit à son tour à des lésions affectant plusieurs appareils ou systèmes, en particulier les vaisseaux et les nerfs » (OMS, 2017).

Il existe différents types de diabète. Le diabète de type 1 (connu auparavant sous le nom de diabète insulinodépendant ou diabète juvénile) se caractérise par une production d'insuline insuffisante. Un apport exogène d'insuline est nécessaire pour vivre. Il concerne une minorité de patients (5 à10 %). Le diabète de type 2 (appelé jadis diabète non insulinodépendant ou diabète adulte) résulte de l'utilisation inadéquate de l'insuline par l'organisme. Il est souvent la conséquence d'un excès pondéral et de l'inactivité physique. Un traitement basé sur des règles d'hygiène et de diététiques peut suffire. Il concerne la majorité des patients (90 à 95 %). Quant au diabète gestationnel, il renvoie à l'hyperglycémie qui est détectée pendant la grossesse et concernerait 14% des femmes enceintes.

Vivre avec du diabète à l'adolescence

Si le diabète peut apparaître à tout âge, le diabète à l'adolescence soulève un certain nombre de questions dont celles de l'autonomie et de l'observance (Alvin *et al.*, 2003 ; Rouget, 2014 ; Jacquin, 2016 ; Janner Raimondi, 2018b). L'adolescence est une période qui se caractérise par un double processus de différenciation – prise de distance avec la famille – et d'identification – développement de relations au sein du groupe de pairs. Cette autonomisation progressive est souvent mise à mal par la maladie qui renforce au contraire le lien de dépendance vis-à-vis des parents. L'adolescence correspond également une période d'expérimentations et de prises de risque. L'observance du traitement peut alors être remise en cause.

Dans le cadre de ce chapitre, nous analysons deux doubles entretiens réalisés au sein d'une même structure hospitalière :

l'un avec une pédiatre et l'autre avec une infirmière. Ces deux professionnelles expérimentées ont accompagné de nombreux adolescents diabétiques au cours de leur carrière. Nous les avons invitées à narrer les problématiques spécifiques auxquelles elles ont été confrontées dans la prise en charge d'un(e) adolescent(e).

Elles évoquent le cas de deux adolescents que nous appellerons Sam et de Clara. Ils ont tous les deux, été diagnostiquées diabétique de type 1 durant la petite enfance et sont aujourd'hui âgés respectivement de 15 et 16 ans. Sam connait une situation familiale et sociale difficile, il a été déplacé de foyer en foyer et a commis plusieurs fugues. Clara vit avec sa mère divorcée et quatre enfants (dont un petit frère trisomique) ; elle voit régulièrement son père qui a refait sa vie.

Leur choix a été dicté par leur bonne connaissance de l'histoire, du parcours et de l'environnement de ces adolescents. En effet, elles assurent leur suivi depuis de longues années : la pédiatre suit Sam depuis 7 ans et l'infirmière connait Clara depuis 10 ans. De plus, pour avoir bien leur dossier en mémoire, elles ont opté pour un(e) adolescent(e) qu'elles ont vu récemment – le weekend ou la semaine qui ont précédé l'entretien. Enfin, elles évoquent une situation de crise qui leur apparaît comme saillante : il s'agit d'une hospitalisation d'urgence pour Sam et d'une proposition d'hospitalisation pour Clara.

Multiplicité des parcours de vie

À partir de l'analyse des données qualitatives recueillies, les premiers résultats rendent compte de différentes dimensions du parcours de vie et de soin des adolescents diabétiques évoqués par les professionnelles. Nous avons pu en identifier trois que nous allons illustrer : rapport au temps et à l'espace, rapport à soi et aux autres, rapport à la maladie et au soin.

La temporalité se décline à différents niveaux d'analyse : passée, actuelle et future. Dans le temps passé qui est rappelé, le diagnostic du diabète est d'abord mentionné. Dans le cas de

Clara, le diagnostic a été posé dès la petite enfance, ce qui a permis une acceptation de la maladie et une prise en charge précoce. Les obstacles rencontrés sont liés, selon les propos de l'infirmière, à la séparation parentale et à la survenue de l'adolescence : « *Ça s'est passé assez tranquillement pendant quelques années. Jusqu'à [l'adolescence]* ».

Dans le cas de Sam, si le diagnostic a également été précoce, la pédiatre affirme que « *ça a toujours été compliqué* » et que « *ça va crescendo* ». Il a fallu tenir compte de la situation familiale et sociale difficile de ce jeune qui a été déplacé de foyer en foyer et a commis plusieurs fugues pouvant aller de quelques jours à une semaine sans nouvelles. Ainsi son parcours de soin, comme son parcours de vie, se caractérise par des ruptures et des discontinuités, susceptibles de mettre sa santé en danger. On retrouve dans la littérature en santé l'importance du moment du diagnostic – durant l'enfance ou l'adolescence – qui pourrait conduire à un vécu différent de la maladie. Il serait plus facile d'accepter la maladie lorsqu'elle est diagnostiquée tôt avec la mise en place d'une prise en charge précoce (Documentation française, 2016). Dans les écrits sur le handicap, la même problématique est soulignée : le moment d'apparition du handicap – de naissance ou acquis – engendre des expériences différentes et une acceptation plus longue (Gardou, 2006, 2012 ; Ben Soussan, 2006 ; Scelles, 2006).

Or les deux cas évoqués fonctionnent comme des contre-exemples. Le suivi a été compliqué depuis l'enfance pour Sam et il s'est progressivement complexifié à l'adolescence pour Clara. D'autres facteurs – qui ne sont pas directement liés à la maladie chronique – entrent en jeu. Le vécu de la maladie varie également selon les événements surgissant dans la vie du patient. Ils peuvent faire obstacle au suivi, à la prise en charge ou à l'accompagnement. Dans le cas de Sam, la configuration familiale est fragile et la situation sociale tout autant précaire : « *[Il] traverse une phase extrêmement difficile, avec aussi un contexte social compliqué, où il a été placé* ». Dans le cas de Clara, il s'agit de la séparation puis du divorce de ses parents : « *certains éléments [ont perturbé] un peu la dynamique familiale, donc une séparation, qui était plus ou moins mal vécue au départ et puis après du coup qui a entrainé quelques modifications au niveau de la prise en charge du diabète* ». Cet événement a provoqué une première hospitalisation qui apparaît comme le point de départ d'une autre prise en charge.

Ces éléments font écho à la notion d'événement qui occupe une place importante dans la phénoménologie en philosophie (Romano, 1998) mais aussi l'interactionnisme en sociologie (Goffman, 19974 ; Strauss, 1992a) On peut dire que la maladie constitue un événement dans l'histoire de vie du sujet dans la mesure où elle modifie de façon radicale – avec un avant et un après – le parcours initial de vie de la personne qui la contracte. Mais d'autres événements (familiaux notamment) peuvent aussi constituer des éléments perturbateurs dont les effets viennent amplifier ceux de la maladie chronique (Janner Raimondi, 2019).

Si l'annonce de la maladie chronique constitue un évènement désorganisateur, les soins quotidiens entrent dans une durée qui réduit la puissance de l'évènement devenant une routine au profit d'autres évènements du parcours du sujet. Si d'autres évènements désorganisateurs surviennent avec leur charge affective comme es ruptures de liens, le sujet va associer ce nouvel évènement avec celui originaire de l'annonce de la maladie et cette coalescence peut l'amener à une réactualisation traumatique et à des conduites d'auto-agression de son corps (par exemple en arrêtant ses injections d'insuline et en attaquant son protocole de soins). Dans le dialogue avec les soignants, il se produit alors une confusion des langues : le soignant lui parle de sa maladie et l'adolescent lui parle de sa souffrance existentielle. Cette confusion peut, hélas, aller jusqu'à la rupture du lien thérapeutique avec le risque de mise en danger de l'adolescent souffrant. Il faut au soignant toute la souplesse pour mettre de côté temporairement ses exigences dans la conduite des soins et pour apporter l'écoute nécessaire à la souffrance existentielle. On peut traduire ce changement de posture entre le *cure* et le *care*.

Dans le temps présent qui est évoqué, la transition entre l'enfance et l'adolescence, d'une part, et entre l'adolescence et l'âge adulte, d'autre part, revient à plusieurs reprises.
Dans un premier temps, passage d'une prise en charge assumée par les parents (enfant trop jeune) à une prise en charge autonome du traitement. Pour Clara, transmission par les parents mais sans soutien initial de l'éducation thérapeutique. Dans un second temps, passage entre le milieu pédiatrique et le milieu adulte pour le suivi avec un manque de préparation. Avec deux moments-clés pour Clara : passage de l'enfance à l'adolescence avec hospitalisation à 10-11-12 ans et moment de l'adolescence avec nouvelle hospitalisation envisagée à 16-17 ans.

Dans l'entretien d'explicitation micro-phénoménologique (EEMP), l'infirmière, I., revient sur la dernière rencontre avec Clara. Elle explique : « *Pour moi je pense que c'est un des derniers* ». Ainsi cette rencontre est à la fois ordinaire – il y a eu des RDV nombreux et réguliers – et extraordinaire – puisque le RDV en question marque la fin du suivi en secteur enfant. En lien avec la notion de transition, de passage ou d'entre-deux (Murphy, 1990) qui sont centrales à la période de l'adolescence tout comme dans la maladie chronique. Basculement en fonction de l'âge entre dépendance et autonomie mais aussi entre deux systèmes de prise en charge et de suivi à l'hôpital (selon le secteur concerné).

Dans le temps futur qui est anticipé, la problématique de la projection dans l'avenir avec ou sans la maladie apparaît.

> *Elle disait : "de toute façon, est-ce que quelqu'un va un jour trouver quelque chose pour guérir le diabète ?" Actuellement, je ne sais pas. Et puis après, elle me dit toujours : "mais quand j'aurai 30 ans...". Elle sait pas, 30 ans pour elle c'est loin. Et puis les complications... "oui, mais c'est pas visible, je ressens rien pour l'instant, je me sens bien et puis...". Donc le rapport au temps, il est complètement impacté, ça c'est sûr* [EEMP ? IDE I., 9 janvier 2018].

Cette difficulté à se projeter est directement liée à la notion de « chronicité » ou de « temps au long cours » (Alvin *et al.*,

2013). Le caractère « durable » de la maladie chronique accentue la radicalité de l'événement. Cette radicalité se traduit dans les mots et les attitudes des adolescents pour décrire et dire comment ils vivent avec une maladie chronique.

L'espace est abordé en entretien d'explicitation lors de la description de la rencontre la plus récente entre l'infirmière et Clara. En période de vacances, le service est sombre et vide. Cela conduit au choix d'un bureau situé près de l'entrée pour mener l'entretien. Le face-à-face apparaît comme problématique. Parmi les lieux, il y a les lieux présents et les lieux invoqués qui paraissent incertains : résidence de Clara, hospitalisation passée et future, stage.

Rapport à soi et aux autres

Le rapport à soi et aux autres est problématique à l'adolescence, du fait notamment des changements corporels qui sont amplifiés par la maladie. Pour autant, ce corps différent se décline de façons variables chez les adolescents, pouvant impacter les relations aux autres – sociabilité versus solitude.

La problématique de l'image du corps et du regard des autres est centrale. Pour l'infirmière, I., la non-observance du traitement a entraîné une prise de poids. Son poids la préoccupe bien plus que la maladie :

> *Tout en sachant que cette jeune fille, sa seule priorité maintenant c'est le poids. Donc le diabète est secondaire. Elle a du mal à [...] faire le lien entre poids et diabète. Pour elle c'est deux choses différentes et il n'y a plus que le poids qui compte* [EE. IDE I. 9 janvier 2018].

En revanche, elle a des amis, elle est sociable, même si la gestion de la maladie peut entraîner une gêne :

> *Elle a une vie sociale assez normale pour une ado, elle a des amis, elle... elle peut faire de l'activité physique en groupe, enfin elle est sociable [...] Parce que quand il faut faire des injections d'insuline devant ses copains et ses copines, c'est pas évident. On change d'école et qu'il faut dire qu'on a un diabète, c'est*

pas évident non plus. Les sorties aussi avec les copains à l'extérieur, c'est pas évident [EE. IDE I. 9 janvier 2018].

Ces propos font écho une même problématique de *métamorphose* que l'on retrouve dans le portrait d'une autre adolescente, Carla, 16 ans, en rémission de leucémie (Janner Raimondi, 2018a), qui affirmait :

> *Ben en fait déjà les... le regard des gens. Parce que moi je me sens ... tout le temps regardée parce que... j'ai changé trois fois de coupe (de cheveux) en fait. Parce que... la 1ère fois ben je suis rentrée... normalement, enfin à la rentrée j'avais mes cheveux, après une 2ème fois, j'avais ma perruque, et une 3ème fois avec mes cheveux courts* » (2018a, p.40).

La problématique de l'image de soi et de l'identité transparait également : « *"voilà, je suis je suis le diabète, je ne suis pas Clara avec un diabète" [...] il faut pas oublier [...] de bien distinguer la maladie et la personne. Voilà, parce que l'image de soi, elle est très très impactée.* ». Cette réflexion sur la maladie est identique à celle sur le handicap avec le passage de la personne handicapée – correspondant au modèle individuel – à la personne en situation de handicap – en référence au modèle social (Ravaud, 1999 ; Ravaud et Stiker, 2000 ; Stiker, 2005). Le risque est de réduire la personne à sa maladie ou à son handicap, au lieu de le/la considérer comme une facette de sa vie qui en comprend d'autres. Importance de la personnalisation du soin et de l'éducation.

L'entretien d'explicitation révèle également l'essence de la séparation qui est multiple et se rejoue. Du point de vue de Clara, il y a d'abord la séparation parentale que nous avons évoquée plus haut et qui a entraîné une première hospitalisation et un suivi pédopsychiatrique. Puis la séparation avec l'infirmière qui se double du passage du milieu pédiatrique (décrit comme plus protecteur) au secteur adulte (perçu comme plus traumatique). Du point de vue de la professionnelle, la séparation entre infirmière et médecin apparait et une reconversion est évoquée avec l'ouverture prochaine d'un hôpital de jour. Le corps y joue un rôle important : il s'agit du corps de la médecine (hémoglobine glyquée, atteinte rénale), du corps érotique (vêtements de jogging), de la mère et de la belle-mère (l'une associée à la cuisine et l'autre au sport) et de l'infirmière (bisou).

Rapport à la maladie et au soin

Les adolescents construisent un rapport à leur maladie tout comme les soignants s'inscrivent dans un registre de soin, en cohérence avec le parcours de vie du patient. La logique de soin, adoptée par l'équipe soignante autour de Clara, est celle de l'alliance thérapeutique qui se construit au fil du temps :

> *Donc on est plus dans l'alliance thérapeutique. C'est-à-dire que quelque part, on est plus dans le... on n'est plus dans l'éducation thérapeutique pure, mais on est plutôt dans l'échange. Avec des stratégies qu'elle essaie de mettre en place toute seule... Voilà, moi j'essaie de réadapter sans trop être intrusive. Je suis plus dans le motivationnel je dirais actuellement.* [EE. IDE I. 9 janvier 2018].

La volonté de l'infirmière est de valoriser les stratégies trouvées par Clara elle-même pour contrôler sa maladie (anecdote de la petite cagnotte). Une négociation du soin est également instaurée avec Clara. L'infirmière souligne une évolution par rapport au type d'accompagnement qui était plus directif quand elle était plus jeune et qui se veut plus ouvert à présent : « *le côté médicalisé, qu'on met souvent en avant, du coup est mis à distance. Et ça c'est... je crois que c'est un gros point important pour elle* ». Volonté de laisser les aspects médicaux de côté (tout en limitant les complications) et de favoriser la relation et l'autonomisation.

Cela rejoint les propos de la pédiatre qui intervient au CHU auprès de Sam. Dans son cas, il faut trouver le juste équilibre entre ce qui est acceptable du point de vue médical et ce qui est tolérable du point de vue de l'adolescent, de proposer une balance entre les risques encourus en termes de santé et les bénéfices attendus sur le plan relationnel. L'objectif est donc d'aboutir à un « ordre négocié » (Strauss, 1992b) entre l'adolescent et les soignants, ce qui conditionne la poursuite du parcours de soin. Exemple de la régularité des dextro (repris dans les deux entretiens).

On retrouve enfin chez les soignants la notion de ruses ou de *mètis* (Detienne et Vernant, 1974), identifiées chez les personnels de crèche et de maternelle accueillant un jeune enfant en situation de handicap (Bedoin & Janner-Raimondi, 2016). Il s'agit de stratagèmes pour trouver des réponses concrètes à des situations parfois complexes. La logique de soin est ici celle de l'alliance et de la motivation.

Conclusion

Les analyses présentées se limitent à deux doubles entretiens : l'une avec une pédiatre ayant pris en charge un jeune diabétique, en rupture avec sa famille, qui se met en danger par ses fugues répétées ; l'autre avec une infirmière en diabétologie sur la prise en charge d'une jeune fille ayant une évolution défavorable de sa pathologie avec des risques importants sur son avenir.

La méthode utilisée croisant deux types d'entretien permet d'amorcer une réflexion sur les soubassements inconscients de ce protocole expérimental ; principalement sur le parcours de vie et de soin dans les situations évoquées. On peut retenir plusieurs pistes d'analyse sur les spécificités d'une maladie chronique comme le diabète à l'adolescence :

- La charge anxieuse de la situation en rapport avec un avenir très incertain de l'adolescent pris en charge (avenir des pathologies graves à risque vital comme le diabète) ;
- Une situation vécue d'échappement soit du fait d'une affirmation de liberté (par la fugue), soit du fait d'une pathologie sévère mal contrôlée (soins non réguliers) ;
- Une situation vécue d'échec avec une charge de culpabilité (Qu'est-ce que j'aurais pu ou du faire pour éviter cela ?) ;
- Une situation vécue de rupture du lien thérapeutique par exemple en raison de l'âge (passage des diabétiques du service de pédiatrie vers le service adulte avec des représentations de dureté des relations chez les adultes) ;

- Des interactions relationnelles entre l'adolescent et sa famille complexes difficiles à analyser à comprendre qui peuvent aboutir à une mise en rivalité entre soignant et famille (qui sera la meilleure mère pour cet adolescent ?).

En conclusion, la méthode doit permettre de dépasser ces volets rationnel et émotionnel pour atteindre le niveau micro-cognitif dans les situations car ce sont ces micro-cognitions qui vont aboutir à la construction du sens global donné à la situation et donc guider la décision dans les actions de soins. Quand nous pourrons passer dans ce protocole à la rencontre avec des adolescents malades, nous pourrons valider ou non si ces micro-cognitions guident la construction identitaire et peut-être proposer des mesures pratiques visant à réduire le péril de l'auto-stigmatisation par la maladie.

Méandres d'un parcours de soin et temporalités du diagnostic : Regards croisés d'une professionnelle et d'une adolescente avec troubles anorexiques

Natalie DEPRAZ et Martine JANNER-RAIMONDI

Notre première rencontre avec l'équipe des pédopsychiatres de l'Etablissement Public de Santé Mentale (EPSM) dans les Hauts de France, remonte au 3 mai 2016. Carole Baeza, Natalie Depraz et Martine Janner-Raimondi ont été accueillies par le chef de service du Pôle Enfants et Adolescents de l'Etablissement. Lors d'une réunion très conviviale qui dura toute la matinée, nous présentâmes notre programme de recherche, en insistant sur la spécificité de sa méthodologie, centrée sur le recueil de la parole des soignant.e.s et des adolescent.e.s, et reposant sur deux entretiens croisés, l'un semi-directif existentiel (EE), l'autre d'explicitation micro-phénoménologique (EEMP). L'association de ces deux techniques d'entretien permet en effet de faire droit à l'expérience vécue selon deux projecteurs complémentaires, d'une part grâce à un recueil des savoirs, perceptions et sentiments associés à la maladie sur l'ensemble de la trajectoire de la prise en charge, d'autre part moyennant une description fine du vécu d'un moment clef faisant événement dans le rapport à la maladie (par exemple, le moment du diagnostic, de la première hospitalisation, le sentiment d'un mieux-être, le moment déterminant d'une ré-hospitalisation).

S'ensuivit une discussion très instructive sur le statut du diagnostic et la pertinence de son annonce aux adolescent.e.s malades chroniques souffrant ici de troubles anorexiques, ainsi qu'à leurs parents. L'échange révéla une alternative : faut-il poser puis annoncer un diagnostic d'anorexie et, si oui, à quel moment ? L'enjeu de cette position et de cette annonce est ici directement lié à l'âge de la patiente ou du patient. Moment crucial de construction de soi, l'adolescence se caractérise en effet tout à la fois par un changement profond de la perception et du vécu corporel et relationnel, et par la découverte d'une liberté infinie, d'un sentiment d'ouverture existentielle inédite des possibilités de sens (Wiss, 2014 ; Gerardin *et alii,* 2019 ; de Beauvoir, 194929). Dès lors, l'annonce du diagnostic à un sujet tout à la fois en construction et en « crise » - entrant en tout cas dans un « processus mutatif » (Benghosi, 199, p. 28) - peut avoir des effets imprévisibles et ambivalents, négatifs ou positifs. Si la personne se trouve dans une dynamique d'ouverture expansive de ses possibilités de sens et d'affirmation de soi, le diagnostic apparaîtra comme un couperet qui risque d'enfermer et de réduire cette personne à une seule réalité de son être, à savoir, ici, celle de son trouble alimentaire : moi, sujet aux potentialités infinies, je ne suis plus que ce que j'ai, et l'effet psychologique dépressif pourra bien être le risque majeur de cette annonce intempestive ; si la personne en revanche vit sa maladie dans le malaise de l'ignorance et subit son corps comme un poids aliénant et souffrant, l'annonce du diagnostic pourra apparaître comme une libération procédant de la compréhension du sens de ce mal être et une prise de conscience qui permet de prendre du recul et d'agir.30 La question devient alors moins celle de la temporalité du diagnostic, aussi bien dans l'acte même de le poser, que dans

[29] S. de Beauvoir, *Le deuxième sexe*, vol. 2, "L'expérience vécue", Paris, Gallimard, 1949, chapitre 2, "La jeune fille", pp. 88-145. L'intérêt de l'ouvrage précurseur de Beauvoir est de nous proposer une vision "genrée" de l'adolescence et, notamment, de marquer un différentiel net entre le vécu du jeune homme et celui de la jeune femme, le premier se posant par rapport à autrui dans l'affirmation de sa liberté (p. 124), la seconde vivant le dégoût, la "misère" de son corps, et éprouvant une liberté négative fondée sur l'attente de la rencontre avec le mâle : "le corps ne vit plus, il attend" (p. 128). "La jeune fille enterre lentement son enfance, cet individu autonome et impérieux qu'elle a été, et elle entre avec soumission dans l'existence adulte." (p. 138)

[30] Notons que l'interprétation beauvoirienne genrée de ce double effet, positif ou négatif, de l'annonce du diagnostic sur la ou le jeune, éclaire de façon inédite le vécu négatif du rapport au corps de la jeune femme anorexique (statistiquement majoritaire par rapport aux garçons, nous y reviendrons). Elle n'a pas pour autant un sens universel, dans la mesure où, en situation (et Beauvoir revendiquerait évidemment cette approche située), certaines jeunes femmes pourront vivre l'annonce du diagnostic comme une entrave à leur affirmation de soi plutôt que comme une libération fondée sur un vécu corporel d'ignorance aliénée, et certains jeunes hommes, mal dans leur corps, se sentiront en revanche libérés en apprenant quelle est la raison pathologique de leur mal-être.

celui de le signifier au patient. Car, comme le précise la psychiatre A., lors de l'entretien existentiel (EE) :

> *Enfin c'était lourd hein, ça nous a pris des mois de dénouer ça* [EE. Psychiatre A., 28 mai 2018, 2')

Bref, annoncer un diagnostic à contre temps, c'est entraver la guérison, la question étant dès lors moins de savoir s'il faut ou non l'annoncer que quand l'annoncer : quel est le moment pertinent permettant d'accompagner au mieux la personne ? Cette question du rythme approprié de l'annonce du diagnostic est restée gravée dans notre mémoire après cette discussion marquante avec les professionnel.le.s d'Armentières que nous avons trouvée pertinent de rappeler, et c'est cette question qui a accompagné notre réflexion à mesure que se déroulaient nos entretiens.

Dans cette contribution, nous allons explorer plus avant ce problème de la position du diagnostic, ici tel qu'il est vécu aussi bien par une professionnelle que par l'adolescente qu'elle avait en charge, et ce, à la lumière des méandres du parcours de soin qui nous a été confié par nos deux interviewées. Au gré des différents moments qui se sont dégagés dans ce parcours, nous pourrons apprécier plus finement quels liens chacune entretient avec son savoir de la maladie, celui-ci étant appréhendé aussi bien au niveau du savoir expérientiel vécu de la malade, que du savoir expérientiel et académique de la professionnelle thérapeute. En outre, nous chercherons à repérer dans quelle mesure le diagnostic de cette dernière est perçu par l'une et l'autre comme un levier ou comme un obstacle.

Les moments saillants des entretiens avec la professionnelle et l'adolescente : des moments-diagnostics ?

En amont de chacun des deux entretiens d'explicitation micro-phénoménologique, les deux intervieweuses ont pris un temps, au terme de l'entretien existentiel (EE), pour dégager ensemble un moment saillant issu de ce premier entretien, à même de servir de cadre pertinent au second. À l'issue de l'entretien existentiel (EE) mené par Martine Janner Raimondi, nos échanges entre chercheures ont permis de nous rendre compte que nous avions toutes deux repéré les mêmes moments saillants, susceptibles, de par leur statut de rupture faisant événement, de donner lieu chacun des deux à un entretien d'explicitation à même de déplier le vécu en jeu durant cet instant donné.

Durant l'entretien existentiel mené avec la professionnelle, il y a eu ce moment critique où celle-ci, alors à l'autre bout du service, est appelée en urgence. La jeune fille – Agnès - déjà très affaiblie, ne mangeant plus rien, vient de faire une tentative de suicide (TS) en avalant une plaquette d'Atarax ; il y a eu aussi cet autre moment, situé plus tôt, au début de la prise en charge en pédopsychiatrie, où a lieu une séance de thérapie transculturelle. Cette séance déclenche chez la professionnelle une prise de conscience relative à l'identité plus précise de la maladie vécue par la jeune fille.

Au cours de l'entretien existentiel avec la jeune fille, il y a ce moment critique voire traumatique où l'infirmière du service de pédiatrie la tient, cherchant à la faire manger de force, à lui mettre littéralement la fourchette dans la bouche ; il y a aussi cet autre moment, plus tardif dans la prise en charge, où, alors qu'on lui avait retiré son téléphone et qu'on l'avait privée de visites, elle comprend que, citation : « il fallait que je m'en sorte ». Moment de réflexion, de décision intérieure, qui a eu un effet de bascule dans le rapport de la jeune fille à la maladie.

Pour chacun de ces deux moments que Natalie Depraz avait identifiés, le choix ne s'est pas fait de la même manière. Dans le premier cas, après concertation entre les deux intervieweuses, c'est le second moment correspondant à la thérapie transculturelle qui a été considéré de concert comme plus riche et plus productif et qui a été proposé à la professionnelle, laquelle a accepté d'y revenir. Dans le cas de la jeune fille, les deux moments lui ont été nommés et proposés, et celle-ci a d'elle-même fait le choix du second moment, correspondant à ce temps de décision intérieure.

Ainsi, même si le processus de choix a été un peu différent, on peut constater que la professionnelle comme l'adolescente ont toutes deux accepté et choisi spontanément un moment de transformation vécue (prise de conscience, décision intérieure) dans leur relation à la maladie. Elles ont opté pour ces moments de mobilisation intime plutôt que pour les moments plus éprouvants, plus violents que furent l'appel en urgence de la professionnelle à l'annonce de la TS de l'adolescence, ou bien le trauma lié au forçage de la nourriture dans la bouche de l'adolescente.

Les moments rejetés par nos deux interviewées sont des moments négatifs qui renvoient à un échec potentiel. Recul dans la prise en charge pour la professionnelle ; ou bien à une souffrance relationnelle pour l'adolescente, c'est-à-dire aussi une forme de régression dans sa relation à la maladie.

Dans l'EE avec la professionnelle, voilà comment celle-ci s'exprime :

> *Elle n'a plus du tout mis rien dans sa bouche, avec des moments très compliqués où elle était complètement effondrée sur le plan de l'humeur et où elle avait... à l'occasion d'un... je sais pas comment elle avait récupéré une plaquette d'Atarax, qu'elle a consommée en entier dans sa chambre ici à la clinique. Ça je me souviens, ça devait être... ouais, c'était aux alentours du 14 juillet, c'était un jour... un pont comme ça. Et puis moi j'étais à un endroit du service, on m'a appelée en urgence, parce qu'il a fallu la transférer en pédiatrie évidemment* [EE. Psychiatre A. 24 mai 2018, 13'56]

Après avoir évoqué une période de temps où l'adolescente est dans le rejet de toute nourriture et manifeste des troubles psychologiques de l'humeur, à savoir une instabilité de type cyclothymique, la professionnelle évoque un moment correspondant à une aggravation du trouble psychique, relevant de la psychiatrie et traduisant un comportement de type dépressif. Pourtant, ce n'est pas ce diagnostic psychiatrique qui est alors posé, et la mention du transfert de l'adolescente en service de pédiatrie laisse plutôt penser que la cause explorée est d'abord d'ordre physique et que seul l'effet serait psychique, non l'inverse. En faisant régresser l'adolescente, en la replaçant dans un cadre dont les contraintes sont celles de l'enfance, on créerait les conditions d'un retour possible à l'alimentation, et les symptômes psychiques de mal être pense-t-on disparaîtront alors d'eux-mêmes.

Dans le cadre de l'EE avec l'adolescente (Agnès), le moment traumatique non-choisi par celle-ci intervient quasiment au commencement de la prise en charge. Voilà ce dont elle témoigne au début de l'entretien :

> *Qu'est-ce que je voudrais en raconter ? Que ça a été un moment horrible, je pense. Après, je ne sais pas où on va se diriger dans les questions, mais voilà, si je pouvais résumer : ça a été un moment horrible pour moi et pour ma famille aussi* [EE. Agnès, 9 février 2019, première prise de parole].
>
> *Bah j'alternais entre pédopsychiatrie et l'hôpital en pédiatrie normal. Et... bah aux infirmières qui étaient là, ils essayaient de me forcer en fait, ils faisaient des gestes très brusques. Et je pense que ça, ça n'aide vraiment pas en fait. Par exemple, j'étais à table et il y en avait une qui essayait de me tenir et l'autre qui essayait d'amener la fourchette à ma bouche en fait, comme si j'étais un enfant. Et c'est très dégradant en fait. (...) enfin ils me forçaient, on était à peine aimable avec moi en fait. Donc c'est... c'est pas une bonne expérience en pédiatrie. (...) j'avais l'impression en fait d'être en prison* [EE. Agnès, 9 février 2019, 3'02]

L'adolescente fait état en pédiatrie d'une violence physique exercée à son encontre, à savoir d'une entrave à sa liberté de mouvement et à son intégrité corporelle. Cette expérience négative, infantilisante, mal vécue par la jeune, est d'autant plus violente qu'elle s'exerce directement contre son corps, lequel est justement le lieu d'exercice de sa puissance décisionnelle (volonté de ne pas manger) et aussi d'une souffrance fragilisante.

Ces deux moments négatifs, quoique non-choisis, soulignent la prégnance du problème corporel dans la maladie vécue et dans la prise en charge. Sans être nommés comme des moments de diagnostic, ils focalisent l'attention sur le rapport problématique à l'alimentation, refusée par l'adolescente jusqu'à l'absorption de médicaments pour ne plus avoir - jamais - à s'alimenter, forcée par les infirmières, jusqu'à contraindre à un retour au cadre contraignant infantilisant de la pédiatrie. Dès lors, on peut appréhender ces moments, non certes comme des moments formels de diagnostic catégoriel, mais comme des moments vécus de diagnostic contextuel et situés.

Les moments choisis : des moments de prise de conscience. Un diagnostic vécu en première personne ?

Par contraste, les moments retenus par nos deux interviewées témoignent de leur souci d'aller de l'avant et de ne pas s'appesantir sur des temps d'échec, même provisoires. Ils ont tous deux la caractéristique d'être des moments de retour sur soi, et déclenchent des actions concrètes. En ce sens, si l'on suit l'étymologie du terme, διάγνωση (diágnôsè), forgée sur le préfixe δια-, dia-, à travers, et sur le substantif γνώση, gnôsè, connaissance, discernement, il s'agit d'acquérir une connaissance à travers les signes observables. Ainsi, ces deux moments s'apparentent tous deux à des moments d'auto-discernement fondé sur l'observation d'une situation, littéralement, donc, à des « diagnostics » vécus.

Le moment proposé et accepté par la professionnelle correspond à un sentiment aigu de bascule dans la compréhension de la situation. Dans l'EE, elle le nomme ainsi :

> *(...) il y a eu une première consultation transculturelle qui s'est faite ici avec le groupe. Le groupe de thérapeutes, puisque ça se fait en groupe de thérapeutes, et la famille. Et ce jour-là, je me souviens puisque j'étais assise en face d'Inès et je me souviens que ça m'a marquée, parce qu'elle était là, mais ça n'allait pas quoi. Ça n'allait pas du tout. Et j'ai eu vraiment le sentiment dans l'après-coup qu'il y avait quelque chose qui avait basculé là. Je n'avais aucune idée de quoi, mais l'hospitalisation qui s'est faite après genre la semaine suivante, euh... enfin en tout cas, son alimentation ça s'était dégradé et elle a arrêté de*

*manger en fait, mais arrêté de mang*er [EE. Psychiatre A., 24 mai 2018, 6'10).

Quant à l'adolescente, elle choisit délibérément un moment qui correspond à sa décision intérieure de s'« en sortir », durant un temps qui fut paradoxalement un temps où elle est au plus bas de son moral :

(...) j'avais tout effacé, je n'étais plus qu'un mur, un fantôme (I., EE, 19 février 2019, 9'10).

Voilà ce qu'elle exprime à la toute fin de l'EE :

Avant, j'avais le droit à mon téléphone et les visites. Et quand on m'a coupé ça... Parce que... enfin le fait que j'aie eu le droit à ça et puis qu'après on m'a coupé, je me suis rendu compte que c'était invivable en fait. Et c'est là où je... où j'ai compris que je devais vraiment m'en sortir. (...) Euh c'est... en fait ils ont... Bah ils n'arrivaient pas à voir comment j'allais m'en sortir, donc ils ont fait une rencontre avec les médecins de pédiatrie et les médecins de pédopsychiatrie et le docteur... alors je me souviens pas, mais c'était un docteur à Saint Vincent je crois, ouais je crois que c'était à Saint Vincent, l'hôpital à Lille. Et là ils ont fait une réunion pour se mettre d'accord et ils ont décidé d'augmenter ma sonde... enfin ils ont tout remis... d'enlever mon téléphone, d'enlever les visites et de me les autoriser petit à petit que je reprenais du poids. (...) parce que comme c'est... comme j'étais rattaché à ma... enfin beaucoup attachée à ma famille, c'était eux qui m'aidaient à m'en sortir. Je me... enfin j'en pouvais plus en fait, j'étais trop seule, j'étais... Et puis je me disais : 'bah je leur fais trop de mal en fait' (...) Mhm mhm, où... bah j'avais le droit de temps en temps à mon téléphone, mais du coup je pleurais à mes parents, je les suppliais de venir me chercher. Mais... justement c'est... Bah c'est un... c'est complètement l'inverse, mais comme j'allais... j'étais triste, vraiment triste, eh bah j'ai décidé de m'en sortir. [EE. Agnès, 9 février 2019, 17'30].

On a donc affaire à deux moments bien situés dans le temps et dans l'espace, liés à une action aisément déterminable : la professionnelle est assise en face de l'adolescente, elle se souvient que ça l'a marquée ; l'adolescente se souvient s'être rendu compte que c'était invivable et qu'elle devait s'en sortir.

Revenons à présent à ces deux moments d'anamnèse et d'identification de la situation vécue par les interviewées comme une prise de conscience de l'état psychosomatique dégradé, et tentons d'en analyser la micro-dynamique vécue. Ces moments tiennent chacun en une fraction de seconde. Ils sont portés par une phrase, prononcée intérieurement, et ils ont la forme d'un discours interne. La professionnelle se dit :

> *il y avait quelque chose qui avait basculé là.* [EE. Psychiatre A., 24 mai 2018, 6'30].

Et l'adolescente se dit : « *j'étais triste, bah, j'ai décidé de m'en sortir.* » [EE. Agnès, 19 février 2019, 17'30].

Le diagnostic vécu de la professionnelle : de la catégorie nosographique, l'anorexie, au refus de la nourriture psychique

Revenons pour commencer sur le microprocessus de la prise de conscience de la professionnelle.31 C'est ce à quoi Natalie Depraz invite la professionnelle, au tout début de l'entretien d'explicitation micro-phénoménologique (EEMP), se conformant ainsi à la consigne initiale donnée lors de ce type d'entretien :

> *(...) vous avez vous-même dit, dans le cadre de l'entretien avec Martine, qu'à cette occasion, quelque chose avait basculé, sans que vous vous expliquiez très bien, voilà, d'où ça venait, à quoi ça correspondait, mais que vous aviez eu ce sentiment. Donc si vous êtes d'accord, en fait l'idée ce serait de revenir sur cette séquence et plus particulièrement sur cette pensée que vous avez eue, ou cette intuition, ce sentiment que vous avez eu que*

[31] Ce moment est d'autant plus saillant qu'il répond en structure à un autre moment, retenu comme objet d'un autre entretien d'explicitation avec la docteure L. à l'hôpital Charcot à Plaisir (78) le 24 janvier 2018. C'est le moment où celle-ci a pris conscience que le jeune homme qu'elle avait en charge était délirant avec des troubles schizophréniques. Même moment structurel de prise de conscience par la professionnelle de l'état du patient. Il serait intéressant de mener une comparaison entre ces deux moments-clé liés par une prise de conscience semblable des deux professionnelles.

quelque chose avait basculé lors de cette séance. Donc voilà, dans un premier temps, l'idée c'est de... est-ce qu'on peut revenir sur ce moment, sur le contexte donc de la rencontre, voilà. Est-ce que c'était ici ? Comment vous étiez installée dans la pièce ? [EEMP, N. Depraz, 24 mai 2018, première prise de parole].

Il y avait quelque chose qui avait basculé là [EE. Psychiatre A, 24 mai 2018, 6'30]

Cette phrase, prononcée intérieurement par la professionnelle, répond à un événement à peine perceptible d'une fraction de seconde, qui fait rupture par rapport au vécu d'avant de la médecin. Elle émerge sur la base d'un constat objectif de ce qu'elle perçoit alors de la jeune fille.

Ce moment est bien daté (« *ce jour-là* »), situé dans l'espace (« *j'étais en face d'I.* »), ressenti comme frappant (« *ça m'a marquée* »), suscité par l'état différent, troublant de la jeune fille (« *elle était là, mais ça n'allait pas du tout* »), et les effets directs de son état, mentionnés, témoignent de son aggravation :

> *l'hospitalisation qui s'est faite après genre la semaine suivante, euh... enfin en tout cas, son alimentation ça s'était dégradé et elle a arrêté de manger en fait, mais arrêté de manger. Et donc l'hospitalisation d'après, sur le plan somatique, elle était vraiment dans les choux* [EE. Psychiatre A.R., 24 mai 2018, 6'30].

De plus, ce moment est ressenti par la professionnelle comme flou, vague, indéterminé : « *quelque chose avait basculé là* », « *je n'avais aucune idée de quoi* ». L'indétermination de ce qui est vécu, ressentie par la médecin, associée à la force de son importance (comme un pressentiment) en fait un moment de choix[32] pour engager une explicitation micro-phénoménologique

[32] Moment clé que la médecin note elle-même plus loin dans l'entretien : 0:27:42 comme restant énigmatique : « *même si aujourd'hui, je ne serais même encore capable de dire quoi exactement, mais c'est vrai que moi je suis restée quand même très marquée par Agnès ce jour-là quoi.* » Ce qui justifie s'il était besoin la pertinence d'un entretien d'explicitation (EEMP).

susceptible de déplier son sens ou, du moins, d'approcher les composantes de ce vécu de pressentiment[33].

Ce moment de bascule intérieure, où la professionnelle prend conscience de *« quelque chose »* chez l'adolescente qu'elle nomme au tout début de l'entretien ainsi : *« c'est la première fois qu'elle m'est apparue anorexique »*, se précise sous la conduite de l'entretien. Il émerge alors comme un microprocessus dont l'analyse permet de restituer la chronologie fine.

Ainsi, un premier temps correspond aux différents aspects du contexte même de la séance transculturelle, qu'on nomme techniquement « l'anté-début » du vécu en question. Un anté-début 1, où émerge une auto-appréciation par la médecin elle-même, sentiment de bascule qui s'avère non-partagé par les autres : « *c'est vraiment mon sentiment très subjectif et qui découle aussi de la place particulière que j'avais dans la prise en charge d'I., et qui était d'être à beaucoup de places finalement* » ; un anté-début 2, qui décrit le contexte général de la séance, spatial (« *ça se passe ici dans ce bâtiment, pas dans cette pièce* »), interpersonnel (« *le dispositif est un dispositif groupal, où on est un groupe de thérapeutes, en l'occurrence on est 6, avec un thérapeute principal, et en l'occurrence, la thérapeute principale qui est la psychologue, qui était aussi en charge avec moi de la prise en charge d'I., mais ici à l'hôpital* »), temporel (« *on est du coup à ce moment-là au mois d'avril et qu'on est quand même sensiblement au début de la prise en charge, qui a commencé en février* »), et familial (« *il y a cette histoire-là de relation au père et l'impression que des choses se répètent, notamment surtout du côté de la mère, mais qu'on se*

[33] Remarque générale de l'intervieweuse (N. Depraz) sur l'entretien : à la relecture de la transcription, sentiment de très grande difficulté à faire revenir l'interviewée sur le moment précis, son vécu de cette bascule. Je reviens périodiquement à ce moment, soit directement, soit à travers la situation spatiale de l'entretien, le temps précis d'entrée dans la pièce et de l'installation des personnes dans la pièce, puisqu'il s'agit du moment initial de la rencontre, où la docteure perçoit tout de suite que quelque chose a basculé. Finalement, la description fine du vécu de cette bascule, de cette prise de conscience reste très pauvre.

rend compte en abordant comme ça le avant qu'il y a sûrement des choses du côté du père aussi, voilà. Et j'insiste là-dessus parce qu'en fait cette première séance a été un peu cette première et seule séance du coup, a été la séance du père » ; et enfin, un anté-début 3, qui approche le contexte spatial immédiat de la séance : « *c'est une pièce qu'on avait vidée ; le cadre il était singulier* », espace différent, ce qui peut avoir été un facteur de modification de la perception de la médecin.

À cette première phase, contextuelle, font suite trois séquences qui précisent la dynamique fine de prise de conscience par la professionnelle de la réalité de la maladie d'I., ce que l'on a nommé plus haut son « *diagnostic vécu* ».

La première séquence, qui relate l'entrée dans la pièce où a lieu la séance, tient elle-même en deux micro-moments : d'abord se trouvent décrits de façon externe et objective les mouvements et l'installation de chaque personne dans la pièce :

> *on fait rentrer la famille, tout le monde s'installe. Et donc nous, il y a... du coup il y a eu un endroit où il y a le thérapeute principal, le reste des thérapeutes qui... comme ça qui vient s'aligner d'un côté du cercle en fait finalement et la famille de l'autre côté comme ça* [EEMP. Psychiatre A., 24 mai 2020].

Puis émerge sur cette base le ressenti de la médecin d'un changement, une prise de conscience interne et subjective dont le contenu n'est pas alors nommé mais qui identifie un problème, un malaise chez adolescente, en plusieurs formulations-variantes :

> *ils arrivent et, tout de suite, quand ils arrivent en fait, je vois qu'I. elle n'est pas dans son assiette* » ; « *quand ils arrivent, il y a... il y a un truc qui cloche* » ; « *ils rentrent dans la pièce, et effectivement, quand elle rentre là, j'ai l'impression que ça ne va pas* » [EE. Psychiatre A., 24 mai 2020].

La deuxième séquence, qui suit, correspond au tout début de la séance transculturelle, où Inès se trouve assise en face de la médecin dans une relation très connectée, ce que note bien cette dernière avec le verbe « *branchée* » : « *elle se retrouve assise en face et... j'arrive* » ; « *j'étais vraiment branchée devant I.* ». Cela conduit la médecin à préciser dans un second temps comment elle voit l'adolescente. Elle décrit alors ses traits physiques : « *elle est pâle et la manière dont elle est habillée fait ressortir qu'elle a maigri. Voilà* » [EEMP ? Psychiatre A, 24 mai 2018, 1:00:27] ; elle relate aussi le discours interne qu'elle se tient alors :

> *c'est la première fois où je me suis dit... la manière dont elle était habillée et tout, qui faisait ressortir plus que ce qui m'avait attachée les autres fois* » [EEMP, Psychiatre, A., 24 mai 2018].

Ce qui la frappe également c'est son allure corporelle terne voire absente : « *Elle n'est pas animée. Son visage n'est pas animé.* »

C'est cette absence de la jeune fille à la situation de la séance que la troisième mini-séquence accentue, et que nous allons à présent analyser, à travers l'attitude négative de fuite, de mécanicité du comportement et de refus de toute « nourriture psychique » de l'adolescente, selon l'expression même de cette dernière. C'est un faisceau de traits qui émerge alors.

Premièrement, la fuite du regard, qui rend toute communication impossible :

> (...) *alors, en plus, avec ce truc que je sais pas trop si je peux comme ça être dans cette communication du regard avec elle ou pas. Et de toute façon, elle ne me regarde pas. Elle ne me regarde pas du tout* » [EEMP. Psychiatre A., 24 mai 2018, 1:05:28]34 ;

Deuxièmement, l'action mécanique d'I.:

> *elle a une écharpe ce jour-là, et elle n'arrête pas de jouer avec. De la rouler, la dérouler, la rouler, la dérouler. Elle a un truc autour et je pense qu'elle l'enroule, elle la déroule, puis elle joue avec, enfin elle est avec son écharpe en fait. Elle est dans une manipulation de son morceau de tissu quoi, elle est assise, elle regarde ses genoux et son écharpe quoi* [EEMP. Psychiatre A., 24 mai 2018].

[34] Notons que la docteure L. à l'hôpital Charcot à Plaisir (78) le 24 janvier 2018 témoigne d'une difficulté comparable à établir un contact visuel avec le jeune avec des troubles schizophréniques.

Troisièmement, l'attitude d'Agnès, défensive sinon hostile, suscite des réactions multiples de la part des professionnelles. La thérapeute en charge de la séance tâche en vain de créer des réactions :

> *je vois qu'elle boude quoi elle réagit très peu aux choses qui sont dites. Quand elle est interpelée par Elsa, qui essaye d'animer tout ça, elle a très peu de choses à dire je note qu'elle n'est pas... qu'elle n'est pas concernée ou qu'elle ne se sent pas concernée par le truc quoi* [EEMP. Psychiatre A., 24 mai 2018].

L'attitude active de la thérapeute en charge contraste avec celle de la docteure A. R., notre interviewée, qui témoigne de sa détresse à la cerner :

> *c'est surtout que je n'arrive à avoir aucune représentation de ce qui se passe pour elle en fait (...) je ne sais pas du tout où elle était en fait* [EEMP. Psychiatre A., 24 mai 2018, 1:08:44].

Elle exprime aussi ses doutes, lesquels émergent au moment même de l'entretien, signe puissant de la vertu de l'entretien, qui explicite du pré-réfléchi en l'interviewée :

> *ce qui me vient, c'est, d'une part, que peut-être que moi, je n'y étais pas ou que j'avais l'impression que je n'arrivais pas à y être non plus, en plus d'Inès, ou qu'en tout cas, ça m'a attrapée chez Inès, mais, du coup, c'est aussi que moi je n'arrivais pas à y être. Et avec toutes les questions que j'avais juste avant. Et l'autre truc qui me vient, c'est qu'elle n'en voulait pas de ce truc qu'on voulait lui donner quoi, et y compris lui donner à manger psychiquement quoi. Elle n'en voulait pas de ce qu'on essayait d'apporter là en fait* [EEMP. Psychiatre A., 24 mai 2018, 1 :15 :44].

Il y a ici, point d'acmé de l'évocation, cette expression extrêmement forte : les thérapeutes veulent « lui donner à manger psychiquement », mais, elle, se refuse au contact visuel, se retire de l'échange, s'absente, mécanicise son allure corporelle en jouant avec son écharpe, jusqu'à, prise de conscience ultime de la médecin, refuser toute nourriture psychique. Toute la trajectoire de la séance à travers la restitution des différences micro-séquences de l'entretien ici analysées est la lente et destinale genèse de l'acte vécu du diagnostic, incarné dans cette prise de conscience ultime : la médecin s'offre en nourriture psychique, et Agnès la refuse. La rationalisation initiale contenue dans la formule : « c'était la première fois qu'elle m'est apparue anorexique » se trouve dépliée et incarnée au cours de l'entretien à travers des notations beaucoup plus fines, et notamment cette l'expression finale : « elle n'en voulait pas de ce truc qu'on voulait lui donner quoi, et y compris lui donner à manger psychiquement… » S'exprime ici remarquablement un diagnostic non pas catégoriel et nosographique (l'anorexie), mais un diagnostic vécu (le refus de toute nourriture, même psychique).

L'autodiagnostic de l'adolescente : du déni à la violence de la prise de conscience

Comment la jeune fille prend-elle conscience de son côté de ses troubles alimentaires ? Le premier moment identifié par l'intervieweuse, moment de forçage alimentaire, assez initial dans la prise en charge, n'est pas retenu par l'adolescente, moins d'ailleurs parce qu'il fut désagréable que parce qu'elle estime avoir trop peu de souvenirs de ce moment :

> *(…) j'avoue que celui d'avec la fourchette, bah c'est juste un petit moment, donc je suis pas sûre de… Enfin, il n'y a que ça qui m'est resté en tête, donc je ne suis pas sûre de m'en souvenir énormément. Je pense plus revenir sur le fait de vouloir m'en sortir, avoir décidé de m'en sortir* [EEMP, Agnès, 19 février 2020].

Elle choisit l'autre moment, assez tardif dans la prise en charge, qui correspond à une décision intérieure formulée en une fraction de seconde avec cette phrase : « il fallait que je m'en sorte ». Ce discours interne manifeste une prise de conscience forte de sa volonté de changement, lié à la compréhension de ce qu'elle vit. Nous allons analyser comment se produit cette prise de conscience, dans quelle mesure elle correspond à un processus d'autodiagnostic, et quelles en sont les caractéristiques.

Quel est pour commencer le contexte dans lequel intervient ce discours interne ? Il est relaté tout d'abord de façon générale :

> *Alors, c'était au moment le plus bas de ma prise en charge, je pense. (...) on m'avait retiré la sonde, (...) je ne faisais que perdre du poids, donc j'étais à mon poids le plus bas. Et là, ils ont fait une réunion avec pédiatrie, pédopsychiatre et un hôpital de Lille et ils ont décidé de me retirer complètement les visites et le téléphone. Et donc c'est là, à ce moment-là, que je me suis dit que je n'en pouvais plus et qu'il fallait que je m'en sorte* [EEMP, Agnès, 19 février 2019].

Puis, l'adolescente précise le contexte immédiat du moment de sa décision intérieure :

> *(...) quand on m'a remis la sonde, (...) c'est pas un acte qui fait plaisir, ça fait mal, c'est intrusif. Déjà ça. Plus le fait de ne plus voir mes parents, alors que c'était eux qui me soutenaient. Euh ils m'ont... enfin vraiment, ils m'apportaient un énorme soutien. Et... bah aussi d'être exclue, d'être dans un petit monde, enfin de plus avoir de téléphone, plus pouvoir m'occuper, plus pouvoir occuper mon esprit en fait* [EEMP, Agnès, 19 février 2019].

Ce contexte fait rupture avec sa situation antérieure, où l'adolescente a toujours ses liens familiaux. Dès lors, la décision médicale de les lui supprimer a le sens d'un électrochoc, d'une plongée dans la piscine quand on ne sait pas nager, bref, d'une sortie du cocon amnésiant qui, elle le formule bien, l'englue dans un déni de son trouble et un refus de savoir :

> *(...) quand on me disait que j'étais anorexique, moi je me regardais, je me disais : 'bah non, mon corps, il est... enfin il est... je le vois pas, enfin il est normal... ' » ; « « bah... comme tous les autres trucs, ça passait, je les rangeais dans un coin, je les effaçais. Ou alors... bah je me... j'étais encore plus... enfin je me renfermais encore un peu plus sur moi-même » ; « ouais, j'essaye d'oublier » ; « Euh... bah au début... comme avant l'anorexie, j'avais juste eu des troubles alimentaires, pour moi l'anorexie c'était... bah c'était juste... Enfin, c'était un truc que je pouvais pas être, c'était... que je pouvais pas être, je pensais qu'il n'y avait que ça dans les films. Et... de le voir, au début je*

> *me suis dit : 'non c'est pas possible'* [EEMP, Agnès, 19 février 2019].

Elle relate parallèlement, durant ce long temps de déni, un éveil graduel et fragmentaire à la réalité de ce qu'elle a :

> *Et donc, il y a plein de petits trucs qui m'ont fait que je me suis rendue compte que j'étais vraiment malade. Et c'est à partir de ce moment-là que justement, comme je savais que j'étais malade » ; « Mais parce que je m'étais... je commençais à me rendre compte qu'il y avait un truc qui n'allait pas* [EEMP, Agnès, 19 février 2019].

C'est sur le fond de ce déni couplé à des sortes de flashs de conscience, conscience opaque trouée de quelques parcelles lucides, qu'intervient la décision médicale. Celle-ci opère comme une contrainte violente sur l'adolescente, mais on peut dire qu'elle intervient sans doute à un moment favorable, eu égard au début d'effritement de l'opacité qu'a créé jusqu'alors le déni. La privation brutale du téléphone portable et des visites des parents fait soudain basculer l'adolescente dans une solitude insupportable, comme lorsqu'on se retrouve dans une île déserte et qu'on ne peut plus compter sur les autres : on doit se charger soi-même de quoi manger, bref, se reprendre en main. C'est là qu'apparaît ce que l'on pourrait appeler une « crise existentielle de conscience » :

> *(...) Mais c'est aussi de me rendre compte que... que j'étais vraiment malade en fait. Pour moi, jusque-là j'étais... bah j'étais... en fait, j'existais plus, j'étais transparente. Et... peut-être quand on m'a retiré le téléphone et les visites, j'ai dû me focaliser sur moi-même et peut-être je me suis rendue compte que... bah j'existais, je pense* [EEMP, Agnès, 19 février 2019].

Se focaliser sur elle-même, exister pour elle-même, tel est le vécu concret répondant à la formulation de cette volonté de changement exprimé dans cette décision en forme de discours interne. Pour la première fois, elle se mentionne par son prénom, ce qui est un signal fort d'objectivation de son être, de prise de conscience de réappropriation de son identité dans le fait de se nommer :

(...) je sais juste que je me suis dit : 'je veux m'en sortir' ». « Je me suis dit : 'bah ouais, il faudrait... Inès quand même, il faut que... il faut que tu t'en sortes, c'est plus possible' [EEMP, Agnès, 19 février 2019].

Dès lors la jeune fille met en œuvre toutes sortes de stratégies pour comprendre ce qu'elle a. L'état de déni, qui la bloquait dans un refus de savoir, vole en éclats et fait place à une « volonté de savoir » qui se déploie tous azimuts. L'adolescente décrit quatre stratégies principales, qui sont autant d'actions déterminées de sa part : glaner des informations sur internet, lire les rapports médicaux en les prenant au sérieux, prendre acte de son poids, demander à sa mère de lui acheter un livre Comment guérir de l'anorexie.

Les recherches sur internet correspondent en réalité à un processus extrêmement lent et tortueux de prise de conscience qu'Inès décrit très finement, y compris en indiquant explicitement sa complaisance dans l'anorexie et ses mouvements d'hésitation à vouloir ou non s'en sortir :

> *(...) je n'allais pas bien à ce moment-là et je me suis dit... enfin je me suis dit 'il faut que je regarde' et j'ai regardé. Enfin, ça m'a pas réconfortée de voir ça, mais j'ai pu me mettre en face ; j'avais pris mon téléphone et c'était quand j'avais accès de temps en temps le soir à mon téléphone. (...) j'ai regardé sur internet en fait. Parce que des fois, ils mettent... Enfin c'est bête mais 'symptômes', les trucs comme ça. Et là j'ai... Bah je me suis rendu un petit peu compte que ça correspondait à ce que j'étais à ce moment-Là. (...) j'étais assise, je me souviens que j'aimais bien mettre mon lit d'hôpital très très haut avec le dossier bien relevé. (...) au début, il y a plein de sites. Donc au début, je me disais que ce n'était pas un vrai site et tout ça. Et plus je voyais les sites et plus les symptômes se ressemblaient en fait, enfin même si c'est pas... on peut pas le caractériser vraiment. Il y avait aussi des tests, des trucs comme ça. Mais... bon, je m'y fiais pas trop, mais de revoir les mêmes choses revenir, ça m'a fait un choc. Et... je sais plus. Bah en fait, j'hésite entre dire que j'étais un petit peu contente d'être arrivée à... à ça. (...) en même temps j'étais contente et en même temps bah je savais plus ce que j'étais en fait. (...) je pense que j'ai eu un mélange des deux à ce moment-là ; bah... je pense que ce qui*

a dû être le plus fort, c'est de vouloir s'en sortir parce que j'ai réussi à m'en sortir. Donc... même si je m'en souviens pas, je pense que c'est... Ça a dû rester fort dans ma tête de vouloir m'en sortir » ; « bah d'hésitation, de se dire : 'est-ce que je me complais dans ça, est-ce que... est-ce qu'il faut que je m'en sorte, est-ce que... bah finalement ce n'est pas ce que j'ai toujours voulu être', malheureusement, enfin c'est triste à dire comme ça, mais parce que... Ouais, je... pour moi c'était un... Enfin avant c'était un rêve d'être... d'être anorexique, c'est... C'est horrible à dire, mais voilà. Et... ouais, enfin je pense que ça n'a duré que quelques instants et après je me suis dit 'je m'en fous', enfin (...) sur les sites comme Doctissimo... je sais pas trop quoi. Et je cherche les symptômes, les symptômes, les symptômes. Pour voir s'il y a des choses qui correspondent vraiment à ce que je suis, enfin ce que j'étais. Ce que j'avais plutôt, parce que c'est pas être une personne, c'est une maladie. Donc ce que j'avais. Mais... enfin moi je me disais que ça me définissait en fait. Je me disais : 'ah ouais, ça explique mon trait de caractère' (...) j'arrive à un certain nombre de pages et je me rends compte que... bah que ça correspondait de plus en plus, je vois plein de points communs... Et ça, bah oui, ça s'est répété plusieurs fois avant que... avant que... Enfin, je comprenais de plus en plus en fait. De voir à chaque fois le mot 'anorexie', 'anorexie', 'anorexie' [EEMP, Agnès, 19 février 2019].

Ce processus l'amène à la récurrence quasi-obsessionnelle du terme « anorexie », levier de sa prise de conscience finale, et c'est ce qui la met finalement devant l'évidence de la réalité de sa maladie. En parallèle émergent des actions plus ponctuelles, mais dont la force décisionnelle est impressionnante.

D'une part, elle se met à prendre au sérieux les rapports médicaux et à lire attentivement les échanges de courriels entre les deux services :

(...) les deux structures pour se contacter avaient des courriers, mais c'était pas... enfin, je pouvais les lire en fait. Et donc, à chaque fois, de revoir le mot 'anorexie', 'anorexie', 'anorexie' qui revenait, ça m'a déjà permis de me dire : 'bah s'ils le mettent vraiment, c'est que... c'est que je le suis en fait'. Parce que juste une perte de poids, pour moi c'était insignifiant. En fait, pour moi je n'avais juste pas d'appétit en fait. Et de voir le mot écrit, c'est... qu'on... Parce qu'on ne me l'a jamais dit directement. Mais de le voir écrit, ça m'a permis de prendre conscience » ;

'anorexie mentale' ou 'dépression sévère', c'est les deux mots que j'ai lus [EEMP, Agnès, 19 février 2019].

C'est le même constat qui ressort, la récurrence du terme « anorexie », qui la met finalement devant la réalité effective de son trouble.

D'autre part, elle se met également à prendre au sérieux la mesure effective de son poids :

> *Après, il y avait aussi le poids, comme on me pesait tous les jours ou tous les deux jours, il y avait le poids aussi. J'ai calculé mon IMC et je me suis rendue compte qu'il était vraiment dans le... enfin dans le rouge. Il y avait une petite échelle avec rouge, orange, vert et j'étais dans le rouge* [EEMP, Agnès, 19 février 2019].

Le constat qui en résulte, c'est l'objectivité intégrée dans son vécu de sa perte considérable de poids, ce qu'elle avait toujours refusé de voir jusqu'alors.

Enfin, cette prise de conscience objective du nom de la maladie en lien avec sa réalité corporelle a pour effet la volonté d'en savoir plus, de s'informer sur sa maladie :

> *Et... comme j'ai compris qu'il y avait un truc qui n'allait pas, j'ai demandé à ma maman ce livre pour comprendre encore mieux en fait si c'était vraiment ça. Parce qu'on m'avait dit... » ; Comment guérir de l'anorexie : (...) je l'ai lu et j'ai pu prendre conscience de ce que j'étais. Du coup... enfin par rapport au livre, enfin moi ça a marché pour moi et... Enfin surtout en fait, je me souviens d'un truc parce que je suis pas allée loin, une fois que c'était fini, bah voilà. Il y avait plusieurs... plusieurs silhouettes avec une forme de corps et il fallait dire où on était et demander à quelqu'un de son entourage de dire où on était. Et moi je me revois me mettre au plus gros en fait et ma maman me dire : 'mais non, t'es pas du tout... enfin c'est pas du tout ça'. Et du coup, je regardais et j'essayais de voir... enfin me regarder dans le miroir parce que je ne me regardais jamais dans le miroir et voir. Et je me suis rendue compte que... que ça ne correspondait pas à moi en fait* [EEMP, Agnès, 19 février 2019].

Avec la lecture du livre et l'estimation juste de sa réalité corporelle corroborée inter-subjectivement par sa mère s'achève la prise de conscience d'Inès, moins de son avoir que de son être. Au terme de ce long processus hésitant, elle accède à ce qui correspond à son propre autodiagnostic.

Temporalité du traitement de l'anorexie : métamorphose et anamorphose des troubles successifs et travail auprès des parents et des professionnelles

Dans l'EE, la docteure A. a présenté les différents problèmes successifs de santé rencontrés par Inès, ayant entraîné plusieurs prises en charge dans différents secteurs médicaux allant de la pédiatrie à la psychiatrie pour adolescents. Ses propos précisent combien la prise en charge fut complexe. Nous recourons à l'image de la métamorphose, du grec μεταμόρφωσις, pour évoquer le changement de forme, de structure ou d'apparence des troubles anorexiques, et, de façon complémentaire, à celle d'anamorphose, afin de rendre compte de l'idée de déformation de la réalité et de l'image de soi en cause dans l'anorexie.

Agnès, alors âgée de 14 ou 15 ans, était suivie au début en ambulatoire depuis plusieurs mois pour des difficultés « scolaires », qui se sont révélées progressivement plus complexes, passant ainsi des angoisses de séparation à un trouble de l'humeur décliné en tableau dépressif avec des troubles alimentaires :

> *(...) c'est-à-dire qu'il y avait une déscolarisation progressive, puis totale, avec ce qu'on appelle 'phobie scolaire', si jamais ça veut dire quelque chose. C'est-à-dire beaucoup d'angoisses en tout cas, ce qui apparaissait comme des angoisses de séparation, c'est devenu plus net au fur et à mesure. Un trouble de l'humeur, il y avait un tableau dépressif au départ. Et au départ, en filigrane, effectivement des troubles alimentaires restrictifs, mais qui n'ont pris de l'ampleur que très progressivement* [EE. Psychiatre A., 24 mai 2018, 2'32].

Ainsi, les troubles alimentaires étaient déjà perceptibles sans pour autant apparaître d'emblée centraux au regard des autres symptômes. Après une première hospitalisation de deux semaines, plusieurs séquences d'hospitalisation plus courtes ont eu lieu pour apaiser les angoisses, favoriser à nouveau la communication entre la jeune fille et son père :

> *Il y avait un autre élément important, qui était que cette jeune fille n'adressait plus la parole depuis un an à son père, à la suite d'une dispute qu'il y avait eu l'année dernière, enfin l'année... voilà... l'année d'avant ... et qu'elle faisait ce qu'elle pouvait pour ne plus être dans la même pièce que lui-même* [EE. Psychiatre A., 24 mai 2018, 3'26].

> *Et finalement, je pense quand d'autres plans se sont un peu... d'autres plans symptomatiques j'ai envie de dire, se sont un peu décapés [...] Et au fur et à mesure qu'on s'est attaqué aux différentes couches de ce qui se passait pour cette jeune fille et sa famille bien sûr. Donc initialement, elle était prise en charge sur le CSM, enfin c'est le CMP* [EE. Psychiatre A., 24 mai 2018, 2'33].

Considérant les différents troubles somatiques successivement développés par Agnès, la médecin psychiatre évoque des « événements comme ça du corps » (EE, 24 mai 2018), alors même que la jeune fille semblait aller mieux au plan psychique. Ces troubles successifs font écho à l'image de métamorphose des symptômes anorexiques.

> *(...) elle a déclenché tout d'un coup une insuffisance thyroïdienne ou une hyperthyroïdie, je sais plus. En tout cas, tout d'un coup il y a eu une pathologie thyroïdienne, pour laquelle il y a eu une hospitalisation et des examens en urgence, mise en place dans le traitement, etc. Ouais, je pense qu'elle avait... enfin je vérifierai après, je sais plus si c'était une insuffisance ou... bref (...) À la suite de quoi, elle s'est remise à avoir des crises d'asthme, parce qu'elle était asthmatique depuis longtemps. Et en fait, finalement ça s'est déséquilibré, donc elle s'est remise à avoir des crises d'asthme importantes. Et donc là aussi, il a fallu une hospitalisation en pneumo pour pouvoir équilibrer son traitement, voilà.* [EE. Psychiatre A., 24 mai 2018, 5'06].

La médecin psychiatre précise combien cette accumulation de troubles et de dérèglements somatiques, que nous appréhendons comme des métamorphoses successives de l'anorexie, constitue un signal d'alarme renvoyant à bien autre chose, comme si les symptômes exprimés par le corps indiquaient que le problème de santé d'Inès se situait moins sur ce plan que sur celui psychique.

> *(...) moi je me souviens de me dire : 'attention, attention, attention' À chaque fois qu'elle revenait à la clinique avec un nouveau truc somatique qui s'était passé entre deux. La thyroïde, bon bah peut-être c'est le hasard, l'asthme, puis, machin, puis truc. Enfin je veux dire ... ça glisse quoi* [EE. Psychiatre A., 24 mai 2018, 28'23).

La médecin précise qu'en équipe, ils ont « inventé un travail séquentiel » alternant prise en charge en pédiatrie, puis en psychiatrie. Étant donnée la complexité du suivi des pathologies alimentaires, la durée des séjours en psychiatrie s'est alors peu à peu allongée. Si la présence sur le même lieu géographique de la psychiatre et de la pédiatrie a tout d'abord facilité les choses, les interventions en psychiatrie ont été rendues plus fréquentes, notamment pour soutenir le personnel de l'équipe de pédiatrie, sans oublier les consultations avec Inès et ses parents. La complexité de la prise en charge par la médecin psychiatre est perceptible lorsqu'elle évoque son engagement dans un travail de soutien face à l'angoisse de mort exprimée non seulement par les parents mais également par les deux équipes de soignant.e.s. Pour limiter cet envahissement psychique morbide, notre interlocutrice fut obligée d'intervenir aussi bien auprès des parents que des équipes soignantes :

> *c'était facile, c'était pas facile, mais en tout cas j'étais sur place ». « Il a fallu soutenir les équipes des deux ». « Et donc il fallait vraiment porter à la fois cette jeune fille, ses parents et les équipes qui étaient dans un vécu de « on est en train de la laisser mourir en fait ». « Voilà : « si ça se trouve... ». Enfin avec tout un... avec du projectif de culpabilité et tout, « on arrive à rien... ». « Avec des demandes répétées des équipes, parfois de la famille, de transfert dans une unité spécialisée, parce qu'il y en a une à Lille, pour les ados* [EE. Psychiatre A., 24 mai 2018, 8'02].
>
> *(...) vous êtes en train de vivre les angoisses de mort de cette jeune fille en fait* [EE. Psychiatre A., 24 mai 2018, 31'18].

(...) j'ai été obligée de leur dire tout le temps : 'Mais elle a la sonde, en fait elle ne va pas mourir quoi ! Toutes les nuits on lui met des apports, enfin elle ne va pas mourir en fait. Elle ne meurt pas hein ...' Et j'étais obligée de leur dire tout le temps [EE. Psychiatre A., 24 mai 2018, 41'32].

(...) Et j'avais bien conscience que c'était normal que ça se répète, que ça se projette comme ça... voilà, que... C'était pas qu'ils ne me croyaient pas, c'est que c'était plus fort que... il fallait que je le redise et je le redise et qu'il fallait que j'écoute fort aussi ce qu'ils me disaient à ce moment-là quoi [EE. Psychiatre A., 24 mai 2018, 41'59].

Par la suite, la médecin psychiatre propose de « faire participer » Inès d'une autre manière, en travaillant à décrire le repas, sa composition, son ordre séquentiel, ses odeurs, ses mises en scène, les places occupées autour de la table, le lieu du repas, sa durée… ; autant de repères que le soin visait à reconstruire. Il s'agissait de reprendre ce, alors que jusque-là, le repas était comme vidé de son sens.

C'est-à-dire qu'à un moment, pour elle, manger c'était devenu : 'qu'est-ce que c'est, manger ? ; c'est venir s'asseoir à table avec un coloriage, c'est ça manger', voilà. Et en fait, il y avait... voilà, donc manger c'est s'asseoir à table, avoir une assiette, mettre quelque chose dans son assiette, pouvoir piquer quelque chose dans l'assiette, le porter à sa bouche, le mettre dans sa bouche, l'avaler. Et donc il y avait toute cette séquence et il a fallu rebrancher l'entièreté de la séquence finalement, peut-être même symboliquement quoi. Enfin en tout cas, le fait qu'on puisse se rendre compte que c'était à ce point devenu morcelé presque, eh bah il a fallu remonter tout ce fil-là. On n'a pas fait du comportemental ou je sais pas quoi, mais en tout cas, il y a eu une prise en compte de ça qui a... qui a... voilà [EE. Psychiatre A., 24 mai 2018, 14'16].

Manger étant devenu « venir s'asseoir à table avec un coloriage », il y a lieu de considérer cette déformation comme une anamorphose, du grec αναμορφω, « transformer », à l'instar de l'anamorphose de certains tableaux, dans lesquels, l'image déformée, obtenue par projection sur une surface place ou courbe, est réfléchie sous un certain angle, puis retrouve son aspect premier : cette déformation est, selon le sens même de l'anamorphose, réversible. Ainsi, corrélativement à l'élaboration de la reconfiguration de la trame de d'histoire familiale d'Inès et ses parents, le sens et le déroulement des repas en famille ont peu à peu permis de parvenir à « reficeler » et de « se réconcilier avec l'idée de mettre un truc dans sa bouche », selon la formulation de l'interviewée. Au fond, l'acte de mettre à la bouche implique un rapport à soi suffisamment apaisé pour s'autoriser à prendre soin de soi.

> *Voilà. Avec depuis tout le temps, elle voulait bien. Et en fait, on l'a finalement reficelé que vraiment au fur et à mesure. Et tout ce travail là a permis de mettre un peu à distance et donc d'en arriver à la fin à un moment où elle avait réussi... mais vraiment on va dire à se réconcilier avec l'idée de mettre un truc dans sa bouche* [EE. Psychiatre A., 24 mai 2018, 15'41].

La médecin psychiatre revient sur la temporalité longue de la prise en charge thérapeutique pour mettre à distance les angoisses parentales de mort, afin d'amorcer un travail de liaison entre l'histoire d'Inès, celle de ses parents et celle de leur couple.

> *Tout le temps que ça nous a pris pour vraiment réussir à mettre à distance finalement, à faire en sorte que les parents ne viennent pas tout le temps, enfin à les convaincre que c'était pour le bien de tout le monde qu'il fallait moins se voir, moins se parler, enfin voilà. Tout le temps que ça nous a pris à nous d'en être un peu convaincus en plus hein. Et... et puis... et du coup, pour pouvoir un peu décoincer les choses-là du côté de l'angoisse (Interruption téléphonique.) Et donc tout sur le versant familial, finalement en fait évidemment ce qu'il a fallu retracer et qui ne nous a pas pris 5 minutes, c'était la place que cette jeune fille avait pris dans le dysfonctionnement bien sûr du couple. Tout ça s'articulant avec l'histoire de la mère, de la mère avec son propre père, et tout ça s'articulant par l'intermédiaire d'une grossesse compliquée avec beaucoup d'angoisse et puis une naissance prématurée, avec bien sûr des troubles digestifs, la sonde…* [EE. Psychiatre A., 24 mai 2018, 15'56].

La mise en place du contrat de poids, sous forme de prescriptions intangibles prenant le contre-pied des demandes exprimées par la patiente, qui fut en place ensuite, n'aurait pas eu l'effet qu'il a eu si ce contrat strict avait été mis en place plus tôt. Car, comme le précise la médecin psychiatre, il a fallu d'abord prendre le temps de faire comprendre le diagnostic aux parents, notamment eu égard à leur histoire et à leurs vécus :

> *(...) ce dont je suis sûre c'est qu'on aurait fait ça dès le début, ça... enfin ça n'aurait pas marché quoi, enfin... que... je pense pas qu'on aurait pu s'éviter de toute façon toute cette trajectoire entre deux. Parce que le travail... enfin on en était là de pouvoir faire alliance avec les parents, je pense, pour pouvoir faire accepter ça à Inès. Euh... on n'y était pas avant, il avait fallu tout ce temps-là quoi* [EE. Psychiatre A., 24 mai 2018, 18'54].

Le lien aux parents se situe à deux niveaux : d'un côté, en contribuant à l'acceptation des soins pour leur fille ; de l'autre, en travaillant à l'acceptation d'une distanciation avec elle, sous forme d'un lâcher-prise, notamment concernant les angoisses de mort pour leur fille née prématurément.

> *Et ça ne voulait pas dire qu'ils n'étaient pas dans l'alliance, mais qu'en tout cas, dans comment... la possibilité de se séparer un peu et de pouvoir accepter des trucs coercitifs pour leur fille, ils y étaient pas avant quoi, voilà* [EE. Psychiatre A., 24 mai 2018, 19'34].

> *Euh je me souviens moi que ça m'a pris très longtemps de réussir à amener la question d'une vraie séparation, c'est-à-dire moins de coups de téléphone, moins de visites, etc. Ça c'était... moi j'ai vraiment eu du mal à amener ça avec la famille, voilà. Alors que j'avais une bonne alliance avec eux et tout, ce n'était pas le problème ... Mais je n'arrivais pas à expliquer ça en fait ... Ça c'était le plus dur. Enfin, le plus dur... ce que j'ai eu le plus de mal à faire presque* [EE. Psychiatre A., 24 mai 2018, 32'16].

C'est ainsi que le travail de suivi d'Inès en lien avec sa propre anamnèse et les histoires de ses parents, articulé au travail sur les représentations du repas, puis avec le contrat de poids lui ont permis peu à peu d'aller mieux, non sans aléas. De permissions de sortie les week-ends, aux vacances avec ses parents, l'étayage ambulatoire s'est fait peu à peu plus léger. Les parents ont eu besoin de rencontrer à nouveau la psychiatre afin de poursuivre la compréhension des événements : « *ça a permis de remettre les bouts* », dira la médecin psychiatre.

Par la suite, Agnès a pu poursuivre sa scolarité dans le cadre d'un dispositif spécialisé, elle a ensuite écrit une lettre au service psychiatrique :

> *Elle nous a fait un beau dessin et tout... L'été dernier elle nous a écrit, je pense, après ses 18 ans là. Pour nous parler de sa trajectoire, de son retour parmi les vivants finalement hein. Voilà l'histoire de cette jeune fille* [EE. Psychiatre A., 24 mai 2018, 24'54].

Conclusion

L'équipe que nous avons rencontrée nous a présenté un cruel dilemme : poser un diagnostic, est-ce enfermer le sujet malade dans sa maladie et l'y réduire sans chance de guérison, ou est-ce par l'accès au savoir permettre au sujet malade de la connaître et, sinon de guérir, du moins de faire de sa maladie une partie acceptée de lui-même ?

Les entretiens que nous avons menés, en donnant la parole à une professionnelle et à sa patiente, ont clairement tranché : à l'évidence, l'identification de la maladie par le diagnostic a permis à chacune des deux, selon des rythmes différents, d'avancer, bref, n'a en rien constitué un blocage. Comment cela ? Le diagnostic en effet est intervenu « au bon moment » : il n'a pas été imposé au sujet, mais a correspondu à son auto-processus, à sa propre maturation par rapport à sa maladie, qu'il s'agisse d'ailleurs du vécu de l'adolescente ou de celui de la professionnelle.

Ces processus vécus en première personne ne sauraient dès lors, c'est l'évidence, être des processus synchrones pour l'adolescente et la professionnelle. Ils ne peuvent intervenir qu'à des moments très différents : dans notre cas, assez tôt pour la professionnelle, assez tard pour l'adolescente. De ce fait, ils témoignent de façon singulière de la réalité vécue d'un diagnostic qui n'a plus grand-chose d'une seule catégorie nosologique, mais répond à l'expérience, vécue dans le temps, d'un savoir de soi enfin intégré intimement, seule authentique clé d'une guérison possible[35].

[35] Nous aurions pu également souligner la temporalité du diagnostic appréhendé comme processus expérientiel à destination des parents. La professionnelle thérapeute a précisé à plusieurs reprises le temps nécessaire pour préparer les parents non seulement à l'annonce du diagnostic mais également à la compréhension des enjeux de la maladie en lien avec leur propre histoire, ainsi qu'à la saisie des motifs et des enjeux des soins prodigués.

PARTIE III
PERSPECTIVES CRITIQUES

C'est quoi, la chronicité ?

Pierre LEGRAND

Le parti pris du propos consiste à remettre en cause une opinion bien arrêtée à savoir que la chronicité en psychiatrie relève de mécanismes endogènes aux institutions accueillantes. Il nous semblerait plus pertinent de renvoyer la chronicité aux représentations sociales et de rappeler qu'un certain mandat est confié aux soignants en santé mentale. Ce mandat est contingent à une époque et à une hiérarchie de valeurs. La chronicité ne peut donc être une catégorie universelle du discours scientifique appliqué à la maladie. D'ailleurs, Georges Canguilhem (1966) dans son ouvrage *Le normal et le pathologique* n'a cessé de détacher la maladie de la norme donc d'une valeur transcendant l'environnement pour nous orienter en tant que soignants comme des praticiens de l'aide à la création incessante de nouvelles normes, cette capacité étant l'équivalent de la bonne santé.

En conséquence, il y a une histoire de l'utilisation de ce concept de chronicité en psychiatrie en s'appuyant sur les travaux de Georges Lantéri-Laura (1973), d'une part, et, d'autre part, il y a une clinique de ce concept en interrogeant les nouvelles formes de cette chronicité repérée par les praticiens.

Enfin, nous rappellerons que la chronicité signifie une fermeture à l'évènement, une panne du projet et une improduction sociale en tant de positions existentielles qui sont en opposition aux valeurs d'une société libérale. Les chroniques sont-ils des nouveaux résistants ? En cela, ils interrogent l'éthique des soignants.

Critique de la notion de chronicité en réponse à la Conférence de Serge Kannas

La philosophie, notamment celle de Bergson nous a appris à critiquer la temporalité objective, le temps géométrique comme une illusion de la science alors que seule la temporalité vécue a une valeur heuristique. Conscience et durée s'abiment dans une an-historicité qui peut nous donner l'illusion d'un temps arrêté, d'un temps mort. C'est pourtant, cette suspension du sablier du temps objectif qui produit le sentiment d'exister. L'absence d'évènements repérables dans la chaîne du temps n'abolit pas la permanence de la conscience de soi. Nous verrons que, dans la pathologie psychotique, cette pérennité du soi est mise à mal et laisse sourdre une invasion dans l'espace psychique individuelle par l'autre, constituant au sens propre une aliénation.

On pourrait donc renverser le paradigme : ce n'est plus l'équivalence entre chronicité et existence suspendue mais au contraire la chronicité devient support à la continuité d'existence.

Il convient donc de critiquer la notion de chronicité en psychiatrie car on a pu parfois faire une équivalence entre maladie mentale et chronicité avec le sous-entendu de la non-évolution a fortiori de la non-guérison. Dans cette vision arrêtée de notre spécialité, l'analyse ne peut alors se porter que sur l'entropie des systèmes qui renforcent l'abolition d'une histoire comme si les acteurs du soin avaient scellé un pacte dénégatif pour annuler toute évolution des pratiques et justifier le statu quo masquant l'échec et la résignation. Dans la théorie des systèmes largement influencée par la thermodynamique, l'énergie injectée dans le système, en l'occurrence l'énergie humaine du soin se trouve en partie perdue dans le maintien du système sans produire un travail en vue du changement et de l'amélioration. Cette perte va donc constituer le handicap, catégorie qui prend de plus en plus la place de celui de maladie dans la sphère psychiatrique. Nous voyons dans la mise en avant de la notion de handicap une variante de ce pacte dénégatif et dans le glissement du travail de psychothérapie vers des soins d'adaptation psycho-sociale un risque de renforcement de la chronicité avec toutes les conséquences éthiques que l'on peut discuter.

Georges Lantéri-Laura dans son article sur la Chronicité en psychiatrie datant de 1972 nous rappelle utilement que les pionniers de l'aliénisme : Pinel puis Esquirol, n'utilisent pas ce concept de chronicité et que les premiers asiles n'accueillaient pas principalement ceux que nous appelons aujourd'hui des chroniques. C'est seulement dans la deuxième moitié du 19ème que la nouvelle génération d'aliénistes recourt massivement à ce vocable. Il en voit deux raisons principales : la première c'est la prise du pouvoir politique par la bourgeoisie libérale, celle-ci devant appuyer son influence politique sur l'exclusion des classes marginales ; la seconde, c'est la montée des sciences notamment cérébrales avec la fatalité du corps malade comme cause de la folie, une maladie chronique.

Cet auteur nous invite à considérer la pathologie aiguë comme anhistorique et contingente et à éviter de voir la pathologie chronique comme historique et nécessaire. C'est toute l'opposition entre la situation de crise qui mobilise les efforts des soignants et la sédimentation des chroniques prisonniers d'une dépendance à la causalité de la maladie.

Le fortuit, l'accidentel garde pour le sujet une valeur de libération face à une fatalité de la déchéance. D'ailleurs, il rappelle que les occurrences sur la chronicité dans la littérature psychiatrique contemporaine sont rares témoignant d'un oubli de ces malades en dehors de la science.

Pour actualiser dans l'hypermodernité les propos de Lantéri-Laura on pourrait ajouter que l'individu des réseaux sociaux n'a le choix qu'entre affirmer son autonomie radicale ou bien demander une reconnaissance d'une identité d'handicapé. Bien sûr, le propos est excessif mais il traduit un clivage de l'humain malade entre ceux qui justifient d'une réparation après avoir été victime d'un processus pathologique et ceux qui ne peuvent espérer qu'une adaptation marginale qui les maintiendra en dehors des circuits de la production libérale.

Pour les psychiatres d'aujourd'hui, il y a une place pour un engagement politique visant à ne pas renoncer à la reconnaissance des droits humains, les mêmes pour tous, malades et non malades. Lorsqu'on évoque la question de la stigmatisation des malades mentaux, il y a lieu aussi de lutter contre la discrimination dans les catégories de la science entre les humains dits autonomes et ceux qui sont considérés par les soignants comme amoindris dans leur capacité d'autonomie. L'abus du terme de chronicité entrave ce mouvement d'assomption de l'humain. Une intelligence des systèmes de soins ne doit pas nous faire oublier qu'il y a aussi une intelligence de l'universel humain, c'est une question de principe.

L'événement de la vie

Nous l'avons vu, la chronicité ne peut être une catégorie de la vie, il y a antinomie entre vivre et l'abolition du temps, seule l'éternité de la mort pourrait accéder à la chronicité car il y aurait alors abolition de l'évènement porteur de changement.

Faire une phénoménologie de la vie est philosophiquement difficile car la vie se déploie principalement en dehors du langage, la santé étant le silence des organes selon Leriche. La vie est ponctuée et portée par l'évènement qui lui accède au récit. Symétriquement, l'évènement façonne la vie au point que l'on peut parler d'évènement biologique. L'intrication entre biologie et histoire est donc constante. La réduction du sujet à la chronicité détricote cet habit pour le rabattre soit à son être biologique, soit à une identité dépourvue d'histoire.

Les patients ne sont donc des chroniques que par l'utilisation au long cours des outils du soin dans une résistance à l'évènement. Une relance de l'accès à l'évènement constitue le chemin d'échappement vers la guérison ou la sortie du système de soins. On retrouve alors toute une sémantique : long séjour hospitalier, affection de longue durée, handicap fixé, patients inadéquats, etc…

Le biais qu'apporte l'analyse systémique des patients hospitalisés, c'est de confondre le vécu des patients avec celui de la structure de soins qui ensemble constituent un système. Plus que d'une confusion, il s'agit d'une réduction de la polysémie des vécus à celui d'une relation à l'institution. Il s'agit alors de la vie de ce système plus que celle de ses membres qui est naturalisé avec ses lois propres, sa langue spécifique. Le système devient le fondement de l'être-là. La chronicité des sujets ne s'anime que des écarts dans l'usage du système entre transgression des lois internes ou conformisme à celles-ci. Nous considérons que cette réduction est en elle-même aliénante et que seule l'ouverture sur le *socius* peut éviter la chronicité d'un lien exclusif au système des soins. Le *socius* ne constitue que rarement un système (sauf situation d'emprise totalitaire) car il contient l'imbrication d'une multitude de systèmes (famille, milieu professionnel, couple, générations, etc.). La dépendance à des systèmes divers référencés par différents modes légaux évite cette aliénation à un seul système qui fait le lit de la chronicité. La lutte contre la chronicité passe par cette multi-référence.

Lorsqu'il est question de soigner par la parole, c'est à dire de faire œuvre de psychothérapie, il est particulièrement important de se livrer à une *epoche* (réduction) de façon à revenir aux choses elles-mêmes en se débarrassant des préjugés entravant la rencontre. Le signifiant : *chronique* entrave l'affutage de l'écoute vers ce qui fait dans l'apparente monotonie des vies une rupture événementielle. Il faut les rechercher, ces moments pour relancer la construction du sens des vécus. On pourrait craindre qu'il y ait antagonisme entre les règles des institutions où la routine est reine et la valorisation de ces évènements rupture de chronicité. Il faut, au contraire, les valoriser y compris quand ceux-ci viennent mettre à mal l'ordre institutionnel établi. Cette interprétation ne doit pas rabattre sur la relation endo-systémique mais sur l'ouverture à des relations vers d'autres systèmes sociaux pour relancer un récit de vie témoin d'une histoire intérieure de la vie, concept élaboré par Ludwig Binswanger (2014), comme le double historique de l'être biologique.

Les nouveaux chroniques

L'évolution des champs de la chronicité en psychiatrie dit quelque chose de notre époque, elle est le reflet de ce qui restreint la diversité des références d'un sujet aux différents paradigmes dans un moment civilisationnel donné. Par exemple, la figure principale de la chronicité de nos jours est devenue celui de l'addiction. Rappelons l'étymologie d'*addictus* : chez les Romains, c'est un esclave réduit à sa condition après avoir contracté des dettes. Ces esclaves perdent leur identité, ils sont dits à (*ad-dicere*), et prennent le patronyme de leur nouveau propriétaire. Les addictés sont donc dans une économie de la dette, ils n'ont pas contracté de dettes au sens du débiteur car alors un remboursement libérateur serait possible mais au sens ontologique d'être en faute par péché d'autonomie par rapport aux origines (parents ou créateur). La vie de l'addicté est une caricature par la référence de l'identité du sujet à un seul objet de consommation comme un enfermement dans une consommation insensée à un seul objet pulsionnel alors que l'époque incite à la multiplicité des objets de plaisir dans un monde capitaliste d'accumulation pour maximiser la jouissance. Sa jouissance est dérégulée et donc toujours insatisfaite, il fait offense au paradigme sociétal et rationnel de jouir sans entrave d'une multiplicité d'objets, lui s'enferme dans un huis clos avec un seul de ses objets, c'est insensé. Au temps de la raison triomphante, la chronicité était celle du malade qui s'obstine à dé-raisonner.

Conclusion

Une question peut se poser : pourrions-nous nous passer totalement dans la pratique psychiatrique de la notion de chronicité ?

Même si cette attitude serait éthiquement la meilleure, il est bien difficile à un clinicien de ne pas compter le temps et notamment de ne pas ponctuer les rencontres par des repères temporels. Freud a placé le transfert comme atemporel ou plutôt comme la réactualisation de la névrose infantile dans l'ici et maintenant de la cure. Cependant, le contre transfert si important dans le vécu de maladie chronique est bien balisé par le temps.

Ce contre-transfert véhicule le vécu d'impuissance, véritable castration du désir de guérir du thérapeute. La chronicité est souvent le signe de l'usure du thérapeute voire de son désespoir. La lutte contre la chronicité passe donc principalement par la diffraction du transfert sur différentes personnes écoutantes que celles-ci s'agrègent en institution (avec le risque de constituer un système) ou bien que celles-ci soient en réseau ou en rhizome au sens de Deleuze (1976). Cet auteur met l'accent sur les réseaux aléatoires permettant l'émergence d'une histoire de l'imprévisible comme force de créativité des rapports humains.

La chronicité dans la maladie mentale, c'est la panne dans la circulation de la parole du patient et à propos du patient.

L'analyse existentielle et microphénoménologique : quel intérêt pour la professionnalisation des personnels soignants ?

Philippe PAQUIER

> « L'apprenti-chercheur (...) est généralement contraint d'adopter un double langage : il dissimule les procédés qui lui ont permis d'avancer dans sa recherche et rédige un beau chapitre de méthodologie avec force citations, pour se protéger des critiques. Cette situation n'est pas saine. Elle tire son origine d'un fait essentiel, qui n'a pas été compris : il n'existe pas une méthode unique de l'entretien mais plusieurs, si différentes entre elles que les instruments qu'elles proposent ont des définitions contradictoires »
>
> Jean-Claude Kaufmann, 1996.

L'entretien d'enquête est un incontournable de l'étude psychosociale, ou de sociologie clinique, sa marque de fabrique pourrait-on dire. S'il est entendu, comme le rappelait Piaget (1926), que la méthode clinique, c'est-à-dire l'écoute des signes révélés dans le discours, est la seule approche possible d'un problème donné, elle rencontre cependant deux difficultés : - les résultats obtenus risquent d'être relatifs au contexte d'énonciation ; - les énoncés ne permettent pas de caractériser le problème (Blanchet & Gotman, 1992). Les récits de moments de la vie professionnelle sont un océan d'informations qui demandent une réduction méthodique en prévision de son traitement ultérieur, d'une part pour éviter la création d'artefacts, et d'autre part pour être sûr d'avoir cerné le problème (Bardin, 1991). Nous avons tenté de mettre en valeur la méthode d'enquête, existentiel et micro-phénoménologique, au regard de l'un de ses enjeux, l'évaluation des pratiques professionnelles des personnels soignants.

Rappel du contexte des enquêtes

Elles sont issues d'un travail inscrit dans le cadre du projet ADOCRONIQ (2016 – 2019) porté par le Laboratoire de recherche ERIAC (dir. M. Olmos) : « Les adolescents face à la maladie chronique : Étude qualitative à la croisée de la médecine, des sciences de l'éducation et de la philosophie » dans le cadre de la phénoménologie pragmatique, une « approche méthodique de la conscience, entendue comme une praxis d'exploration de l'expérience subjective. » (Depraz *et al.,* 2011, p.15). Cette approche de la conscience a donc valeur de méthode pour l'analyse qualitative des vécus des soignants dans un cas de prise en charge.

Le cadre problématique de la recherche a été finalisé suite à une conférence donnée à l'Université de Rouen le 22 juin 2017 par Serge Kannas, psychiatre des hôpitaux, honoraire, et thérapeute familial à l'origine de l'orientation thérapeutique des structures visitées. Les critères de réussite de la prise en charge sont le diagnostic, ou plus précisément les critères d'hospitalisation (Kannas & Wieviorka , 1989), et l'alliance, qualité de la relation établie d'une part avec le jeune, et d'autre part avec ses parents (Pauzé, Touchette & Desautels, 2006). Une revue de littérature centrée sur la prise en charge de la maladie chronique en pédopsychiatrie a permis d'élargir la problématique posée par ces deux critères, diagnostic et alliance, selon trois axes thématiques : l'adolescence, la chronicité, la pathologie.

Les critères de cadrages de l'enquête ayant été extraits d'une clinique et d'une revue de littérature orientées vers les thérapies familiales, la question de recherche se trouve reformulée dans les questions suivantes : « *Comment* prend-on la décision d'hospitaliser ? », « *Comment* la prise en charge se trouve-t-elle négociée, avec le jeune, avec sa famille ? » Pour répondre à ces questions, la méthodologie d'enquête doit réunir « les éléments constitutifs de la narration et de la compréhension de l'expérience du suivi d'un adolescent ». Ce sont en effet les conditions de l'action concrète des soignants qui sont visées par l'enquête. Pour cela, un premier entretien, dit *entretien semi-directif existentiel*, vise la narration d'un suivi tel que le soignant l'a vécue en tant qu'acteur. Il est suivi d'un second entretien, dit *entretien d'explicitation micro-phénoménologique*, qui vise l'exploration fine d'un moment stratégique repéré dans le premier entretien.

L'enquête s'est déroulées dans deux structures :

- l'Établissement public de Santé mentale Lille-Métropole, au Pôle de psychiatrie publique pour Enfants, Adolescents et Familles, où une soignante a choisi de raconter le suivi d'une patiente anorexique, et ;

- ERIC (Équipe Rapide d'Intervention de Crise), Service d'urgence psychiatrique à domicile situé à l'hôpital Henri Charcot dans le Sud Yvelines, où un soignant a choisi de raconter l'accueil d'un jeune présentant des troubles schizophréniques. Dans ce dernier cas, l'entretien existentiel a révélé trois enjeux : - le repérage du système familial ; - le diagnostic associé au risque de « chronicisation » de la pathologie ; - la préoccupation d'une « stratégie pour sauver le soin », de « faire alliance » avec le jeune autant que sa famille, tout en aménageant le deuil de cette relation (il s'agit d'un service d'urgence). L'entretien d'explicitation a porté sur les conditions du diagnostic. Il a mis en évidence deux temps forts, celui de la prise de conscience de la pathologie du jeune, et celui de la modulation de ce diagnostic par la relation à sa mère.

Du vécu des soignants à la pratique professionnelle

Dans le contexte des thérapies familiales, les processus interrogés, diagnostic et alliance, sont significatifs de la réussite d'une prise en charge. Or, la prise en charge étant le cœur de métier du soignant, c'est en dernier ressort la compétence du soignant qui est visée par l'enquête. Mais que doit-on entendre par compétence, et dans quelle mesure la méthodologie de l'enquête en rend-elle compte ? L'un des principaux artisans de la notion de compétence telle qu'elle est aujourd'hui pratiquée dans le monde du travail, est Guy Le Boterf qui, dès 1994 signalait « un risque de fragilité résultant de l'écart entre des enjeux forts et une définition faible » (1994). Les enjeux forts sont ceux de la certification des personnels, tandis que la notion faible est celle de compétence, définie comme « une somme de savoirs laissant de côté la façon dont ces savoirs se combinent et sont mobilisés dans l'actualité du geste professionnel ». C'est pour remédier à cette lacune que fut élaboré le concept de pratique professionnelle. La pratique professionnelle est un « déroulé de décisions et d'actions réellement mis en œuvre par une personne pour faire face aux exigences prescrites d'une situation professionnelle (résultats attendus et critères de réalisation de l'activité) ». Nous nous servirons de cette définition comme outil de mise à distance critique de cette enquête et comme critère d'évaluation de sa méthodologie.

À noter que l'intérêt porté aux vécus de l'expérience professionnelle n'est pas récent dans les secteurs de l'éducation et de la santé puisqu'il est à l'origine de dispositifs (groupe Balint, GAP, GEASE…) qui tendent aujourd'hui à s'unifier sous l'expression d'analyse de pratiques professionnelles. En même temps que ces dispositifs se sont popularisés, ils ont généré une suspicion due à la diversité des méthodes et des buts (management, contrôle, régulation, supervision, formation…). Ayant réputation de défouloir par les uns, ils sont vus par les autres comme un outil incontournable de formation « par les situations de travail » et « par les pairs ». Cependant, l'analyse des pratiques participe aujourd'hui d'une obligation légale de formation (EPP obligatoire pour les médecins depuis 2005 et DPC pour les médecins et les soignants depuis 2013). C'est également en rapport à l'analyse des pratiques professionnelles que nous porterons un avis sur une méthodologie de recueil des vécus « à deux étages ».

La pratique professionnelle et son appareil de guidage

Reprenons la définition de la pratique professionnelle. C'est l'activité réelle en contexte et en constante adaptation à celui-ci. Elle est singulière, propre à chaque individu, la marge de manœuvre étant plus ou moins grande selon le degré d'ouverture ou de fermeture de la prescription. La pratique professionnelle est comme l'interprétation d'une partition, il peut y avoir plusieurs bonnes interprétations. L'analyse des pratiques est donc d'autant plus pertinente que la situation se prête à diverses interprétations, lorsqu'il ne s'agit pas seulement de savoir exécuter une opération mais de savoir prendre des initiatives, d'arbitrer, de faire des choix, de gérer des situations complexes et événementielles... La sociologie des organisations a montré que l'acteur social maintient autour de lui un espace de liberté, une « zone d'incertitude » (Friedberg & Crozier, 1977), les tâches ne peuvent donc jamais être totalement prescrites, de sorte que l'analyse des pratiques peut concerner tous types d'emploi et pas seulement les fonctions de direction ou d'expertise.

La pratique professionnelle est déterminée par un ensemble d'éléments contextuels ou internalisés qui forment son appareil de guidage. Cet appareil de guidage est composé de systèmes dont nous avons retenu ceux qui nous ont semblés les plus pertinents pour notre démonstration :

- La situation professionnelle : Chacune des « situations professionnelles » est référentielle de la pratique. Elle est décrite par une activité principale à laquelle est associée un ensemble de « critères de réalisation ». Il s'agit d'orientations sur les « manières d'agir » et sur les caractéristiques particulières d'un contexte qu'il convient de prendre en compte. Les résultats attendus de l'activité sont un critère de réalisation.

- Le résultats obtenu : Chacun des « résultats obtenus » agit en feed-back sur la situation professionnelle par évaluation performative en comparaison avec les résultats attendus.

- le guidage émotionnel et éthique : Chacun des jugements de valeur, qu'il soit à support émotionnel ou éthique, est un facteur déterminant de la pratique professionnelle. Ce guidage intègre les « règles de l'art », conventions collectives propres à l'exercice d'une profession.

- le schème opératoire : Chaque élément de pratique professionnelle peut être regroupé en famille de pratiques sous-tendue par un schème opératoire. Un schème opératoire est ce qui oriente une pratique, ce qui l'organise. C'est un « modèle d'action », une « certaine façon de s'y prendre » que la personne a construite au cours de ses diverses expériences et qu'elle a incorporé dans sa mémoire. Le schème opératoire associe des savoirs théoriques à des représentations opératoires, il est la reprise du schème kantien, relation entre la raison théorique et le jugement sensible (Vergnaud, 1996).

À partir de ce tableau définitoire de la pratique professionnelle et de son appareil de guidage, nous allons rechercher dans le verbatim des entretiens d'enquête, ce qui est interrogé.

L'enquête existentielle : l'acteur en situation

Cette enquête est dite existentielle est ce sens qu'elle est centrée sur la situation à laquelle le soignant est confronté. Il est en effet demandé au soignant de « choisir parmi les patients qu'il a suivis ou qu'il suit encore, un jeune et de le présenter », c'est la consigne générale de l'entretien. Les comptes rendus des entretiens montrent que « le soignant fournit des informations sur le fonctionnement du service dans lequel il intervient et apporte généralement des indications sur le suivi réalisé avec ce jeune et sa famille, en évoquant des événements et des circonstances qui interfèrent avec ce suivi et qu'il estime important de communiquer ». Les informations fournies peuvent se classer facilement en référence aux systèmes de guidage des pratiques :

a) Le contexte de la prise en charge (guidage par la situation) : - Le fonctionnement des services et le rôle du soignant ; - Le jeune, le contexte de la rencontre, son apparence, son comportement, ses troubles ; - La famille du jeune, le contexte de la rencontre, son apparence, son comportement ; - La prise en charge (moyens mis en œuvre) ; - Les problématiques rencontrées.

b) Le résultat du suivi (guidage par le résultat obtenu) : - Effets observés de la prise en charge ; - Bilans intermédiaires et de sortie.

c) Les états internes du soignant (guidage par les jugements de valeur) : - Ressentis en rapport au jeune, à sa famille ; - Décisions en rapport au diagnostic, à la prise en charge ; - Attitude en rapport aux thématiques soulevées, alliance, chronicité, pathologie ; - Auto-évaluation des pratiques du soignant : « je me suis dit que ça n'allait pas… »

d) Les représentations pratiques (guidage par les schèmes opératoires) : - Savoir-faire expérientiel du soignant (savoir y faire) : « j'ai tout de suite vu que… » ; - Les savoirs académiques énoncés comme critères de l'action : « c'est systémique… », « je savais que… » ; - Les métaphores opératoires : « tour de contrôle », « forteresse » …

Cette analyse de contenu assoie de manière pertinente notre analyse de la pratique professionnelle en systèmes de guidage et valide la méthodologie retenue. Mais, notre question critique est la suivante : cette analyse étant réalisée, avons-nous dit tout ce qu'il était possible de dire de la pratique ? Au premier abord, il semble que c'est le cas puisque nos systèmes de guidage de la pratique prennent en compte les aspects externes de la situation professionnelle (contexte et but) et les aspects internes (décisions et agir). Or, cette manière de différencier les représentations subjectives selon leur position d'extériorité ou d'intériorité est déconstruit par le courant phénoménologique dans son ensemble et, de façon plus radicale, par le courant existentialiste dont Sartre qui nie toute intériorité à la conscience (Sartre, 1936). L'ego et ses facultés est vu comme un objet parmi d'autres objets. Cet ego objectivé est le moi empirique. Ainsi les états internes du soignant et ses savoirs pratiques sont des données de son moi empirique, une des composantes de la situation. En dernier ressort, il n'est que la situation professionnelle ; elle est décrite par tout ce que la conscience du soignant peut objectiver. Ce que l'enquête existentielle révèle est donc la manière dont le soignant se prend au jeu de ses objectivations, comment il se pense en tant qu'actant en situation, au milieu d'autres actants.

L'analyse pragmatique du discours (Greimas, 1966) montre que tout récit narratif se structure comme un conte (Propp,1970), le « je » du récit (le héros) se retrouve chargé une mission, il doit partir en quête d'un objet, surmonter des obstacles, et s'il y parvient, il est récompensé. Le récit n'est pas seulement témoignage d'événements mais aussi attestation de soi (Ricoeur, 1983). Cependant, la narration d'une situation vécue est, non l'objectivation d'un vécu internalisé mais, l'externalisation d'un vécu déjà objectivé. Raconter, c'est restituer pour autrui, donc *attester* d'un sens que le sujet a intériorisé (White & Epston, 1990).

Cette conception d'un moi empirique se retrouve dans la distinction opérée par Husserl entre le moi psychologique et le moi transcendantal. Le moi psychologique est conçu comme le centre de la vie psychique *dans le monde* : « Dans ce mode d'aperception « naturelle », moi et tous les autres hommes servent d'objet aux sciences positives ou objectives au sens ordinaire du terme, telles la biologie, l'anthropologie et la psychologie empirique. » (Husserl,1929). La faculté d'établir des relations de co-incidence (si…alors…) entre divers objets de l'expérience est la pensée prédicative. Ce sont des opérations objectivantes dans le but de connaître que nous nommons, « en tant qu'elles sont issues du κατηγορεῖν [katêgorein], du jugement déclaratif, *objectivités catégoriales* ou encore (étant donné que le juger est une opération d'entendement) *objectivités d'entendement* » (Husserl,1929).

Par le récit du vécu d'un suivi, le soignant expose sa situation professionnelle en catégories objectivantes, qu'elles soient internes ou externes, sans rien dire de ses processus d'objectivation. L'enquête psychosociale a toute sa valeur lorsqu'elle vise les logiques des acteurs dans une organisation, leurs aspirations en quelque sorte. Mais si nous nous intéressons au savoir expérientiel d'un soignant, sa logique d'action, nous serons amenés à l'inférer à partir d'un jugement déclaratif, ce qui s'avèrera peu convaincant. Par exemple, si un soignant déclare que « tout est chronique », alors que pour un autre « il n'existe pas de maladie chronique », que pouvons-nous inférer de tels propos ? Il s'agit bien sûr dans chaque cas d'une attitude, une posture pragmatique qui renvoie à une expertise clinique, mais laquelle ? Nous pouvons certes demander aux intéressés de s'expliquer, ils donneront des explications, mais ces explications seront d'autres jugements déclaratifs dont la relation à l'expérience restera ambigüe, non par dissimulation, mais par effet de la structure même de l'expérience.

L'enquête micro-phénoménologique : de la logique d'acteur à la logique d'action

L'enquête existentielle montre comment le soignant pense sa situation professionnelle au niveau communautaire, on pourrait dire à une échelle macro-phénoménologique, mais elle ne dit pas comment cette situation est objectivée. Les déterminants subjectifs sont contenus dans les inférences implicites du discours, les entendus, le sens commun... On y accède habituellement par une analyse de contenu qui rend l'enquête tributaire d'un modèle épistémique. Or, l'enquête micro-phénoménologique est un moyen de déplier les inférences effectivement opérées en situation par le soignant. Les a priori de la situation professionnelle étant renvoyés au vécu du suivi, l'enquête micro-phénoménologique n'introduit aucun présupposé, elle est athéorique.

L'outil d'enquête micro-phénoménologique qui a été retenu dans cette étude est l'entretien d'explicitation (Vermersch, 1994). Il vise l'implicite, le présupposé des jugements catégoriaux (toutes les formes du cogito cartésien : je vois, je sens, j'imagine, je veux...) aux moments significatifs de la pratique professionnelle, moments identifiés à partir de l'enquête existentielle. L'implicite des jugements est en quelque sorte le

réel de la situation professionnelle, en ce sens qu'il forme une région d'objectités anégoïques, échappant au vouloir du moi empirique.
Il est important de bien saisir que, de l'entretien existentiel à l'entretien d'explicitation, il y a une rupture nette, autant du point de vue de l'objet visé, que de la méthode. Pour engager une attention sur l'implicite d'un jugement, il faut sortir de la dynamique narrative, qui poursuit un *ce pour quoi*, au profit d'une dynamique réflexive qui vise le *comment*.

Nous prendrons, à titre d'exemple, les moments de l'entretien d'explicitation qui mettent en évidence la présence de représentations opératoires :

- le moment de la reconnaissance vécue de l'état psychotique initial :

> *quelque chose d'une étrangeté chez lui qui m'est familière, enfin que je reconnais, que je reconnais immédiatement* » (0:54:18) ; « *un sentiment de danger d'une rencontre, à ce moment-là. Il me renvoie quelque chose de... euh... c'est très rare que je me sente menaçante pour autrui* » (0:58:03) ; « *ce jeune homme avait autour de lui un périmètre de sécurité, euh... donc ça se vit dans l'interaction hein. Donc je ressens ce périmètre de sécurité comme étant à ce moment-là absolument interdit de franchir. Et ce périmètre de sécurité, ça peut être... c'est autant dans le regard que dans la voix que dans... euh... c'est par tous les pores de la peau ! C'est-à-dire que j'ai intérêt à être présente, pas m'échapper, sinon la menace ressentie serait réelle. Euh... et en même temps à absolument accepter tranquillement ce périmètre de sécurité nécessaire* » [EEMP, Psychiatre L. 24 janvier 2018 ; 1h 00:08].

Les premiers éléments de la séquence évoquée sont une succession de ressentis, (« étrangeté familière », « danger d'une rencontre », « se sentir menaçante »), qui se présentent comme une mémoire sans souvenir, le retour d'une expérience non située … puis apparaît une image, un « périmètre de sécurité » qu'il est « interdit de franchir » et qu'il faut « accepter tranquillement ». Cette image préfigure une conduite ; elle est un *pragma*, le corrélat intentionnel d'un agir (Ricoeur, 1950) ; elle évoque le concept ergonomique d'*image opérative »* (Ochanine, 1978) pour décrire un mixte de savoirs non objectivés (étrangeté familière de la psychose), d'éléments situationnels (regard du jeune) et de représentations opératoires (périmètre de sécurité).

Rappelons que ces déterminants subjectifs, inaperçus de la soignante, étaient enveloppés dans un jugement catégorique, *« Bon là je me dis, il est psychotique »*, dont l'explicitation a été demandée. Le sens de la séquence se dégage de la relation forme / contenu : *périmètre de sécurité / dynamique psychotique*. Il implique le rapprochement des aperçus existentiels et micro-phénoménologiques de la séquence temporelle.

- le moment où apparaît un changement d'attitude du fils :

> *Il se réanime, il redevient l'enfant bien aimé de sa mère, le petit dernier […] elle l'appelle par son surnom* » ; « *il quitte ce regard perdu, figé, il quitte sa forteresse. Il est en lien avec elle* » ; « *il se rehausse* » ; « *il change de regard…* » ; « *le visage détendu, les traits du visage mobiles* [EEMP, Psychiatre L. 24 janvier 2018 ; 1h 00:08].

La psychiatre décrit comment elle voit le jeune (*« Il se réanime », « il quitte ce regard perdu, figé », « il se rehausse » ; « il change de regard… » ; « le visage détendu, les traits du visage mobiles »*) et le sentiment qu'il laisse transparaître (*« il redevient l'enfant bien aimé de sa mère, le petit dernier », « il quitte sa forteresse. Il est en lien avec elle »*). La forteresse figure de manière palpable (*« c'est autant dans le regard que dans la voix que dans… euh… c'est par tous les pores de la peau »*) un trait sémiologique, la peur des autres ; elle apparaît sur le mode du « comme si » et joue le rôle d'image opérative. En effet, la *trans-parution* comme apparaître sur le mode du « comme si » est constitutive de l'image du corps et de ses possibilités fonctionnelles (Depraz, 2001). Le sens provient de la relation : *forteresse* (forme) / *peur des autres* (contenu).

L'entretien d'explicitation des vécus de suivi montre que les jugements (diagnostic, alliance) des soignants sont associés à des schèmes qui assimilent une situation à des prototypes opératoires (tour de contrôle, forteresse, clan, …). Ces prototypes opératoires sont formalisés à partir d'un référent théorique extrait de l'approche systémique. Par exemple, la « forteresse » est emblématique de l'approche systémique depuis la parution du best-seller d'Andolfi et Angelo, La forteresse familiale : un modèle de clinique relationnelle (1985). C'est dire que la forteresse, aperçu de la peur d'autrui, contient des protentions, des possibilités d'inférence qui anticipent le devenir de la situation. Ces possibilités d'inférence peuvent bien sûr être explicitées. On pourrait en dire autant de la conception de l'alliance dans un cadre systémique. Ces prototypes ont donc valeur de représentations opératoires et aussi de concepts théoriques à titre, pourrait-on dire, d'épistémologie située, ou de savoir théorique ancré.

Logique d'action et parcours de professionnalisation

L'observation empirique montre que la maîtrise professionnelle résulte d'un parcours qui comprend trois temps : - Le temps de la pratique professionnelle, celui de l'exercice même de la profession : c'est une action contextualisée avec des exigences de performance qui mobilisent les systèmes de guidage du professionnel ; - Le temps de l'acquisition des savoirs : il correspond à la formalisation d'énoncés décontextualisés et transférables (connaissances, savoir-faire, leçons de l'expérience, raisonnements cognitifs…) ou de ressources annexes (banques de données, expertises, collègues de travail, associations professionnelles…) ; - Le temps de la conceptualisation de la pratique : c'est le temps où le professionnel établit des liens entre ses savoirs et sa façon de faire. Il s'agit d'un temps de réflexion qui peut être inaperçu ou assimilé à une rêverie : Tiens ? Et si je faisais autrement… Pour cela, l'analyse existentielle et micro-phénoménologique donne des outils de prise de conscience et de recul par rapport à l'activité.

L'enquête existentielle interroge la situation professionnelle dans ses dimensions communautaires et objectivables : contexte, valeurs, savoirs, résultats. Elle aide à la structuration de la pratique professionnelle en moments significatifs (construction de référentiels d'activité). Ces moments significatifs peuvent être à nouveau interrogés dans leur micro-temporalité afin de mettre à jour leurs composantes pré-réfléchies. L'enquête micro-phénoménologique interroge les modèles opératoires. Elle instrumente la conceptualisation des pratiques professionnelles et met à jour les savoirs théoriques qui y sont réellement incorporés.

La multiplicité des référentiels théoriques peut laisser perplexe mais bon nombre de cliniciens témoignent qu'en définitive, c'est la situation rencontrée qui détermine une option thérapeutique : « Des rencontres avec certains patients suscitent de réelles bifurcations dans nos propres trajets. Nous nous souvenons clairement à quel point la rencontre, dans un service de psychothérapie de l'enfant et de l'adolescent, avec une mère et son très jeune bébé insomniaque(s) nous a décidés à nous engager dans une formation aux approches systémiques, après une formation d'abord à la psychopathologie phénoménologique puis à la pratique psychanalytique. » (Wawrzyniak, 2012). La contribution de Serge Kannas montre aussi comment une situation, une problématique, l'état d'un service, décide d'orientations thérapeutiques. Or, l'analyse existentielle et micro-phénoménologique procède de l'analyse approfondie d'une situation, non en référence à un modèle, mais en référence à des vécus originaires. Elle donne un fondement à l'expérience ; elle explicite les concepts par-delà les cadres théoriques ; elle est donc une opportunité de dialogue interprofessionnel, soignants, éducateurs, cadres de santé...

Prescrire le symptôme : une thérapeutique des malades chroniques ?

Natalie DEPRAZ et Frédéric MAURIAC

« Le patient veut que le thérapeute supprime le symptôme, alors que le symptôme, c'est la source de son équilibre. Le symptôme, ce n'est pas le problème, c'est la solution. »

Ces phrases sont tirées en substance de l'ouvrage de Paul Watzlavick, *Une logique de la communication*, paru en américain en 1967 sous le titre : *Pragmatics of Human Communication*. A Study of International Patterns, Pathologies and Paradoxes, et traduit en français dès 1972.

Ces énoncés apparaîtront de prime abord paradoxaux, voire provocateurs de la part du thérapeute, ou bien encore insouciants, voire sadiques ou non-éthiques. En effet, comment un thérapeute pourrait-il vouloir ne pas avoir pour objectif premier, face à une personne malade, de tout faire pour la guérir en lui retirant son mal ? N'est-ce pas la mission première et prioritaire du médecin ? J'appelle le médecin en urgence. Ma fille a une forte fièvre, elle a très mal à la gorge et a du mal à respirer. Voilà des symptômes clairs. J'attends du médecin qui vient à mon domicile que, sur la base de la détection de ces symptômes, manifestations physiques de son mal, il établisse un « diagnostic », en l'occurrence : « il s'agit d'une angine ». Et que, sur la base de ce diagnostic, il procède à la prescription de médicaments et/ou d'un ensemble de consignes (ne pas sortir pendant plusieurs jours, se reposer, boire beaucoup, etc.) qui vont permettre, en un laps de temps rapide, de faire disparaître les symptômes et, par là même, d'obtenir le « rétablissement » de ma fille.

Comment donc entendre ces énoncés-limite proposés par Paul Watzlavick (1921-2007), un des théoriciens et membres fondateurs de l'Ecole de Palo Alto, qui mit au centre de ses réflexions, avec Grégory Bateson, Milton Erikson et Jay Haley notamment, une pensée systémique radicale de la communication paradoxale en réponse au problème crucial des troubles du comportement : « Le patient veut que le thérapeute supprime le symptôme, alors que le symptôme, c'est la source de son équilibre. Le symptôme, ce n'est pas le problème, c'est la solution » ? A-t-on affaire à un théoricien qui pousse à bout les limites de la raison, du bon sens et de la normalité ?

Dans cette présentation, nous esquisserons les grandes lignes de la théorie palo altienne de la « prescription du symptôme » ou, dit plus simplement : comment produire un énoncé qui amène le patient à renforcer le comportement dans lequel il s'enkyste déjà, et ce, aux fins de produire un changement de son comportement ?

Puis, nous examinerons quel est le périmètre de pertinence de cette « prescription du symptôme » au regard du type de pathologie : somatique, psychique, psychosomatique. En d'autres termes, la prescription du symptôme est-elle un mode thérapeutique limité à certaines pathologies, à savoir notamment les maladies psychiques et, sinon, quel effet son application a-t-il sur d'autres pathologies, somatique ou psychosomatiques ?

Enfin, nous proposerons quelques exemples de maladies chroniques, qui se déploient précisément sur ce spectre large et hétérogène du somatique (diabète) au psychique (schizophrénie) en passant par le psychosomatique (anorexie mentale), exemples découverts à l'occasion d'entretiens doubles, semi-directifs existentiels et d'explicitation micro-phénoménologiques menés auprès de professionnel.le.s en charge de certain.e.s de ces patient.e.s dans le cadre de ce programme de recherche Adochroniq. L'objectif de ce dernier temps sera d'explorer quelle logique du symptôme y est spécifiquement à l'œuvre : suppression, renforcement, ou bien encore s'agit-il d'une tierce-logique à mettre à jour ?

La logique paradoxale phénoménologique de la prescription du symptôme

Pour Paul Watzlavick et son école, le symptôme n'est pas un problème dont il convient de se débarrasser pour guérir, en agissant directement dessus comme un effet qui, une fois retiré, permet de remonter à sa cause sous-jacente, à savoir retire à son tour le trouble pathogène. Cette conception explicative et causaliste du symptôme, manifestation et effet visible d'une cause invisible sous-jacente, est également celle que, dans un autre contexte, le philosophe phénoménologue Martin Heidegger dénonce au §7 de son ouvrage <u>Sein und Zeit</u> comme étant le sens ordinaire du « simple phénomène » :

> On parle (...) de 'phénomènes pathologiques'. Ce qu'on entend par là, ce sont des événements corporels qui se montrent et qui, tandis qu'ils se montrent et tels qu'ils se montrent, 'indiquent' quelque chose qui de soi-même ne se montre pas. L'apparition de tels événements, leur se-montrer est corrélatif de la présence de troubles qui eux-mêmes ne se montrent pas. (...) Toutes les indications, présentations, symptômes et symboles ont (cette) structure formelle (...), quelles que soient les différences qui les séparent entre eux. (Heidegger, *Ibid*, p.43).

De ce sens ordinaire, causal, bref scientifique du « simple phénomène », il distingue une logique du phénomène entendu comme un « se-montrer soi-même », où l'être de la personne est tout entier présent et donné à voir en chair et en os.

Cette logique phénoménologique du phénomène comme apparaître soi-même entre en congruence avec la logique palo-altienne systémique du symptôme, et permet ainsi de revisiter fondamentalement son sens. En effet, si le symptôme est non un problème, mais une solution, à savoir le centre de l'équilibre de la personne, il offre dans son apparaître tout l'être de cette personne. Dès lors, pour Paul Watzlavick, éradiquer le symptôme, ce serait détruire cet équilibre, l'apparaître lui-même qui EST la personne. Si l'on suit cette logique phénoménale moniste, vitale et créatrice de vie, il va donc s'agir plus avant d'intensifier le symptôme, de le donner à voir en pleine lumière dans son apparaître complet : de le mettre en évidence, de le renforcer. Et d'aller même jusqu'à le « prescrire ».

L'utilisation du verbe « prescrire » est signifiante. Watzlavick se situe ici sur le terrain même de la médecine et adopte le rôle du médecin généraliste, qui prescrit un médicament à son patient pour le guérir. Il s'agit donc bien aussi ici de guérir, c'est-à-dire de faire passer le sujet d'un état malade à un état sain : de produire un changement.

Cependant, la logique est inversée. On ne prescrit pas ici un médicament, on prescrit le symptôme, c'est-à-dire la manifestation du trouble, du mal, à savoir ici un comportement, qui est celui-là même qui révèle le trouble : qui est le trouble lui-même, l'apparaître de la personne, la personne comme apparaître étant tout uniment le trouble ET sa manifestation. On pourrait dire : pour prévenir une maladie, on prescrit un vaccin, qui inocule le mal à moindre dose dans l'organisme. On combat le mal par le mal. On invite l'organisme à résister au mal et à produire des défenses : des anticorps. Sauf que, dans le cas de la prescription du symptôme, on ne le prescrit pas à petite dose comme le vaccin (comme une partie d'un tout), au contraire, on le renforce, on l'intensifie, on le prescrit à forte dose, ce qui dans le cas du vaccin détruirait l'organisme. On EST le symptôme.

En produisant une injonction prescriptrice du symptôme, le thérapeute demande au patient de renforcer son comportement pathogène, de le pousser à bout : d'ÊTRE son symptôme. Citons un exemple de prescription du symptôme proposé par Paul Watzlavick dans l'ouvrage, <u>*Une logique de la communication*</u> :

> Une jeune étudiante courait le risque de se faire 'coller' à ses examens parce qu'elle était incapable de se lever assez tôt, de manière à être au cours à huit heures du matin. Elle avait tout essayé, mais rien à faire, elle ne pouvait arriver au cours avant dix heures. Le thérapeute lui dit qu'il y avait une manière assez simple de s'attaquer à ce problème, mais ce serait déplaisant et il était sûr qu'elle refuserait de coopérer. Ceci poussa la jeune fille (qui se faisait beaucoup de souci pour son avenir immédiat, et qui avait acquis une confiance suffisante envers le thérapeute lors d'entretiens précédents) à promettre qu'elle ferait tout ce

qu'il lui dirait. Le thérapeute lui demanda alors de mettre son réveil à sept heures. Le matin, quand son réveil s'arrêterait, elle se trouverait en face de deux choix possibles. Ou bien se lever, prendre son petit déjeuner et être au cours à huit heures, auquel cas tout serait réglé, ou bien rester au lit, comme d'habitude. Mais dans ce cas, elle ne devrait pas se lever un peu avant dix heures, comme elle en avait l'habitude ; elle devrait remettre le réveil sur onze heures et rester couchée ce matin-là et le matin suivant, jusqu'à ce que le réveil sonne et s'arrête. Pendant ces deux matinées, elle ne devrait ni lire, ni écrire, ni écouter la radio, ni faire quoi que ce soit [regarder des vidéos youtube, envoyer des mails, des messages sur twitter, instagram ou snap chat], sinon dormir ou simplement rester couchée ; passé onze heures, elle pourrait faire ce qu'elle voudrait. Le soir du deuxième jour, elle devrait mettre de nouveau le réveil à sept heures, et si elle ne pouvait toujours pas se lever, elle devrait de nouveau rester au lit jusqu'à onze heures ce matin-là, et le matin suivant, et ainsi de suite. Enfin, le thérapeute acheva de nouer la double contrainte en lui disant que si elle ne remplissait pas ce contrat, qu'elle avait accepté de son plein gré, il ne pourrait plus lui être d'aucune aide et devrait donc interrompre le traitement. La jeune fille partit très contente de ces recommandations, apparemment agréables. À la séance suivante, trois jours plus tard, elle dit que, comme d'habitude, elle n'avait pas pu se lever à l'heure le premier matin, qu'elle était restée au lit jusqu'à onze heures, conformément à ses prescriptions, mais que ce repos forcé au lit (et surtout entre dix et onze heures) avait été pour elle d'un ennui quasiment insupportable. Le second matin avait été pire, et, au-delà de sept heures, elle n'avait pu dormir une minute de plus, bien que le réveil n'ait sonné naturellement qu'à onze heures. À partir de ce moment-là, elle fut à l'heure au cours du matin (...). (Watzlawick *et alii,* 1972, Exemple 5, pp. 253-254).

Prescrire le symptôme, on le voit bien à travers cet exemple qui relève d'une forme légère de phobie scolaire, ce n'est donc pas agir sur le symptôme pour le faire disparaître (du style de l'injonction suivante : il faut te coucher plus tôt...), c'est « agir le symptôme », selon la formulation même de Watzlavick, c'est-à-dire le rendre efficient, plus visible encore, c'est-à-dire, finalement, insupportable. Cette technique thérapeutique repose sur la structure paradoxale de la « double contrainte » :

> L'expression 'prescrire le symptôme' a été introduite pour la première fois dans les travaux du groupe de recherche de Bateson sur 'La thérapie familiale dans la schizophrénie'. Ce groupe a mis explicitement en lumière la nature paradoxale de cette technique et la double contrainte qu'elle implique. [Jay] Haley, par exemple, a montré le rôle capital de ce type d'injonction paradoxale dans presque toutes les techniques d'hypnose (…). [Don] Jackson a consacré plusieurs communications à l'emploi de cette méthode, chez les paranoïaques notamment (…). Jackson et [John] Weakland examinent la valeur de semblables techniques en thérapie familiale. (*Ibid*, p.244).

On a ici un échantillon des pathologies, psychiques principalement (schizophrénie, paranoïa), mais aussi relationnelles (thérapie familiale), depuis lesquelles cette technique a été forgée et a révélé son efficacité. Plus précisément :

> (…) du point de vue structurel, une double contrainte thérapeutique est l'image en miroir d'une double contrainte pathogène. (…) on formule une injonction dont la structure est telle qu'elle renforce le comportement que le patient s'attend à voir changer ; elle implique que ce renforcement est le véhicule même du changement ; elle crée par là un paradoxe, puisqu'on demande au patient de changer en restant inchangé (*Ibid*, p.244).

> Voici l'exemple d'une situation où le thérapeute va produire du changement en posant une double contrainte thérapeutique sur la base d'une double contrainte pathogène : un jeune adolescent-adulte de 28 ans habite toujours chez ses parents. Il a une petite copine, qui possède un studio, et qu'il voit tantôt chez elle, tantôt chez lui. Une part de lui, poussée par elle, veut partir de chez ses parents et habiter avec elle ; une autre part de lui se trouve bien à la maison : sa mère lave son linge (ce que ne fait pas sa copine), prépare les repas (s'il vivait avec elle, il devrait mettre la main à la pâte). Il commence à se replier sur lui-même, parle moins, se met à déprimer, n'arrive plus à se projeter. Le thérapeute qu'il consulte formule l'injonction suivante : il prescrit au jeune homme de demander à sa copine de venir vivre entièrement chez lui. Il renforce ainsi le symptôme de la régression en le multipliant par deux ! Là où le jeune homme s'attend à ce que le thérapeute l'enjoigne à grandir en s'autonomisant (en partant de

chez ses parents), celui-ci produit paradoxalement un changement en enjoignant son patient à ne rien changer, bien au contraire. Quel est le changement produit ? Si la présence de sa copine chez ses parents décuple son malaise, cela produira son départ ; si elle conforte sa sécurité, cela entérinera leur construction en tant que couple-enfants assumé et installé dans l'espace familial. Ce qui se résume remarquablement ainsi : « si dans une double contrainte pathogène, le patient est condamné s'il le fait et condamné s'il ne le fait pas, dans une double contrainte thérapeutique, le patient 'change s'il le fait et change s'il ne le fait pas' (*Ibid,* p.246).

Le spectre de pertinence de la prescription du symptôme

La question qui est depuis le début j'imagine dans toutes les têtes est celle du spectre de pertinence de cette technique thérapeutique, et de la logique paradoxale du symptôme qu'elle implique. Notamment, pour commencer : n'est-elle pas limitée aux pathologies psychiques ? Comment pourrait-elle avoir une pertinence dans le cas des maladies somatiques, où il s'agit bien de supprimer le symptôme-effet et, ce faisant, d'atteindre la cause de la maladie, à savoir ce qui trouble l'organisme ? Mais cette solution binaire, régie par l'opposition du psychique et du somatique, à savoir du renforcement et de la suppression du symptôme est trop simple, n'est pas évidemment pas satisfaisante.

Pour circonscrire plus finement l'extension de l'applicabilité de la logique systémique phénoménologique de la prescription du symptôme, il est nécessaire de produire une typologie des maladies en croisant plusieurs critères : 1) le rapport au corps ; 2) le rapport au temps ; 3) le rapport à l'autre, comme cela apparaît dans le tableau ci-dessous :

Corps / Temps	somatique	psychique	psycho-somatique
Laps de temps plus ou moins long, non chronique ?	ANGINE	DEPRES-SION	PHOBIE SCOLAIRE
Long cours-Chronique	DIABETE	SCHIZO-PHRENIE	ANO-REXIE MENTALE
Soi-autrui	individuel	relationnel	

La condition d'application de la logique de la prescription du symptôme paraît être l'existence, avec la pathologie, d'une dimension psychique, la pathologie se manifestant par un conflit psychique nommé « double contrainte ». Ce conflit interne au sujet se révèle dans un comportement qui prend la forme d'une tension entre deux possibles et installe le sujet dans une impossibilité d'agir, c'est-à-dire de choisir. Ce non-choix s'énonce comme : « je veux les deux », et contient des implications, non seulement individuelles, mais intrinsèquement relationnelles.

Le périmètre de pertinence de la logique de la prescription du symptôme se situe donc dans le rectangle rouge-rose du tableau, exclut le rectangle gris (à savoir les maladies somatiques et individuelles), mais inclut la maladie psychosomatique, et interroge le rapport au temps dans la maladie. En effet, l'efficacité de cette technique thérapeutique prescriptive du symptôme est de produire du changement, c'est-à-dire de guérir. Or, dans le cas des pathologies au long cours, que l'on nomme maladroitement « chroniques », on est en face, de prime abord, d'un non-changement caractéristique de ces maladies. On n'en guérit pas ! Même si l'on a pu nommer cette structure immuable de la chronicité du terme de « stabilisation » plutôt que d'immobilité, ce qui laisse entendre qu'il peut y avoir une dynamique y compris dans la chronicité (Wieviorka & Kannas, 1989 ; Kannas, 2017). Cependant, autant il paraît pertinent d'utiliser la logique de la prescription du symptôme dans le cas d'une pathologie caractérisée par sa temporalité délimitée par un laps de temps - on peut travailler sur la phobie scolaire et faire en sorte qu'un enfant retourne à l'école, on peut sortir de la dépression et entrer en rémission puis ne plus être dépressive -, autant on peut s'interroger sur sa justesse dans le cas des maladies chroniques à composante psychique et relationnelle comme la schizophrénie et l'anorexie mentale.

Or, aussi bien Gregory Bateson que Paul Watzlavick soulignent son importance dans ces deux cas précisément. Rappelons que l'expression « prescrire le symptôme » a d'abord été introduite dans le groupe de recherche de Bateson sur la « thérapie familiale dans la schizophrénie » ; notons parallèlement que Watzlavick insiste sur l'inefficacité, avec une anorexique, de vouloir de la part du thérapeute supprimer le symptôme (le refus de manger) en forçant cette dernière à manger. Je cite :

> il ne fait pas de doute, par exemple, que si l'on force un anorexique à manger, il peut devenir dépressif ou suicidaire ; aussi bien, n'est-ce pas ce type d'intervention thérapeutique que nous avons en vue (Watzlawick *et al*, *Ibid.,* pp.241-242).

Un constat similaire est apparu dans le cadre de l'entretien double, existentiel semi-directif puis d'explicitation micro-phénoménologique, mené auprès du Dr. A., chef de service du Pôle de psychiatrie publique pour Enfants, Adolescents et Familles dans l'Etablissement public de Santé mentale Lille-Métropole à Armentières, en charge d'une jeune adolescente, qui s'exprime ainsi :

> je ne réussirais pas à remanger si vous ne m'enlevez pas la sonde, il faut me l'enlever et je suis prête, quoi. [EE, Psychiatre A, 24 mai 2018, 20'].36

---

[36] Entretien existentiel du 24 mai 2018, EPSM Lille Armentières, mené par Martine Janner Raimondi, vingtième minute.

Le Dr. A. fait de son côté la remarque suivante :

> ce qui me vient, c'est d'une part que peut-être que moi je n'y étais pas ou que j'avais l'impression que je n'arrivais pas à y être non plus, en plus de I., ou qu'en tout cas ça m'a attrapée chez I., mais du coup, c'est aussi que moi je n'arrivais pas à y être. Et avec toutes les questions que j'avais juste avant. Et l'autre truc qui me vient, c'est qu'elle n'en voulait pas de ce truc qu'on voulait lui donner quoi, et y compris lui donner à manger psychiquement quoi. Elle n'en voulait pas de ce qu'on essayait d'apporter là en fait. [EEMP. Psychiatre A, 24 mai 2018)37

La logique de renforcement du symptôme dans les maladies chroniques

Nous voudrions donc, dans un troisième et dernier temps, examiner quelques entretiens d'explicitation micro-phénoménologiques menés auprès de professionnels en charge d'adolescent.e.s malades chroniques dans le cadre du projet de recherche Adochroniq (2016-2019) financé par la Région Normandie. L'objectif est d'apprécier dans quelle mesure la logique thérapeutique du renforcement du symptôme peut opérer du changement (et si oui : quel changement ?) dans la relation que le malade chronique entretient avec sa maladie, sachant que cette dernière ne relève pas, comme dans le cas d'une maladie somatique, de la guérison, mais davantage d'un vivre avec, donc que le symptôme ne peut être « supprimé ».38 Est-il pertinent pour autant de le « renforcer » ? En d'autres termes, comment une telle conception thérapeutique du renforcement du symptôme entendue selon l'expression du phénoménologue Martin Heidegger comme un « se montrer soi-même » permet-

---

[37] Entretien d'explicitation micro-phénoménologique du 24 mai 2018, EPSM Lille-Armentière, Psychiatre A., mené par Natalie Depraz, 1:15:44.

[38] A propos de cette distinction entre *guérir et vivre avec*, cf. N. Depraz (2018). Quelques conditions transcendantales du soin en psychiatrie. Accompagnement-relation, attention-vigilance, soi ouvert, sollicitude critique. In : *Le soin, l'aide. Care et Cure. Rencontres philosophiques* 2018 n°15, 87-101.

elle de considérer plus justement le rapport (Verhalten)39 du sujet malade chronique à sa maladie ? Quand on sait que la symptomatologie de cette maladie a pour caractéristique de ne pouvoir être supprimée du sujet sans le supprimer lui-même ? Est-ce à dire qu'en la renforçant, on intensifierait sa vitalité ?

En examinant quelques entretiens à la lumière de cette logique thérapeutique paradoxale, on précisera 1) ce qu'on entend par « maladie chronique », 2) le statut complexe du terme « chronicité » et le type de temporalité qui y est en jeu, 3) l'importance de l'âge des patient.e.s dits « adolescent.e.s » dans le cadre de notre projet de recherche Adochroniq : « Les adolescents face à la malade chronique », et 4) bien sûr, enfin, la caractérisation spécifique du symptôme dans sa relation singulière au diagnostic.

Parmi les trois maladies chroniques qui font l'objet de notre étude, diabète de type 1, troubles du comportement alimentaire (TCA), troubles mentaux liés à la schizophrénie, je laisserai ici de côté la première, dont la caractéristique d'abord somatique et individuelle rend sa pertinence moins saillante au regard de l'hypothèse du renforcement du symptôme. Je me centrerai sur les troubles alimentaires et schizophréniques, dont la signature psychique ou psychosomatique fournit une condition plus évidente de l'opérativité de cette thérapeutique paradoxale.

De façon générale, l'expression de « maladie chronique », thème explicite du projet de recherche, a fait l'objet d'une interrogation du fait de la connotation négative de l'adjectif « chronique ». Si l'on cherche à conceptualiser le terme, on découvre les propriétés suivantes : 1) le temps long, 2) la

---

[39] A propos de cette notion heideggerienne de *Verhalten*, qui désigne le « rapport » proprement humain à l'expérience (ici de la maladie) au sens de la « tenue », par différence d'avec le mode de relation du vivant animal à ce qui lui arrive décrit comme un *Benehmen*, à savoir un « comportement » pulsionnel, cf. M. Heidegger, *Die Grundbegriffe der Metaphysik. Welt-Endlichkeit-Einsamkeit* (1929-1930), Frankfurt, Klostermann, 1983, trad. fr. D. Panis, *Les concepts fondamentaux de la métaphysique. Monde-finitude-solitude*, Paris, Gallimard, 1992, §58 a), pp. 345 sq.

répétition, 3) l'immobilité, 4) une entropie mortifère. Ces propriétés sont antinomiques avec quelque changement que ce soit. Or, au gré des échanges et entretiens avec les professionnels soignants des établissements hospitaliers où nous menons les entretiens, le Service d'urgence psychiatrique ERIC à l'hôpital Charcot à Plaisir dans le Sud Yvelines et le Pôle de psychiatrie publique pour Enfants, Adolescents et Familles de l'Etablissement public de Santé mentale Lille-Métropole, nous avons pu observer la réticence générale des professionnels à user du terme « chronicité », et leur propension à parler de façon plus neutre de « temps au long cours » (Alvin *et alii*, 2003), voire, à parler de façon presque positive de « stabilisation », comme l'a fait le Dr. Serge Kannas, fondateur du Service d'urgence psychiatrique ERIC lors d'une Conférence à l'Université de Rouen le 22 juin 2017, intitulée de façon éloquente « Chronicité, vous avez dit 'Chronicité' ? » :

> (…) donc voilà, essayer de faire ce lien entre chronicité et stabilisation, c'est obtenir une stabilisation ailleurs que dans le dispositif hospitalier qui finalement à un moment donné devient suffisamment, en tout cas là justement c'était de façon suffisamment pertinente pour que chacun soit satisfait, c'est-à-dire [que] le patient [puisse] avoir une réponse… (Kannas, 2017).

Cette redéfinition du terme « chronique », qui nous conduit à user d'autres mots comme « temps au long cours » voire « stabilisation », est aussi ce qui indique l'existence d'un espace de jeu ou de travail du sujet malade chronique avec sa maladie. Dès lors, le vécu de sa maladie chronique par la ou le patient.e est à comprendre comme un processus davantage que comme une réalité qui lui tomberait dessus et face à laquelle elle ou il serait totalement passive ou passif. Parmi les huit entretiens que nous avons menés à ce jour, j'en ai choisi deux, menés l'un avec une jeune doctorante en philosophie Mathilde Pruvo à Charcot en mai 2016, l'autre avec ma collègue en sciences de l'éducation Martine Janner en mai 2018 à Lille. L'un concerne un jeune homme de 18 ans avec des troubles schizophrèniques, l'autre, une jeune adolescente de 15-16 ans avec des troubles du comportement alimentaire. Le premier entretien a été mené à l'hôpital Charcot de Plaisir (78) dans le service ERIC avec le Dr. F., le second entretien au Pôle de psychiatrie publique pour Enfants, Adolescents et Familles à Lille-Armentières avec la Dr. A.. L'âge des patient.e.s, durant cette phase de temps entre adolescence et âge adulte qui est on le sait une phase de bouleversement important à tous points de vue, psychique, corporel et relationnel (Wiss & Tordjman, 2014) conditionne la dynamique particulière en jeu entre la prise de conscience par la ou le patient.e. des symptômes des troubles, ici, respectivement, alimentaires et schizophréniques d'une part, et la formulation ou non d'un diagnostic qui nomme et identifie le trouble en question d'autre part : TCA, TMS. Cette dynamique, de l'avis des professionnels lors des entretiens, est loin d'être linéaire, et l'existence préconsciente voire consciente des symptômes ne conduit pas mécaniquement à l'annonce d'un diagnostic, qui enfermerait la personne dans son trouble, l'identifierait à lui et l'y fixerait, durant cette phase de l'adolescence qui est justement une phase de construction et de déconstruction où tous les possibles sont ouverts :

> *(...) il parlait de... euh... oui, qu'il était persécuté par le... par le monde extérieur, lui en voulait* 40
>
> (...) *Quand j'ai rencontré E. au départ, l'alimentation était le centre de tout finalement et impactait son humeur. Le poids et l'humeur étaient directement liés. C'est-à-dire s'il y avait une perte de poids, l'humeur était meilleure. Si elle avait une reprise de quelques grammes, c'était l'effondrement. Le sommeil aussi*...[EE. Psychologue Pa, le 24 mai 2018]41

Cette plasticité de la dynamique symptôme-diagnostic a été notée de façon récurrente par les professionnels avec lesquels nous avons eu des entretiens.

---

[40] Entretien d'explicitation micro-phénoménologique du 2 mai 2016, Service ERIC Hôpital Charcot, Dr. F. Entretien mené par Mathilde Pruvo (Programme de recherche Adochroniq, Univ. Rouen, Irhis, ERIAC, dir. N. Depraz).

[41] Entretien existentiel du 24 mai 2018, EPSM Lille Armentières, Mme Pascale Jauffret psychologue, Entretien mené par Martine Janner Raimondi, 0:24:56 (Programme de recherche Adochroniq, Univ. Rouen, Irhis, ERIAC, dir. N. Depraz).

Dans ce contexte, la question de la pertinence de la mise en jeu d'une logique de soin fondée sur le renforcement du symptôme se pose : comment peut-on sans risque pour la personne renforcer le symptôme qui EST le trouble alimentaire ou le trouble schizophrène ? Soit en annonçant à la personne que, oui, elle est anorexique, il est schizophrène, diagnostic qui est susceptible de l'enfermer dans son trouble, soit, a fortiori, en entrant dans le processus de l'injonction paradoxale du type : *« vous avez perdu 20 kilos, vous avez le droit d'en perdre encore » ; « vous vous sentez persécuté, c'est bien d'entendre des voix ! Et elles vous disent quoi ?* » Bref, en confortant la personne dans son trouble…

Paul Watzlavick a bien noté cette prise de risque, ainsi que le caractère provocateur et paradoxal de cette technique. Ainsi, tout dépend comment cette injonction est prononcée. Dans nos deux entretiens, la technique de renforcement du symptôme opère au niveau de l'identification du trouble via la nécessité de l'hospitalisation : dans le cas du jeune avec des troubles schizophréniques, la crise remonte à une dizaine d'années, avec de nombreuses hospitalisations. La dynamique symptôme-diagnostic a donc été éprouvée et longuement vécue.

Le Docteur F. partage avec nous son sentiment d'échec à ne pas avoir réussi plus tôt :

> (…) c'était une persécution qui n'avait pas d'objet, il n'y avait pas une personne qui le persécutait, c'était tout le monde qui… la télévision, les gens extérieurs, les voitures qui passent devant et là il est parti en courant. Et donc, avec les parents, on a pu objectiver ces éléments-là pour qu'ils puissent comprendre que ça c'est quelque chose qui ne se traitera pas si on ne lui donne pas un traitement (…) 42

[42] Entretien d'explicitation microphénoménologique du 2 mai 2016, Service ERIC Hôpital Charcot, Dr. Frédéric Mauriac, Entretien mené par Mathilde Pruvo (Programme de recherche Adochroniq, Univ. Rouen, Irhis, ERIAC, dir. N. Depraz).

Dans le cas de la jeune avec des troubles alimentaires, le temps des hospitalisations et des sorties a également été très long, plusieurs années, jusqu'à ce que Mme Jauffret nous dise :

> cette proposition d'hospitalisation, on a pris vraiment la précaution d'expliquer pour E. que c'était du soin, mais pas à niveau… enfin d'enfermement, la privation de la scolarité, de son réseau social, etc…43

Dans les deux cas, on voit que le « comment » de l'injonction, ici l'identification du trouble par la nécessité de l'hospitalisation, est plus important que le « quoi ». Il s'agit de permettre au patient.e. d'être en relation avec son symptôme, qui EST son trouble, et qui est elle-même, lui-même en tant que personne. Du coup, ne pas le supprimer, car elle ou il est son trouble, et ce serait le détruire, cela signifie forcément le visibiliser, l'objectiver : le renforcer.

Conclusion

Ce mode de renforcement, qui permet à la patiente, au patient de « conscientiser » son trouble par l'hospitalisation et le diagnostic, ne va pas dans nos entretiens jusqu'à mettre en jeu une technique injonctive explicite, (de prescription du symptôme ?) du type : « je vous demande de ne plus rien ingérer demain et après-demain », ou bien : « je vous demande d'écouter les voix que vous entendez, de leur répondre, de les enregistrer pour que je puisse aussi les entendre. »

Cela supposerait une dynamique de créativité que je n'ai pas rencontrée jusqu'ici, et qui serait alors vraiment en résonance avec la technique-choc de la double contrainte. Une telle créativité pourrait alors tout-à-fait correspondre à l'approche paradoxale mise en place par le Dr. Serge Kannas puis par le Dr. Frédéric Mauriac dans le service d'urgence psychiatrique ERIC. (Tordjman & Garcin, 2009 ; pp. 51-71).

---

[43] Entretien d'explicitation microphénoménologique du 24 mai 2018, EPSM Lille Armentières, Mme Pa., psychologue, Entretien mené par Natalie Depraz (Programme de recherche Adochroniq, Univ. Rouen, Irhis, ERIAC, dir. N. Depraz).

BIBLIOGRAPHIE GÉNÉRALE

ABRAHAM K., S. FREUD & FERENZCI, S. (2011). *Sur les névroses de guerre* (1918), Paris, Payot.

ABRAHAM G. (2003). Aux sources de l'identité. Psychothérapies 2003 ; 23(4), 209-214. DOI 10.3917/psys.034.0209

ACKERMAN N.J. (1980). The Family with Adolescents. In: Carter E.A. & McGoldrick M. (Eds.), *The Family Life Cycle. A framework for family therapy.* New York, Gardner Press, 1980, p. 147-69.

ALVIN P. & MARCELLI D. (2005). Introduction à la maladie chronique. In: Alvin P. & D. Marcelli (Eds), *Médecine de l'Adolescent* (pp. 211-218). Paris : Masson.

ANDOLFI, M. & ANGELO, C. (1985/1993). *La forteresse familiale : un modèle de clinique relationnelle.* Paris : Dunod.

ALVIN, P., TOURNEMIRE, R. DE, ANJOT, M.-N., VUILLEMIN, L. (2003). Maladie chronique à l'adolescence : dix questions pertinentes. *Archives de pédiatrie*, 10, 2003, 360- 366.

ARENDT, H. (1954/1999) *La crise de la culture.* Paris : Gallimard.

AUBINEAU, L-H, VANDROMME, L. & LE DRIANT, B. (2015). L'attention conjointe, quarante ans d'evaluations et de recherches de modelisations. *L'Année psychologique*, VOL. 115 N°1, 141-174.

AZOULAY, C. (2013). *Les troubles psychotiques chez l'enfant et l'adolescent.* Toulouse : Erès.

BAEZA, C. & JANNER-RAIMONDI M. (2018). *Grandir avec la maladie. Esquisses biographiques de portraits d'adolescents malades chroniques*. Paris : Téraèdre.

BANDLER, R. & GRINDER, J. (2015). *La Structure de la Magie, langage et thérapie.* Paris : InterEditions.

BARDIN, L. (1991/2013) *L'analyse de contenu.* Paris : PUF.

BARBIER, D. (1995). *Clinique de la chronicité en psychiatrie.* Paris : Les empêcheurs de tourner en rond.

BARON-PRETER, B. (2008). La figuration par le psychodrame en thérapie familiale. Une voie pour l'élaboration psychique du pubertaire. *Le divan familial* 2008 ; n°21, 39-52.

BASZANGER, I. (1986). Les maladies chroniques et leur ordre négocié. *Revue française de sociologie*, 27, 1, 3-27.

BASZANGER, I. (1991). Déchiffrer la douleur chronique. Deux figures de la pratique médicale. *Sciences Sociales et Santé*, IX, 2, 31-78.

BATESON, G., JACKSON, D.D., HALEY J., WEAKLAND, J.H. (1956). Toward a theory of schizophrenia. *Behavioral Science* 1956 ;1(4) : 251-64 [traduction française par Ferial Drosso et Laurencine Lot, avec le concours d'Eugène Simion et Christian Cler : Vers une théorie de la schizophrénie. In : Bateson G. *Vers une écologie de l'esprit 2*. (pp 9-38). Paris, Seuil].

BEAUVOIR, S. (1949/2015), *Le deuxième sexe*, Paris, Flammarion.

BEDOIN, D. (2016). Spécificités de l'accueil à l'école maternelle. In : D. Bedoin & M. Janner-Raimondi (Dir.) *Petite enfance et handicap. Familles, crèche, maternelles.* (p.141-161). Grenoble : Presses Universitaires de Grenoble, collection : Handicap, vieillesse, société.

BÉCAR, F. (2007). Les non-demandes et le praticien. *Dialogue* 2007 ; n°176 : 37-49.

BEJAOUI, M. & PEDINIELLI, J.-L. (2010). Flexibilité cognitive, attention sélective et fluidité verbale sémantique dans trois dimensions de schizophrénie : psychotique, négative et de désorganisation. *Pratiques Psychologiques,* vol. 16, n°3, 259-272.

BENGHOZI, P. (1999). *L'adolescence, identité et chrysalide.* Paris : L'Harmattan.

BENOÎT, J-C. (2006). *Schizophrénies au quotidien. Approche systémique en psychiatrie publique*. Toulouse : Erès.

BEN SOUSSAN, P. (dir. 2012), *Naître différent.* Toulouse : Érès.

BERMAN, E., NAPIER, A.Y. (2000). The Midlife Family: Dealing with Adolescents, Young Adults, and the Marriage in Transition. In: W.C. Nichols, M.A Pace-Nichols, D.S Becvar & A.Y. Napier (Eds.), *Handbook of Family Developmentand Intervention.* New York : John Wiley & Sons.

BIOY, A. & BACHELART, M. (2010). L'alliance thérapeutique : historique, recherches et perspectives cliniques. *Perspectives Psy, 49* (4), 317-326.

BINSWANGER, L. (2014). Événement et vécu (trad C. Abettan) *on Philosophie*, vol. 2, n° 121. Paris : Ed. Minuit.

BINSWANGER, L. (1960). *Melancholie und Manie; phänomenologische Studien*. Université du Michigan : Neske.

BINSWANGER, L. (2002). *Mélancolie et manie* (1960), trad. fr., Paris, P.U.F.

BLANCHET, A. (1982). Epistémologie critique de l'entretien de style non directif d'enquête. *Bulletin de Psychologie*, n°358, 187-194.

BLANCHET, A. et GOTMAN, A. (1992/200). *L'enquête et ses méthodes. L'entretien*. Paris : A. Colin.

BLANCHET, A. (2003/2017). *Dire et faire dire. L'entretien.* Paris : A. Colin.

BLOS, P. (1967). The Second Individuation Process of Adolescence. *The Psychoanalytic Study of the Child* 1967; 22(1): 162-186.

BLOS, P. (1979). *The Adolescent Passage. Developmental Issues*. New-York : International Universities Press.

BORDIN, E.S. (1979). The generalizability of the psychoanalytic concept of the working alliance. *Psychotherapy : Theory, research and practice*, 16, 252-260.

BOULEY J.C., CHALTIEL P., DESTAL D., HEFEZ S., ROMANO E., ROUGEUL F. (2006). *La famille adolescente. Conversations thérapeutiques*. Ramonville Saint-Agne : Erès.

BRACHOT, A. et DE LA SOURDIÈRE, M. (2010). Pourquoi le lieu ? *Communications*, 2, 87, 5-16.

BRACONNIER, A. (2003). Réflexions et recherches sur l'analysabilité et l'alliance thérapeutique psychanalyse et /ou psychothérapie. *Le Carnet PSY*, 6, 83, 30-37.

BRACONNIER, A. (2002). Psychanalyse et/ou psychothérapies psychanalytiques. Recherches sur l'alliance thérapeutique et l'analysabilité. *Psychothérapies*, 1, 22, 21-28.

BRAUN, C.A., ELLIS, R. & LOFTUS, E.F. (2002). Make my memory : how advertising can change our memories of the past. *Psychology Marketing*, n° 19, 1–23 https://doi.org/10.1002/mar.1000

BRENGARD, D. (2010). Ethnopsychiatrie et clinique de la non-demande. *Santé Mentale* 2010 ; 145 : 48-51.

BRUSSET, B. Psychopathologie de l'adolescence. In : S. Lebobici, R. Diatkine & M. Soulé (Eds.1997), *Nouveau traité de psychiatrie de l'enfant et de l'adolescent* (pp 2181-2200). Paris : P.U.F.

BUCHBINDER, M., DETZER, M., WELSCH, R., CHRISTIANO, A., PATASHNICK, B., RICH, M. (2005). Assessing adolescents with insulin-dependent diabetes mellitus: A multiple perspective pilot study using visual illness narratives and interviews *Journal of Adolescent Health* 36 9–13 2005.

CAHN, R. (1991). *Adolescence et Folie. Les déliaisons dangereuses.* Paris : P.U.F.

CANOUÏ, P. (2004). L'information de l'enfant et de sa famille : vécu des enfants et des parents. *Archives de Pédiatrie*. 1 avr. 2004 ;11 (Supplément 1):S32-41

CANGUILHEM, G. (1968). *Études d'histoire et de philosophie des sciences.* Paris : Vrin.

CANGUILHEM, G. (1966/1999). *Le normal et le pathologique.* Paris : PUF.

CAIRNS, D. (1997). *Conversations avec Husserl et Fink.* Grenoble : Jérôme Millon.

CHATILLIEZ, E. (2001). *Tanguy.* Film français interprété par Éric Berger, André Dussolier, Sabine Azéma et Hélène Duc.

COENEN, R. (2004). *Éduquer sans punir. Une anthropologie de l'adolescence à risques.* Ramonville Saint-Agne : Érès.

CHOSSY, J-F. (2011). *Passer de la prise en charge... à la prise en compte.* Rapport au Premier Ministre. Paris.

COLLIÈRE, M-F. (1996). *Soigner le premier art de la vie.* Paris : Interéditions.

COLLOT, E. (2011). *L'alliance thérapeutique. Fondements et mise en œuvre.* Paris : Dunod.

CORCOS M., SABOURET E., BOCHEREAU D. (2007). Sublimations à l'adolescence « De bruit et de fureur ». *Adolescence* 2007; 61(3): 593-608.doi:10.3917/ado.061.0593.

COSCLIN, P.G (2017). *Psychologie de l'adolescent.* Paris : Armand Colin.

CRITCHLEY, S. (1999). *Ethics-Politics-Subjectivity. Essay on Derrida, Levinas and Contemporary French Thought.* London : Verso.

DAUCHY, S. & RAZAVI, D. (2010). *L'adolescent atteint de cancer et les siens : quelles détresses, quelles difficultés, quels souhaits d'aide ?* Paris : Springer Science & Business Media.

DAYAN, J., GUILLERY-GIRARD B. (2011). Conduites adolescentes et développement cérébral : psychanalyse et neurosciences. *Adolescence* 2011; 29(3): 479-515.

DELAGRANGE, P. (2004). Le processus d'adolescence entre psychodrame individuel et psychanalyse. *Figures de la psychanalyse* 2004/1 (n°9) : 13-23.

DELEUZE, G. et GUATTARI, F. (1976). *Rhizome.*Paris : Ed. Minuit.

DELION, P. (2008). Repenser ensemble quelques questions autour des adolescents. In: R. Casanova & A. Vulbeau (Eds.), *Adolescences. Entre défiance et confiance.* Nancy : Presses Universitaires de Nancy.

DELORY-MOMBERGER, C. (2009). *La condition biographique. Essai sur le récit de soi dans la modernité avancée.* Paris : Téraèdre.

DELORY-MOMBERGER, C. (2014). *De la recherche biographique en éducation. Fondements, méthodes, pratiques.* Paris : Téraèdre

DEPRAZ, N. (2019). Microphenomenology of chronicity in psychosomatic diseases : diabetes, anorexia, schizophrenia, *Time and Body. Phenomenological and Psychopathological Approaches.* Cambridge University Press.

DEPRAZ, N. (2019). Husserlian phenomenology in the light of microphenomenology" In: I. Apostolu, C. Serban (Eds). *Husserl, Kant and transcendental phenomenology.* Berlin, : de Gruyter.

DEPRAZ, N., & DESMIDT, T. (2018). Cardiophenomenology : a refinement of neurophenomenology. *Phenomenology and the Cognitive Sciences, 18*(3), 493-507.

DEPRAZ, N. (2018). Quelques conditions transcendantales du soin en psychiatrie. Accompagnement-relation, attention-vigilance, soi ouvert, sollicitude critique. In : *Rencontres philosophiques* n°15, *Le soin, l'aide. Care et Cure,* 87-101.

DEPRAZ, N. (2018). Trauma and Phenomenology. *Eidos. A Journal for Philosophy of Culture*, *2*(4), 53-74.

DEPRAZ, N. (2018). *Le sujet de la surprise. Un sujet cardial*, Bucarest, Zeta books.

DEPRAZ, N., GYEMANT, M., & DESMIDT, T. (2017). A First-Person Analysis using Third Person-Data as a generative Method. A case Study of Surprise in Depression. *Constructivist Foundations,* Vol.12, n°2, *Neurophenomenology*, 192-218.

DEPRAZ, N. (2016). De l'événement à la surprise: le trauma et son expression [From event to surprise : the trauma and its expression], *Lectures du Monde Anglophone / LMA, 2, Littérature et événement* © Publications Electroniques de l'ERIAC, 2016.URL: http://eriac.univ-rouen.fr/de-levenement-a-la-surprise-le-trauma-et-son-expression/

DEPRAZ, N. (2014). *Attention et vigilance. À la croisée de la phénoménologie et des sciences cognitives*. Paris : P.U.F.

DEPRAZ, N. (2014), Husserl, psychologue ? In : M. Gyemant (Ed.) *Psychologie et psychologisme* (pp.203-226). Paris: Vrin.

DEPRAZ, N. (2011). À *l'épreuve de l'expérience*. Paris : Zeta books.

DEPRAZ, N. (2009). *Plus sur Husserl. Une phénoménologie expérientielle*. Paris : Atlande.

DEPRAZ, N., MAURIAC, F., ZELTNER, L. (2009). Les figures de la mobilité dans le travail avec les adolescents : déplacements, mobilisation, créativité. In : S. Tordjman & V. Garcin (Eds.). *Les équipes mobiles auprès des adolescents en difficulté*. (pp.51-71). Paris : Masson.

DEPRAZ, N., VARELA, F. & VERMERSCH, P. (2003). *On becoming aware : A pragmatics of experiencing*, Boston/Amsterdam/New York, Benjamins Press. Texte français (2011) : *A l'épreuve de l'expérience : pour une pratique phénoménologique*, Bucharest : Zeta Books.

DEPRAZ, N. (2001). *Lucidité du corps. De l'empirisme transcendantal en phénoménologie*. Dordrecht, Kluwer : Academic Publishers Phaenomenologica.

DESCHAVANNE, E. & TAVOILLOT, P.H. (2007). *Philosophie des Âges de la Vie*. Paris : Grasset.

DESMIDT, T. (2018). The Temporal Dynamic of Emotional Emergence, Surprise and Depression. In N. Depraz & A. Steinbock (Eds). *Surprise: An Emotion?* (pp. 55-71). Heidelberg : Springer,

DESOMBRE, H., MALVY J. & WISS M. (2004). *La pédopsychiatrie de liaison. Organisation et missions.* Paris : Masson.

DESPROGES, P. (1982). Réquisitoire contre Gisèle Halimi. Préface prononcée à l'émission *Le tribunal des flagrands délires*, France Inter, Paris, le 20 octobre 1982. Radio. Disponible sur le disque « Les réquisitoires du tribunal des flagrands délires », volume 2 du coffret intégral sorti en 2001 aux éditions Tôt ou tard.

DETIENNE, M. & VERNANT, J.-P. (1974). *La ruse de l'intelligence : la mètis chez les Grecs*. Paris : Flammarion.

DE ROTEN, Y. (2006). L'alliance thérapeutique : un processus de co-construction. In : M. Grossen & A. Salazar Orvig (Dirs.). *L'entretien clinique en pratique. Analyse des interactions verbales d'un genre* hétérogène (pp. 111-129). Paris : Belin.

DIONNE, H. (2000). *Le développement par la recherche-action.* Paris : L'Harmattan, Coll. Outils de recherche.

DOLTO, F. (1984). *L'image inconsciente du corps.* Paris : Seuil.

DOLTO F., DOLTO-TOLITCH C., PERCHEMINIER C. (1989). *Paroles pour adolescents ou le complexe du homard.* Paris : Hatier.

DOVEY-PEARCE, G., DOHERTY, Y. & MAY, C. (2007). The influence of diabetes upon adolescent and young adult development: A qualitative study. *British journal of health psychology*, 2007, vol. 12, n°1, 75-91.

DOUGLAS, M. (2004). *Comment pensent les institutions ?* Paris : La Découverte.

DUCOMMUN-NAGY, C. (2006). *Ces loyautés qui nous libèrent.* Paris : J.C. Lattès.

EASTON, R. & SHOR, R. (1976). An experimental analysis of the Chevreul Pendulum Illusion. *Journal of General Psychology*. Jul 1. n° 95, 111-125.

ECCLES, J.S., MIDGLEY, C., WIGFIELD A., BUCHANAN, C.M., REUMAN, D., FLANAGAN, C. & MC IVER D. (1993). Development during adolescence: The impact of stage environment fit on young adolescents' experiences in schooners ans families. *Am Psychol* 1993; 48(2): 90-101. doi: 10.1037//0003-066x.48.2.90. PMID: 8442578.

EIGUER, A. (2001). *La famille de l'adolescent : le retour des ancêtres.* Paris : In Press.

EISLER, I. (2005). The empirical and theoretical base of family therapy and multiple family day therapy for adolescent anorexia nervosa. *J. Fam. Ther.*

EHRENBERG, A. (2005). La plainte sans fin. Réflexions sur le couple souffrance psychique/santé mentale. *Cahiers de recherche sociologiques*, 41-42, 17- 41.

ELKAÏM, M., GLORION C. (2006). *Comment survivre à sa propre famille.* Paris : Seuil.

Encyclopédie médicale Quillet, nouvelle encyclopédie pratique de médecine et d'hygiène, under the direction of Dr Maurice Gaucher, Strasbourg, A. Quillet, 1965, 1972, p. 365.

ERIKSON, E.H. (1968). *Identity, Youth and Crisis.* New York – London, WW Norton and Company, 1968 (traduction française (1972) : *Adolescence et crise. La quête de l'identité.* Paris, Flammarion.).

FIZE, M. (1993). Sociologie de l'adolescence : sociologie du quotidien, sociologie au quotidien. *Sociétés* 1993; n° 42 : 425-434.

FORTHOMME, B. (2002). *L'expérience de la guérison.* Paris, Les empêcheurs de penser en rond/Seuil.

FOUCAULT, M. (1981/2014). Une histoire de la manière dont les choses font problème. Entretien avec Michel FOUCAULT ET André BERTEN. *Cultures & conflits,* 2014, n°94, 95, 96, 100-109.

FOUCAULT M. (1961/2014). *Histoire de la folie à l'âge classique. Folie et déraison.* Paris, Gallimard.

FREUD, S. (1920). *Jenseits des Lustzprinzips*. GW XIII, 1–69. *Beyond the pleasure principle. SE*, *18*, 7-64.

FREUD, S. (1920/2013). *Au delà du principe de plaisir*. Paris : P.U.F.

FREUD, S. (1946/1985). De la technique psychanalytique. *In* S. Freud. *Abrégé de* psychanalyse (p. 39-51). Paris : PUF.

FREUD, S. (1993). *L'Homme Moïse et la religion monothéiste.* Paris : Gallimard.

FREUD, S. (2012). *Psychologie des foules et analyse du moi.* Paris : Payot.

FRIEDBERG, E. & CROZIER, M. (1977) *L'acteur et le système.* Paris : Seuil.

FUCHS, T. (2005). The phenomenology of body, space and time in depression, in: *Comprendre*, 15: 108-121: https://www.researchgate.net/publication/289410663_The_phenomenology_of_body_Space_and_Time_in_Depression.

FUCHS, T. (2018). La mémoire corporelle de la douleur et du traumatisme, *Phanomenon* 28, 127-145.

GALLAGHER, S., POCKETT, S. & BANKS, W.P. (éd., 2006). *Does Consciousness Cause Behavior ?* Cambridge : MIT Press.

GALLAND, O. (2016/2017). *Sociologie de la jeunesse*. Paris : Armand Colin.

GARDOU, C. (2006). Quand le handicap s'immisce dans la famille. In : P. BEN SOUSSAN (dir.), *L'annonce du handicap autour de la naissance en douze questions* (pp. 179-207). Toulouse : Érès

GARDOU, C. (Dir 2012). *Parents d'enfant handicapé.* Toulouse : Erès.

GEISLER, W.& CORMACK, L. (2012). *Models of Overt Attention.* Oxford : Oxford University Press. :10.1093/oxfordhb/9780199539789.013.0024

GERARDIN, P. (2009). Liens et liaison en pédopsychiatrie. Préventions et soins dans la pathologie du lien. *Neuropsychiatrie de l'enfance et de l'adolescence*, 2009, vol. 57, n°6, 452-455.

GILOUX, N. (1996). *L'adolescent et la mucoviscidose.* Paris : Presses universitaires de France.

GOFFMAN, E. (1963/1975). *Stigmate. Les usages sociaux du handicap.* Paris : Ed. Minuit.

GOFFMAN, E. (1974). *Les Rites d'interaction.* Paris : Minuit.

GOGUEL D'ALLONDANS, T. (2008). La sexualité des caméléons. In: Le Breton D. (Ed.), *Cultures Adolescentes. Entre turbulence et construction de soi.* (pp. 38-48). Paris : Autrement.

GOLDBETER-MERINFELD, É. (2008). Adolescence : de la crise individuelle à la crise des générations. *Cahiers critiques de thérapie familiale et de pratiques de réseaux* 2008/1 (n° 40), p. 13-26. DOI 10.3917/ctf.040.0013

GREENBERG, L.S., RICE, L.N. & ELLIOTT, R. (1993). *Facilitating emotional change: The moment-by-moment process.* New York : Guilford Press.

GREIMAS, A. J. (1966/1986). *Sémantique structurale*, Paris : P.U.F.

GRIMALDI, A., CAILLÉ, Y., PIERRU, F. & TABUTEAU D. (2017). *Les maladies chroniques : vers la 3ème médecine.* Paris : Odile Jacob.

GROSJEAN, M. & LACOSTE, M. (1999). *Communication et intelligence collective.* Paris : PUF.

GUTTON, P. (1991). *Le pubertaire.* Paris : P.U.F.

HALEY, J. (1978). *Problem-Solving Therapy.* New York : Harper Colophon Bokks.

HALEY, J. (1980). *Leaving Home. The Therapy with Disturbed Young People.* New York, Mac-Graw-Hill Book Company, 1980 [traduction française par Serge Kannas & Sylvie Wieworka, avec la participation de E. Siwek, E. Trappeniers, A. Waddington. *Leaving home. Quand le jeune quitte se famille :*

psychopathologie et abord thérapeutique. (pp. 45-48 ; pp. 50-51 et 69).Paris : ESF.

HAMMEN, C., SHIH, J., ALTMAN, T., & BRENNAN, P. A. (2003). Interpersonal impairment and the prediction of depressive symptoms in adolescent children of depressed and nondepressed mothers. *Journal of the American Academy of Child & Adolescent Psychiatry*, *42*(5), 571-577.

HAUSWALD, G. (2016). *L'adolescence en poche*. Toulouse : Erès.

HEIDEGGER, M. (1927/1985). *Etre et temps.* Trad. française E. Martineau. Paris : Authentica.

HEIDEGGER, M. (1992). *Les concepts fondamentaux de la métaphysique. Monde-finitude-solitude*, (1929-1930), trad. fr. D. Panis. Paris : Gallimard.

HERVÉ, M.-J., PARADIS, M., LEGRAS, S. & VISIER, J-P. (2005). A propos d'une recherche sur l'alliance thérapeutique dans les consultations précoces, *Neuropsychiatrie de l'enfance et de l'adolescence, 54*, 38-44.

HESBEEN, W. (1999/2002). *La qualité du soin. Penser et agir dans une perspective soignante.* Paris : Masson.

HOLDEN, E.W., CHMIELEWSKI D., NELSON C.C., KAGER V.A., FOLTZ L. (1997). Controlling for General and Disease-Specific Effects in Child and Family Adjustment to Chronic Childhood Illness. *J Pediatr Psychol* 1997; 22(1): 15-27

HORVATH, A.O., BEDI, R.P. (2002). The alliance. Dans J.C. Norcross (dir.). *Psychotherapy relationship that work.* (pp. 37-70). New York : Oxford University Press.

HUSSERL, E. (1903-1904). *On the phenomenology of the consciousness of internal time (1893–1917)* (Vol. 4). Springer Science & Business Media.

HUSSERL, E. (1929/2008). *Méditations cartésiennes*. Paris : Vrin.

HUSSERL, E. (1950). *Idées directrices… I,* § 27, édition allemande originale Hua III/1, p. 49, trad. fr. P. Ricœur, Paris : Gallimard, Tel

HUSSERL, E. (1954/1970). *Expérience et jugement.* Paris : PUF.

HUSSERL, E. (1966). *Analysen zur passiven Synthesis. Aus Vorlesungs- und Foschungsmanuskripten* (1918–1926), ed. by M. Fleischer. The Hague: Nijhoff (Husserliana, XI). Eng. transl. by AJ Steinbock, *Analyses Concerning Passive and Active Synthesis: Lectures on Transcendental Logic.*

HUSSERL, E. (1966). *La phénoménologie de la conscience intime du temps* (1904-1905), édition allemande originale *Husserliana* X (Heidelberg, Springer), trad. fr., Paris : P.U.F.

HUSSERL, E. (1982). *Idées directrices… II,* édition allemande originale Hua III/2, trad. fr. E. Escoubas, Paris, PUF.

HUSSERL, E. (1998). *De la synthèse passive* (1918-1926), édition allemande originale *Husserliana* XI (Heidelberg, Springer), trad. fr., Grenoble : Millon.

INHELDER B., PIAGET J. (1955). *De la logique de l'enfant et de l'adolescent.* Paris, Presses Universitaires de France.

JACQUET, D., ZABALIA, M. & LEHALLE H. (Eds, 2006). *Adolescences d'aujourd'hui* (textes issus du XXIXème Symposium de l'Association de Psychologie Scientifique de Langue Française). Rennes : Presses Universitaires de Rennes.

JACQUIN, P. (2016). Vivre avec un diabète à l'adolescence. *Soins Pédiatrie/Puériculture*, 37(288), 33-35.

JAMIESON, N, FITZGERALD, D, SINGH-GREWAL, D, HANSON, CS, CRAIG, JC, TONG, A. (2014). Children's experiences of cystic fibrosis: a systematic review of qualitative studies. *Pediatrics.* juin 2014;133(6) : e1683-1697

JANNER-RAIMONDI, M., BEDOIN, D. & BAEZA, C. (2019). Configurations d'espace d'alliance thérapeutique et de négociation du soin entre un adolescent malade chronique, ses parents et des soignants. *Phronesis,* n°8, 61-72.

JANNER-RAIMONDI, M. & DEPRAZ, N. (2019). Approcher l'expérience vécue des suivis d'adolescents malades chroniques en santé mentale, *Le Sujet dans la Cité,* n°9, 75-92.

JANNER-RAIMONDI, M. (2019). Brosser le portrait d'adolescents malades chroniques : approche phénoménologique du vécu existentiel singulier de la maladie. In : E. Theodoropoulou (Dir.). *Philosophie en praxis : engagements politiques, éthiques et éducatifs.* Actes de la 1° Biennale de Philosophie Pratique, Rhodes (pp.150-165).

JANNER-RAIMONDI, M. (2018a). Carla métamorphoses du corps et bifurcation de vie. In : C. Baeza & M. Janner-Raimondi. *Grandir avec la maladie. Esquisses biographiques de portraits d'adolescents malades chroniques.* (pp.25-46). Paris : Téraèdre.

JANNER-RAIMONDI, M. (2018b). Rodrigue, un homme de records qui a dû freiner sa course dès le départ. In : C. Baeza & M. Janner-Raimondi. *Grandir avec la maladie. Esquisses biographiques de portraits d'adolescents malades chroniques.* (pp.57-78). Paris : Téraèdre.

JANNER-RAIMONDI, M. (2018c). Le *care* comme analyseur de l'enjeu de soi en éducation thérapeutique du patient. *Rencontres philosophiques, Les Cahiers de l'ERIAC,* coord. J-P. Clero & A. Hourcade. *Le soin, l'aide Care et Cure.* Rouen : PURH n°15, 171-183.

JANNER-RAIMONDI, M. (2017). *Visages de l'empathie en éducation.* Nîmes : Champ Social.

JEAMMET, P. & SARTHOU, N. (2008). Les contradictions de l'adolescence. *Études* 2008; 409(7): 30-40.

JEAMMET, P. (1994). Les vicissitudes du travail de séparation à l'adolescence. *Neuropsychiatrie de l'enfance et de l'adolescence,* 1994, vol. 42, n°8-9, 395-402.

JEAMMET, P. & CORCOS, M. (2001). *Evolution des problématiques à l'adolescence : L'émergence de la dépendance et ses aménagements.* Paris : Doin.

JEAMMET, P. (2001). Temps, espace et soins à l'adolescence. Pratiques en santé mentale, 47(1), 36-42.

JEFFREY, D. (2008). Les rites de passage à l'adolescence. In : Le Breton D. (Ed.), *Cultures Adolescentes. Entre turbulence et construction de soi.* Paris : Autrement.

JOUBERT, C., DURASTANTE, R. (2008). Le cadre en tuilage : place et reconnaissance de l'adolescent en famille. *Le divan familial* 2008; n°21 ("La famille aux prises avec l'adolescence"): 67-80.

JOUSSET, D. (2017). Co-vulnérabilité : éprouver, agir et exister ensemble vulnérable.In : D. Jousset, M. Boles & J. Jouquan (Dirs.). *Penser l'Humain vulnérable.* (pp.197-219). Rennes : PUR.

KANNAS, S. (2006). Un pas vers ceux qui ont perdu leur identité. In J. Benoît. *Schizophrénies au quotidien. Approche systémique en psychiatrie publique* (pp. 29-46). Toulouse : Erès.

KANNAS, S. et WIEVIORKA, S. (1989). Approche systémique et chronicité à l'hôpital psychiatrique. *L'évolution psychiatrique*, vol. 54, no 3, 595-614.

KAUFMANN, J-C (1996). *L'entretien compréhensif.* Paris : Nathan.

KEREM, E., CONWAY, S., ELBORN, S., *et al.* (2005). Standards of care for patients with cystic fibrosis: a European consensus. *Journal of cystic fibrosis*, 2005, vol. 4, no 1, 7-26.

LACAN, J. (1994). *Le Séminaire, Livre IV, La Relation d'Objet* (1956-1957). Paris : Seuil.

LADAME, F. (2003). *Les éternels adolescents. Comment devenir adulte*. Paris : Odile Jacob.

LAING, R. D. (1969). *La politique de l'expérience. Essai sur l'aliénation.* Paris : Stock.

LANTÉRI-LAURA, G. (1997). *La chronicité en psychiatrie.* Paris : Ed. Empêcheurs de penser en rond.

LANTÉRI-LAURA, G. (1972). La chronicité dans la psychiatrie moderne française. Note d'histoire théorique et sociale ni *Annales.Economie. Sociétés. Civilisations.* 27ème année, n°3, 548-564.

LAMBOTTE, I., DELVENNE, V. & AMELII, S. (2017). Construction psychique de l'enfant malade chronique. *Cahiers de psychologie clinique* 2017/1 (48), 175-197. https://doi.org/10.3917/cpc.048.0175

LAPASSADE, G. & CELMA, J. (1971). *L'analyseur et l'analyste*, Paris : Gauthiers-Villars.

LARRABEE, M. J. (1995). The time of trauma: Husserl's phenomenology and Post-Traumatic Stress Disorder. *Human Studies*, *18*(4), 351-366.

LEBOVICI, S. & SOULÉ, M. (1972). *La connaissance de l'enfant par la psychanalyse.* Paris : Presses Universitaires de France.

LE BOTERF, G. (2011). *Ingénierie et évaluation* des *compétences*. Paris : Eyrolles.

LE BOTERF, G. (1994). *De la compétence. Essai sur un attracteur étrange*. Paris : Editions d'Organisation.

LE BRETON, D. (2007). *En souffrance : Adolescence et entrée dans la vie*. Paris : Métailié.

LECOMTE, C. (2011). Quel est le secret des intervenants efficaces ? Colloque du CSP, Présentation PPT cité par A. PLANTADE-GIPCH, A. (2017). Former les futurs psychothérapeutes à la relation : la réflexion-en-action dans l'alliance thérapeutique. *Pratiques Psychologiques, 23*, 217-231.

LEHMAN, A. (1996). Measures of quality of life among persons with severe and persistent mental disorders. *Social psychiatry and psychiatric epidemiology*, 31, 2, 78-88.

LOFTUS, E. (2003). Our changeable memories : legal and practical implications. *Nature,* 4, 231-234.

LOFTUS, E., DOYLE, J. & DYSART, J. (2008) *Eyewitness testimony : Civil & Criminal*. Charlottesville : LexisNexis Law Publishing.

MADANES, C. (1981). Severe problems of adolescence: Putting the parents in charge. In: *Strategic Family Therapy*. Jossey-Bass : San Francisco.

MAHLER, M. (1971). A study of the separation-individuation process and its possible application to border-line phenomena in the psychoanalytic situation. *The Psychoanalytic Study of the Child* 1971 ; XXVI: 403-424.

MAÏDI, H. (2014). Narcissisme à l'adolescence. *Journal de la psychanalyse de l'enfant* 2014 ; 4(1): 123-140. DOI : 10.3917/jpe.007.0123.

MARCELLI, D. (2005). Travail psychique à la puberté. In : Alvin P., Marcelli D. (Eds.), *Médecine de l'adolescent* (2ème édition). Paris : Masson.

MARCELLI, D. & BRACONNIER, A. (2008). *Adolescence et psychopathologie.* Paris : Masson.

MARCELLI, D. (2008). Quoi de nouveau dans les relations parent/adolescent ? In : Le Breton D. (Ed.), *Cultures Adolescentes. Entre turbulence et construction de soi.* Paris / Autrement.

MARCELLI, D. & DE LA BORIE, G. (2012). *Tracas d'ados, soucis de parents.* Paris : Albin Michel.

MARCELLI D., BRACONNIER A. & TANDONNET L. (2018). *Adolescence et psychopathologie* (9ème édition). Paris, Masson.

MARGUET, C. & COUDERC, L. (2005). Prise en charge respiratoire de la mucoviscidose (en dehors de l'antibiothérapie et de l'insuffisance respiratoire chronique). *Médecine thérapeutique/Pédiatrie*, 2005, vol. 8, n°3, 166-172.

MARION, J-L. (1989). *Réduction et donation : recherches sur Husserl, Heidegger et la phénoménologie.* Paris : P.U.F.

MASSON, J. (2003). Utilisation du questionnement idéodynamique dans l'activation des processus hypnothérapiques auto-organisés. *Psychothérapies* Vol. 23 n° 2, 107-111.

MASTERSON, J.F. (1972). *Treatment of the border-line adolescent.* New-York, Wiley-Interscience, 1972.

MAURIAC, F. & DEPRAZ N. (2008). Les « hiérarchies fonctionnelles » dans le travail avec les adolescents sur ERIC. *Cahiers critiques de thérapie familiale et de pratiques de réseaux* 2008/1 (n° 40), 153 à 168.

MAZET, P. (2004). *Difficultés et troubles à l'adolescence.* Paris : Masson.

MICHAUD, P.A., SURIS, J.C., VINER, R. (2004). The adolescent with a chronic condition. Part I : developmental issues. *Arch Dis Child* 2004 ; 89 : 938-42.

MILLE, C., RAFFENEAU, F., DEWOLF, C. (2004). Travail de la maladie à l'adolescence. *Éthique & Santé* 2004; 1: 10-14.

MINUCHIN, S. (1974). *Families and Family Therapy.* Cambridge: Harvard University Press.

MONTRELAY, M. (1977). *L'Ombre et le nom*. Paris : Éditions de Minuit.

MONDEVILLE H. de (1897). *La chirurgie*, Tome II, Paris, Librairie de Firmin Didot et Cie. https://gallica.bnf.fr/ark:/12148/bpt6k52051.pdf

MURRIS-ESPIN M, LE BORGNE A, VIGNAL G, TETU L, DIDIER A. (2016). Adolescents with cystic fibrosis: the approach to transition from paediatric to adult care. *Arch Pediatr.* dec 2016; 23(12S):12S54-12S60

NASIO, J-D. (1987). *Les Yeux de Laure, le concept d'objet a dans la théorie de J. Lacan.* Paris : Aubier.

NEUBURGER, R. (2003). *L'autre demande.* Paris : Payot & Rivages.

NORMANDIN, L. (2013), *La vie des uns, le mépris des autres [The life of the ones, the despise of the others]*, Louise Courteau éd.

OCHANINE, D. (1978). Le rôle des images opératives dans la régulation des activités de travail, *Psychologie et éducation*, n° 2, 63-72.

ŒUVRAY, K. (2010). *Rester dépendant des institutions médicosociales [Remaining dependent on socio-medical institutions]*, L'Harmattan, Paris.

OFFER, D., OSTROV E &HOWARD, K.I. (1984). Body image, self perception and chronic illness in adolescence. In: Blum RW. (Ed.), *Chronic Illness and disabilities in childhood ans adolescence*. (pp.59-73). New York Grune and Stratton.

ONNIS, L., BERNARDINI, M., ROMANO, C. & VEGLIA, A. (2008). Le double visage de la lune. La crise de l'adolescence selon une perspective systémique. *Cahiers critiques de thérapie familiale et de pratiques de réseaux* 2008/1 (n° 40), 45-58.

O'LEARY, D.S., O'LEARY, M., FLAUM, M. & KESLER, M.L. (2000). Disorganized and psychotic symptoms dimensions of schizophrenia. *Journal of Neuropsychiatry and Clinical Neurosciences*, *12*, 4-15.

OMS (2001). *Rapport sur la santé dans le monde 2001. La santé mentale : nouvelle conception, nouveaux espoirs*. Genève : Organisation Mondiale de la Santé.

OMS (2017). Diabète. Aide-mémoire n°138.

OPPENHEIM, D. (2014). *Grandir avec un cancer : l'expérience vécue par l'enfant et l'adolescent.* Bruxelles : De Boeck.

OUDGHIRI, R. (2017). *Ces adultes qui ne grandiront jamais.* Paris : Arkhê

PAUZÉ, R., TOUCHETTE, L. & DESAUTELS, J. (2006). *Intervenir en situation de crise familiale : selon une approche éco-systémique.* Québec : Presses Universitaire du Québec.

PEKALA, R. (1991). *Quantifying consciousness : an empirical approach.* New York : Plenum Press.

PENNAC, D. (2007). *Chagrin d'école.* Paris : Gallimard.

PENNEC, S., LE BORGNE-UGUEN, F. & DOUGUET, F. (2014). *Les négociations du soin. Les professionnels, les malades et leurs proches.* Rennes : PUR.

PETITMENGIN, C. (2006). Describing one's Subjective Experience in the Second Person. An Interview Method for the Science of Consciousness. *Phenomenology and the Cognitive Sciences*, n° 5, 229-269.

PETITMENGIN, C. (2017), website :https://www.**microphenomenology**.com/seminars#!

PIAGET, J. (1926/2013). *La représentation du monde chez l'enfant.* Paris : PUF.

PIAGET, J. (1926). *La représentation du monde chez l'enfant.* Paris : PUF.

PICHEROT, G. (2014). Maladies chroniques de l'enfant. Quelles modalités et quels enjeux ? *Enfances & Psy* 2014/3 (n° 64), 13-23.

PIUZE, R. & CHARBOUILLOT-MANGIN, B. (2004). *L'anorexie chez les adolescentes.* Toulouse : Erès.

PLESS, I.B. & NOLAN, T. (1991). Revision, replication and neglect – research on maladjustment in chronic illness. Journal of Child Psychology and Psychiatry 1991; 22: 347-365.

PODLIPSKI, M-A., GAYET, C., GERARDIN, P. (2012). Pédiatre et pédopsychiatre, un duo bien tempéré. *Adolescence*, 2012, n°2, 359-367.

POMA, R. (2009). *Magie et guérison. La rationalité de la médecine magique XVI e – XVIIe.* Paris : Orizons.

POPPER, K. R. (1981/1990). *Tolérance et responsabilité intellectuelle.* Conférence U. Tübingen. Paris : CNDP

POPPER, K. R (1934/1989). *Logik der Forschung*. Tübingen : Mohr. Trad. fr. sous le titre (1973/2007). *La logique de la découverte scientifique*. Paris : Payot.

POURTOIS, J.-P. & DESMET, H. (1988/2007). *Épistémologie et instrumentation en sciences humaines.* Bruxelles : Pierre Mardaga.

PRAIRAT, E. (2008). De l'adolescence ou de la difficulté à être éducateur. In : R. Casanova & A. Vulbeau (Eds.), *Adolescences. Entre défiance et confiance*. Nancy : Presses Universitaires de Nancy.

PROPP, V. (1970). *Morphologie du conte*. Paris : Seuil.

QUITTNER, A., GOLDBECK, L., ABBOTT, J., DUFF, A., LAMBRECHT, P., SOLÉ, A., & *ALII.* (2014). Prevalence of depression and anxiety in patients with cystic fibrosis and parent caregivers: results of The International Depression Epidemiological Study across nine countries. *Thorax.* déc 2014;69(12):1090-7

RAVAUD, J.-F. & STIKER, H.J. (2000). Les modèles de l'inclusion et de l'exclusion à l'épreuve du handicap. 1ère partie : Les processus sociaux fondamentaux d'exclusion et d'inclusion. *Handicap, Revue de Sciences Humaines et Sociales*, (86), 1-18.

RAVAUD, J.-F. (1999). Modèle individuel, modèle médical, modèle social : la question du sujet. *Handicap. Revue de sciences humaines et sociales*, (81), 64-75.

RESWEBER, J-P. (1990). *La philosophie du langage.* Paris : PUF.

RICŒUR, P. (1950/1988) *Philosophie de la volonté : Le volontaire et l'involontaire*, Paris : Aubier.

RICŒUR, P. (1992). La souffrance n'est pas la douleur. In : C. Marin & N. Zacchaï –Reyners (2013). *Souffrance et douleur autour de Paul Ricœur*. (pp.13-33).Paris : PUF.

RICŒUR, P. (1983-1985). *Temps et récits. I, II, III* Paris : Seuil.

RICŒUR, P. (2005). *Devenir capable, être reconnu.* Texte écrit pour la réception du prix John W. Kluge Prize aux Etats-Unis.

RICŒUR, P. (1990). *Soi-même comme un autre.* Paris : Seuil.

ROGERS, C.R. (1961/1998). *Le développement de la personne.* Paris : Dunod.

ROGERS, C. (1957). The necessary and sufficient conditions of therapeutic personality change. *Journal of Consulting Psychology*, 21, 2, 95-103.

ROSSI, E. (2001). *Du symptôme à la lumière.* Bruxelles : Satas.

ROTHIER BAUTZER, E. (2016). Rubriques *caring/care* et *curing/cure.* In : C. Paillard (Coord.). *Dictionnaire des concepts en soins infirmiers, vocabulaire dynamique de la relation soignant-soigné.* (pp. 75-80 et 80-81). Paris : SETES édition.

ROUGET, S. (2014). Lorsque la maladie chronique rencontre l'adolescence. *Enfances & Psy*, 64 (3), 45-56.

ROULLET, P. & SUSAN, S. (1998). Consolidation of memory after its reactivation : involvement of beta noradrenergic receptors in the late phase. *Neural Plasticity* n° 6 : 63-68.

ROUILLON, F. (Ed. 2004). *Les troubles dépressifs récurrents [Recurrent depressive disorders].* John Libbey Eurotext. Coll. Pathologie, Médecine, Formation.

ROUSTANG, F. (1994). *Qu'est-ce que l'hypnose ?* Paris : Éditions de Minuit.

ROUSTANG, F. (2003). *Il suffit d'un geste.* Paris : Odile Jacob.

ROUXEL, J. (2018). *Les Shadoks. Défenses et théories.* Paris : Circonflexe.

SANCHEZ-CARDENAS, M., GIRAUDET, K. (1994). La demande des adolescents. À propos de quelques cas de non-demande. Comment les entendre, jusqu'où « faire la demande » à leur place ? *Neuropsychiatrie de l'Enfance et de l'Adolescence* 1994; 42(7): 305-311

SAFRAN, J. & MURAN, J.C. (2000). *Negociating the therapeutic alliance. A relationel treatment guide.* New York : The Guilford Press.

SAFRAN, J. & MURAN, J.C. (2016). Therapeutic alliance ruptures. *In* A.E. Wenzel (Ed). *Sage encyclopedia af abnormal & clinical psychology.* New York : Sage Publications.

SARTRE, J-P (1936/2012). *La transcendance de l'ego.* Paris : Vrin.

SAVOIE-ZAJC, L. (2004). L'entrevue semi-dirigée. Dans B. GAUTHIER (dir.). *Recherche sociale : de la problématique à la collecte de données.* (pp. 293-332). Québec : Presses de l'Université du Québec.

SAWYER, S.M., DREW S., YEO, M.S. & BRITTO M.T. (2007). Adolescents with a chronic condition: challenges living, challenges treating. *Lancet* 2007 Apr 28; 369(9571): 1481-1489. doi: 10.1016/S0140-6736(07)60370-5.

SAYER, A. G., HAUSER, S. T., JACOBSEN, A. M., WILLETT, J. B., COLE, C. F. (1995). Developmental influences on adolescent health Wallander, J. L., Siegel, L. J. *Adolescent health problems: Behavioural perspectives* (pp.22–51). New York: Guilford Press.

SEGAL, TY (2008). Adolescence: what the cystic fibrosis team needs to know. J R Soc Med. 1 juill 2008;101(Suppl 1):15-27. Développement psychosocial

SCELLES, R. (2006). Devenir parent d'un enfant handicapé. Une affaire d'homme, de femme, de couple, d'enfant et de société. *Informations sociales*, 4(132), 82-90.

SHADILI, G. (2014). Adolescents et jeunes adultes. *L'Information psychiatrique* 2014; 90: 11–9.

SMITH J. A., JARMAN, M. & OSBORN, M. (1999), Doing Interpretative Phenomenological Analysis. In M. Murray & K.

Chamberlain (eds)., *Qualitative Health Psychology*, Sage, 219-240.

SOULET, M-H. (2017). La vulnérabilité, une ressource à manier avec prudence. Dans D. Jousset, J-M Boles & J. Jouan (Dirs.). *Penser l'Humain vulnérable* (pp.157-179). Rennes : PUR.

STIKER, H.J. (2005). *Corps infirmes et sociétés : essais d'anthropologie historique*. Paris : Dunod.

STOLOROW, R. D. (2009). Trauma and Human Existence: The Mutual Enrichment of Heidegger's Existential Analytic and a Psychoanalytic Understanding of Trauma, In : F. Roger & M. O. Donna (Eds.), *Beyond Postmodernism: New Dimensions in Theory and Practice* (pp. 155-173). Routledge.

STRAUSS, A. (1978). *Negotiations: Varieties, Contexts, Processes and Social Order*. San Francisco : Jossey-Bass Publishers.

STRAUSS, A. (1992a) *Miroirs et masque. Une introduction à l'interactionnisme*. Paris : Métailié.

STRAUSS, A. (1992b). *La trame de la négociation. Sociologie qualitative et interactionnisme.* Paris : L'Harmattan.

SVANDRA, P. (2011). Le soin sous tension ? *Recherche en soins infirmiers,* 2011/4, n°107, 23-37.

SZYNDLER, JE, TOWNS, SJ, VAN ASPEREN, P. P, MCKAY K. O. (2005). Psychological and family functioning and quality of life in adolescents with cystic fibrosis. *J Cyst Fibros*. mai 2005;4(2):135-44

TARDIF BOURGOIN, F. (2014). *Vers une professionnalisation du bénévolat ? Un exemple dans le champ de l'éducation populaire.* Paris : L'Harmattan.

TANNER, J.M. (1062). *Growth at adolescence* (2nd edition). Oxford : Blackwell Scientific Publications.

TATOSSIAN, A. (2002). *La phénoménologie des psychoses.* Paris : Ed. Le Cercle herméneutique.

THIERCÉ, A. (1999). *Histoire de l'adolescence (1850-1914)*. Paris : Belin.

THIEVENAZ, J. & OLRY, P. (2017). Soigner et prendre soin d'autrui : quels enjeux pour l'éducation et la formation ? *Phronesis*, 6 (3), 1–4.

TISSERON, S. (2008). Le jeu vidéo à l'adolescence comme mise en scène de la famille imaginaire. *Le divan familial* 2008, n°21 ("La famille aux prises avec l'adolescence"): 27-38.

TORDJMAN, S. (2009). Comment dépasser la non-demande chez des adolescents en difficulté : Intérêt du bureau mobile et des changements de binômes. In: S. Tordjman S & V. Garcin (Eds.), *Les Équipes Mobiles auprès des Adolescents en Difficulté* (pp 35-50). Issy-Les-Moulineaux : Masson.

TORDJMAN, S. & WISS, M. (Eds. 2014), *À la rencontre des jeunes en souffrance. L'expérience d'une équipe mobile pluriprofessionnelle*. Louvain-la-Neuve : De Boeck.

TORDJMAN, S., KEROMNES, G. (2019). Équipe mobile en psychiatrie psychiatrie de l'enfant et de l'adolescent : les apports de la recherche. *L'information psychiatrique* 2019;95(6): 401-10.

VAN BROEK, N. & RILLAER, J. (2012). *L'accompagnement psychologique de l'enfant malade.* Paris : Odile Jacob.

VAN DE VELDE, C. (2008). De l'adolescence à l'âge adulte : trajectoires et représentations en Europe. In: R. Casanova & A. Vulbeau A. (Eds.), *Adolescences. Entre défiance et confiance.* Nancy : Presses Universitaires de Nancy.

VAN GENNEP, A. (1909). *Les rites de passage*. Paris : A&J Picard.

VAN PEVENAGE, C. & LAMBOTTE, I. (2016). La famille face à l'enfant gravement malade : le point de vue du psychologue. *Enfances Familles Générations* [En ligne], 24.

VARELA, F., DEPRAZ, N., & VERMERSCH. P. (2012). *À l'épreuve de l'expérience : pour une pratique phénoménologique.* Bucarest : Zeta Books

VERGNAUD, G. (1996) Au fond de l'action, la conceptualisation. In : J-M. BARBIER (Dir.) *Savoirs théoriques et savoirs d'action* (pp. 275-292). Paris : PUF.

VERMERSCH, P. (2018). Dimensions existentielles et cognitives de la subjectivité : conséquences méthodologiques. *Chroniques Phénoménologiques*, n°11: 6-22.

VERMERSCH, P. (2011). *Explicitation et phénoménologie* : vers une psychophénoménologie. Paris : PUF.

VERMERSCH, P. (1994/2004/2011/2017). *L'entretien d'explicitation en formation initiale et continue.* Paris : ESF.

VERMERSCH, P. : website GREX Groupe de Recherche sur l'Explicitation : http://www.grex2.com/#tabs-2

WALLON, H. (1941). *L'évolution psychologique de l'enfant.* Paris : Armand Colin.

WATZLAWICZ, P., HELMICK BEAVIN J. & JACKSON D.D. (1967). *Pragmatics of Human Communication. A Study of Interactional Patterns, Pathologies and Paradoxes*. New-York, W.W. Norton and Company, 1967 [traduction française par Janine Morche : *Une logique de la communication*. Paris, Seuil en 1972].

WATZLAWICZ, P., WEAKLAND, J. & FISCH R. (1975). *Change : Principles of Problem Formation and Problem Resolution.* New-York : W.W. Norton and Company, 1975 [traduction française par Pierre Furlan : *Changements : paradoxe et psychothérapie*. Paris : Seuil, 1975].

WAWRZYNIAK, M. (2012). Postface. In S. SCHAUDER (Dir.) *L'étude de cas en psychologie clinique Quatre approches théoriques.* (pp. 327-330). Paris : Dunod.

WEGNER, D. & SPARROW, B. (2007). The puzzle of coaction. *Distributed cognition and the will (*Ed. Ross, Spurrett, Kincaid & Stephens). Cambridge : MIT Press.

WIEVIORKA, S., & KANNAS, S. (1989). Approche systémique et chronicité en milieu hospitalier psychiatrique [Systemic approach and chronicity in psychiatric hospital]. *Evolution psychiatrique, 54*(3), 595-614.

WINNICOTT, D.W. (1961). Adolescence. *The New Era in Home and School* 1962; 43(8): 145-156, d'après une conférence faite au *London County Council* en février 1961.

WINNICOTT, D. W ; (1969/1989). *De la pédiatrie à la psychanalyse.* Paris : Payot.

WINNICOTT, D.W. (1962). *De la pédiatrie à la psychanalyse.* Paris : Payot.

WHITE, T., SU, S., SCHMIDT M., KAO C.Y. & SAPIRO G. (2010). The development of gyrification in childhood and adolescence. *Brain Cogn.* 2010; 72(1): 36-45.

WIDMER, E. (1999). *Les relations fraternelles des adolescents.* Paris, Presses Universitaires de France.

WISS, M., DARDENNE, P. (2003). Une action de séparation. *Nervure* 2003; XVI(1): 14-19.

WISS, M. & TORDJMAN, S. (2016). Creating a 'social zeitgeber' to synchronize family emotional rhythms: A new therapeutic approach in child and adolescent psychiatry. *Journal Physiology* Paris.; 110(4 Pt B): 480-486. doi: 10.1016/j.jphysparis.2017.07.001.

WISS, M. (2014). Du développement au processus. In : S. Tordjman & M. Wiss (Eds.). *A la rencontre des jeunes en souffrance.* (pp. 37-66). Louvain la Nouvelle : De Boeck.

WISS, M. (2018). L'adolescence : du développement au processus : la non-demande et comme la mobiliser », Conférence donnée en janvier 2018 à l'Université de Rouen dans le cadre du programme de recherche Adochroniq sous la responsabilité de N. Depraz.

WHITE, M. & EPSTON, D. (1990) *Narrative Means to Therapeutic Ends.* New York : W. W. Norton.

WOLMAN, C., RESNICK, M.D., HARRIS, L.J. & BLUM, R.W. (1994). Emotional well-being among adolescents with and without chronic conditions. *J Adolesc Health* 1994; 15: 199-20

WORMS, F. (2015). À quel soin se confier ? Dans C. Marin & F. Worms (dir.) *À quel soin se fier ? Conversations avec Winicott.* (pp. 39-48). Paris : PUF.

WORMS, F. (2006). Les deux concepts du soin. *Esprit,* janv. 2006, *Les nouvelles figures du soin,* 141-155.

YAW, M. (2015). Husserl and PTSD: the traumatic correlate. *Journal of Phenomenological Psychology*, *46*(2), 206-226.

ZELTER, L., KELLERMAN, J., ELLENBERG, L., DASH, J. & RIGLER D. (1980). Psychologic effects of illness in adolescence. II. Impact of illness in adolescents. Crucial issues and coping styles. *J Pediatr* 1980, 92(1), 132-8.

ZETZEL, E.R. (1956). Currents concepts of transference. *International Journal of SPchychoanalysis, 37*, 369-375.

ZETZEL, E.R. (1966). The analytic situation. Dans R.E. Litman (Dir.). *Psychoanalysis in America.* (pp. 86-106). New York: International Universities Press,

ANNEXES

Annexe 1 : Formulaire de consentement pour un participant à la recherche

Nom de l'étude : Projet d'étude du vécu des adolescents et des soignants face aux troubles chroniques liés à la schizophrénie
ERIC, Hôpital Charcot, Plaisir 78

Etude qualitative à la croisée de la médecine, des sciences de l'éducation et de la philosophie.

Vous devez entourer toutes les réponses avec lesquelles vous êtes d'accord.

Avez-vous lu (ou vous a-t-on lu) les informations concernant ce projet ? oui/non

Comprenez-vous ce que ce projet implique ? oui/non

Avez-vous posé toutes les questions que vous vouliez ? oui/non

A-t-on répondu à toutes vos questions de manière compréhensible ? oui/non

Acceptez-vous de participer à l'étude ? oui/non

Si vous acceptez de participer, inscrivez votre nom et la date d'aujourd'hui.

Votre nom ____________________
Date __________________________

Signature

Vos parents ou responsables légaux doivent également inscrire leur nom ici, s'ils acceptent que vous participiez à ce projet.

1. Nom en toutes lettres ______________________________ Date ______________________________

Signature

Nom en toutes lettres
Date le ______________________________

Signature

Le chercheur qui vous a expliqué le projet doit également signer le document.

Nom en toutes lettres ______________________________ Date ______________________________

Signature

Ce document est à réaliser en 2 exemplaires originaux, dont le premier doit être gardé par le chercheur, le second remis aux personnes donnant leur consentement.

Annexe 2 : Guide d'entretien existentiel avec les soignants

Choisir un patient que l'on a suivi qui puisse être éventuellement contacté par la suite pour participer aux entretiens de recherche :

1) Présenter le patient et sa situation de vie ainsi que les éléments de contexte concernant sa prise en charge

2) Rappeler son rôle en tant que soignant auprès de lui : accompagnement du patient / et ou soin – quoi ? Comment ?

3) Amorcer le guide ci-dessous

Consigne :

- *Nous vous remercions d'avoir accepté de participer à cet entretien de recherche, qui vise à recueillir le point de vue sur la pathologie chronique des soignants et des patients en particuliers dans le champ de la santé mentale.*

- *Pour cela, nous vous demandons de choisir parmi les patients dont vous avez la responsabilité, l'un d'entre eux, afin de pouvoir témoigner plus précisément de ce que vous voulez dire et exprimer.*

- *Si une question vous gêne, vous pouvez ne pas répondre, si vous ne comprenez pas une question, n'hésitez pas à demander des explications.*

- *Accepteriez-vous l'enregistrement audio, sachant que nous vous restituerons la transcription de l'entretien et que nous rendrons anonyme les lieux et votre identité si vous le souhaitez.*

Thèmes	Questions principales	Questions complémentaires	Questions de clarification
*Les **savoirs sur la pathologie** du patient choisi*	*Concernant le patient choisi, que diriez-vous de sa pathologie ?*	*Votre travail auprès de ce patient a-t-il modifié vos savoirs sur sa maladie ?*	
*Les **perceptions de la pathologie** à travers ce qu'éprouve le soignant du patient*	*Votre travail auprès de ce patient a-t-il modifié vos perceptions de la maladie ?* *Votre travail auprès de ce patient a-t-il modifié votre perception du patient lui-même ?*	*Comment appréhendez-vous pathologie du patient choisi ?*	*Donner quelques exemples* *pour nous aider à comprendre.* *Diriez-vous que le patient auquel* *vous pensez concrètement illustre* *une approche théorique étudiée* *en formation ?* *Ou bien qu'il vous a permis* *de découvrir d'autres éléments* *de la pathologie ?*
*Les **ressentis et les sentiments** liés à son travail* ***(sécurité/insécurité, capacité/incapacité)***	*Dans le cadre de la prise en compte du patient,* *quel est votre ressenti par rapport au malade et sa pathologie ?*	*Lorsque vous travaillez avec lui/elle que vous vous sentez en sécurité/insécurité ?* *Lorsque vous travaillez avec lui/elle, vous sentez-vous en capacité ou incapacité ?*	*Qu'est-ce que vous éprouvez :* *Y a –t-il des moments où vous* *éprouvez une ambivalence sur ce* *qu'il faut faire et comment ?* *Exemples ?*

*Les **retentissements de la pathologie** sur le soignant lui-même via le patient*	*Soigner ce patient a-t-il eu des retentissements sur vous-mêmes ?*	*Si oui, en quoi ? à quel(s) niveau(x) ?*	*Quels effets directs* *ou indirects sur vous-même ou sur votre relation avec le patient ?* *Exemples ?*
*Sur la question de la **chronicité** et de la **chronicisation***	*1.Qu'est-ce qui vous apparaît important à signifier du point de vue de la chronicité pour ce patient ?* *2.Comment pensez-vous que la personne soignée appréhende la chronicité de sa maladie ?* *3.Que diriez-vous de la chronicisation pour ce patient ? Est-ce difficile ? Comment la limiter ? Considérez-vous que par rapport à la chronicité de la pathologie la notion même d'événement ait un sens ou non ?*	*1) Qu'est-ce qui constitue selon vous un événement pour le patient choisi ? Exemples :* *2) Qu'est-ce qui constitue un événement ?*	*Donner quelques exemples* *pour nous aider à comprendre.*

Clôture :

- *Que direz-vous de votre métier dans cet établissement ?*
- *Qu'auriez-vous envie d'ajouter sur ce thème ?*
- *Je vous remercie beaucoup.*

Annexe 3 Guide d'entretien existentiel avec les adolescents

Nb : Avant de commencer l'entretien, nous demanderons au jeune s'il préfère être tutoyé ou vouvoyé.

Consigne :

- *Nous te remercions d'avoir accepté de participer à cet entretien de recherche. Ce qui nous intéresse dans notre recherche, c'est de savoir ce que tu sais de la maladie, comment tu la vis, comment tu la perçois, comment tu la ressens, quels sont ses effets que cela a pour toi, tes proches et quels événements tu retiens pour l'évoquer.*

- *Si une question te gêne, tu peux ne pas y répondre, et si tu ne comprends pas une question, n'hésite pas à le dire, à demander.*

- *Acceptes-tu l'enregistrement audio, sachant que nous te restituerons la transcription de l'entretien si tu le souhaites ?*

Guide d'entretien avec les adolescents :

Thèmes	Questions principales	Questions complémentaires	Questions de clarification
*les **savoirs sur la pathologie***	*Est-ce que tu veux bien nous raconter ta maladie ?*	*Est-ce que tu peux nous dire comment se déroulent tes soins ? Tes traitements ?*	*Imagine que tu expliques ce que tu as à quelqu'un qui ne connait rien de l'établissement* *Qu'est-ce que tu dirais ?*

les ***perceptions de la pathologie*** *à travers ce qu'éprouve le patient*	*Comment tu perçois ta maladie ? Entre ce que tu sais de la maladie et ce que tu perçois au jour le jour, est-ce qu'y-a-t-il une différence ?*	*Donne quelques exemples pour nous aider à comprendre.* *Les médicaments que tu prends ont-ils des effets secondaires ? OU es-tu gêné par ton traitement ?*	*Entre ce que les soignants te disent et ce que tu ressens, y a-t-il une différence ?* *Exemple(s) ?*
les ***sentiments*** *liés à la* ***capacité/incapacité,***	*Est-ce que cette maladie a changé quelque chose dans* *ta vie de tous les jours, ce que tu penses être capable de faire ?*	*Sentiment de sécurité/insécurité ? Sentiment de capacité/incapacité* *Est-ce que tu sens quand la crise va arriver ? peut-être ressens-tu des signes au niveau de ton corps ?* *Est-ce que tu en as parlé aux soignants ?*	
les ***retentissements de la pathologie sur*** *le patient*	*Selon toi, est-ce que ta maladie a changé quelque chose dans ta vie ?* *A changé quelque chose pour ta famille, tes proches ? avec les autres ?*	*Si oui, en quoi ? à quel(s) niveau(x) ? avec qui ?* *Est-ce que ta maladie t'empêche de faire des choses ?*	*Tu peux me raconter une de tes journées ? (celle d'hier ou une journée type, par exemple).*

	A changé quelque chose dans tes activités ?		
Concernant la chronicité	*Qu'est-ce que tu dirais sur la maladie (chronique)?*	*Comment tu vis avec la maladie ?* *Est-ce que tu peux donner quelques exemples pour nous aider à comprendre.*	*Un évènement = un moment fort pour toi, avec de la tristesse, de la joie, des progrès, des blocages, des régressions, etc.* *Un évènement = un moment gravé dans ta mémoire, dont tu te souviens.*
Concernant l'urgence	*Que dirais-tu de la notion d'urgence par rapport à la maladie ?*	*Comment la vis-tu ?*	*Exemple(s) ?*

Clôture :

- *As-tu quelque chose à ajouter sur ce thème, quelque chose que tu voudrais dire ?*

- *Je te remercie.*

Annexe 4. Entretien d'explicitation micro-phénoménologique (EEMP)

Nb : Avant de commencer l'entretien, nous demanderons au jeune s'il préfère être tutoyé ou vouvoyé.

Consignes :

Forme et contenu de l'entretien : *Nous vous remercions d'avoir accepté de participer à cet entretien de recherche. Cet entretien va durer environ une demi-heure. Ce qui nous intéresse dans cette recherche, c'est de mieux comprendre comment quel est votre vécu de la maladie, comment vous la percevez, comment vous la ressentez. Pour entrer dans le vécu de votre maladie, nous allons nous centrer sur un moment particulièrement frappant pour vous durant votre maladie, et nous resterons sur ce moment durant l'entretien.*

Contrat de communication : *si une question vous gêne, vous pouvez ne pas y répondre, et si vous ne comprenez pas une question, n'hésitez pas à le dire, à demander. Je vous demanderai régulièrement si vous êtes confortable ou non avec les questions.*

Autorisation d'enregistrer : *Acceptez-vous l'enregistrement audio, sachant que nous vous restituerons la transcription de l'entretien ?*

Question d'amorce de l'entretien : *je vous propose, si vous êtes d'accord, de laisser revenir un moment durant votre maladie qui vous paraît particulièrement important ou frappant. Je vous laisse le temps de chercher un moment, et quand vous en avez trouvé un, vous me faîtes signe.*

Clôture :

Avez-vous quelque chose à ajouter sur ce thème, quelque chose que vous voudriez dire ?

- *Comment avez-vous vécu cet entretien ? Positivement ? Négativement ? Vous a-t-il apporté quelque chose ?*

- *Vous pourrez ré-évoquer ce qui est ressorti de notre entretien avec le professionnel qui vous suit. N'hésitez pas à lui en reparler.*
- *Je vous remercie.*

A propos de l'entretien d'explicitation

- les questions posées sont non-directives dans leur contenu. Elles se formulent en « Comment ? » et non en « Quoi ? » ou en « Pourquoi ? », pour permettre à la personne interviewée de rester au plus près de son vécu, c'est-à-dire de ne partir dans des jugements généraux, des généralisations ou des commentaires.
- les questions posées sont non-inductives : elles n'introduisent pas de termes qui pré-détermineraient les réponses (par exemple : le terme 'chronique' n'est pas mentionné dans les questions). Elles reprennent les termes mêmes qu'utilisent les interviewés et invitent ces derniers à explorer leur vécu.
- les questions posées font usage de termes simples compréhensibles pour chacun.e. Elles sont ainsi naturellement adaptées aux adolescent.e.s.
- à la suite de l'entretien, l'adolescent.e.s est vu par son médecin traitant, qui vérifie avec lui son ressenti et lui permet d'exprimer plus avant ce qu'il a vécu lors de l'entretien.

PRÉSENTATION DES AUTEURS

Carole BAEZA, Maître de conférences en Sciences de l'éducation et de la Formation, Université de Lille U.R Cirel, puis, Professeure en Sciences de l'éducation et de la Formation à l'université Sorbonne Paris Nord Paris XIII, U.R Experice.

Diane BEDOIN, Maître de conférences en Sciences de l'éducation, Université de Rouen Normandie U.R. Cirnef, puis Professeure en Sciences du langage à l'Université de Rouen Normandie, U.R LYDIS.

Docteure Marion BRUMENT, Pôle de psychiatrie de l'enfant et de l'adolescent, Centre Hospitalier du Rouvray Sotteville-lès-Rouen.

Natalie DEPRAZ, Professeure de Philosophie à l'Univrsité de Rouen Normandie, U.R ERIAC (2006-2023), puis à l'Université de Paris Nanterre, U.R IREPH, Membre Universitaire des Archives-Husserl, ENS, Paris.

Docteure Priscille GERARDIN, Pôle de psychiatrie de l'enfant et de l'adolescent, Centre Hospitalier du Rouvray Sotteville-lès-Rouen, U.R. Centre de Recherche sur les Fonctionnements et dysfonctionnements, Psychologiques, Université de Rouen – Normandie.

Martine JANNER-RAIMONDI, Professeure en Sciences de l'éducation et de la Formation, Université Sorbonne Paris Nord Paris XIII, U.R. Experice.

Docteure Serge KANNAS, Pédopsychiatre, ancien chef de service et de secteur, thérapeute familial, à l'origine du groupe ERIC créé en 1994 (équipe rapide d'intervention de crise) Centre Hospitalier Charcot à Plaisir.

Docteur Pierre LEGRAND, Psychiatre au Centre Centre Hospitalier du Rouvray à Sotteville-lès-Rouen.

Docteur Frédéric MAURIAC, Psychiatre au Centre Hospitalier Charcot à Plaisir, longtemps responsable du Groupe ERIC.

Philippe PAQUIER, Sophrologue.

Alex PELTIER, Kinésithérapeuthe, doctorant en philosophie U.R. Eriac, Université Rouen-Normandie.

Docteur Marc-Antoine PODLIPSKI, longtemps médecin au Pôle de psychiatrie de l'enfant et de l'adolescent, Centre Hospitalier du Rouvray à Sotteville-lès-Rouen et Centre de Recherche sur les Fonctionnements et dysfonctionnements, Psychologiques, Université de Rouen – Normandie, à présent psychiatre aux Hôpitaux Mères & enfants du CHU de Toulouse.

Docteur Sylvie TORJMAN, Professeur en Pédopsychiatrie à l'Université de Rennes 1 et Chef du Pôle de Psychiatrie de l'Enfant et de l'Adolescent (PHUPEA) au Centre Hospitalier Guillaume Régnier de Rennes

Docteur Matthias WISS, Pédopsychiatre, Praticien Hospitalier dans le Pôle Psychiatrie de l'Enfant et de l'Adolescent et Thérapeute Familial au Centre Hospitalier Guillaume Régnier de Rennes.

Ouvrages parus dans la même collection

Christine Delory-Momberger & Elizeu Clementino de Souza (dir.)
Parcours de vie, apprentissage biographique et formation, 2009.

Pierre Dominicé & Jean-Pierre Boutinet (dir.)
Où sont passés les adultes ? Routes et déroutes d'un âge de la vie, 2009.

Christine Delory-Momberger & Christophe Niewiadomski (dir.)
Vivre/Survivre. Récits de résistance, 2009.

Christine Delory-Momberger
La condition biographique. Essais sur le récit de soi dans la modernité avancée, 2009.

Odile Hess, Benoît Hess, Remi Hess & Geneviève Hess
L'accompagnement d'une mère en fin de vie, 2010.

Muriel Deltand
Musique de soi. Du sensible de soi au musicien révélé. Vers un renouveau des formes de biographisation, 2012.

Christophe Niewiadomski & Christine Delory-Momberger (dir.)
Territoires contemporains de la recherche biographique, 2013.

Christine Delory-Momberger
De la recherche biographique en éducation. Fondements, méthodes, pratiques, 2014.

Augustin Mutuale
De la relation en éducation. Pédagogie, éthique, politique, 2017.

Anne Dizerbo
Écrire pour se former et entrer en recherche Fragments d'un journal de Master, 2017

Carole Baeza & Martine Janner-Raimondi
Grandir avec la maladie Esquisses biographiques de portraits d'adolescents malades chroniques, 2018

Izabel Galvao
Le pouvoir d'agir des habitants
Arts de faire de vivre, 2019

Valérie Melin
Décrocheurs-Raccrocheurs : les nomades de l'école, 2019

Silvia Rossi
ÉCRIRE LE CANCER
De l'expérience de la maladie à l'autopathographie, 2019

Anne Dizerbo et Jérôme Mbiatong
Pour une éthique de l'accompagnement biographique, 2019

Richard Solti
Mythologie personnelle et processus de biographisation
La reconversion professionnelle comme espace de production de soi, 2020

Martine Dubois-Inisan et Odile Saint Raymond
Les Maisons de la Légion d'Honneur de 1960 À 1985
Un pensionnat pas comme les autres, 2022

Bruno Hubert
Le droit à l'écriture.
Une éthique de la délicatesse au service de la démocratie face à l'anthropocène, 2023

Martine Janner-Raimondi, Carole Baeza, Cécile Fontaine, Sophie Arborio
Recherches participatives en santé.
Regards croisés pour une démocratie en santé, 2023

www.ingramcontent.com/pod-product-compliance
Lightning Source LLC
LaVergne TN
LVHW050631051026
849532LV00002B/353